极简医学史

[美]玛格丽特·维利亚尼 [美]盖尔·伊顿 著
孙轶飞 沈洲榕 译

海南出版社
·海口·

图书在版编目（CIP）数据

极简医学史 /（美）玛格丽特·维利亚尼 (Marguerite Vigliani)，（美）盖尔·伊顿 (Gale Eaton) 著；孙轶飞，沈洲榕译. -- 海口：海南出版社，2021.12

书名原文：A History of Medicine in 50 Discoveries

ISBN 978-7-5730-0292-1

Ⅰ. ①极… Ⅱ. ①玛… ②盖… ③孙… ④沈… Ⅲ. ①医学史－世界 Ⅳ. ① R-091

中国版本图书馆 CIP 数据核字 (2021) 第 236906 号

极简医学史
JIJIAN YIXUE SHI

作　　者：［美］玛格丽特·维利亚尼　［美］盖尔·伊顿
译　　者：孙轶飞　沈洲榕
监　　制：冉子健
责任编辑：张　雪
选题策划：冉子健
执行编辑：车　璐
封面设计：MM末末美书 QQ:974364105
责任印制：杨　程
印刷装订：北京雅图新世纪印刷科技有限公司
读者服务：唐雪飞
出版发行：海南出版社
总社地址：海口市金盘开发区建设三横路 2 号　　邮编：570216
北京地址：北京市朝阳区黄厂路 3 号院 7 号楼 102 室
电　　话：0898-66812392　010-87336670
电子邮箱：hnbook@263.net
版　　次：2021 年 12 月第 1 版
印　　次：2021 年 12 月第 1 次印刷
开　　本：787 mm × 1092 mm　1/16
印　　张：19.75
字　　数：260 千字
书　　号：ISBN 978-7-5730-0292-1
定　　价：89.00 元

编者序

生死攸关——50种发现里的医学史

在本书编辑工作接近尾声的2021年10月，新型冠状病毒肺炎疫情在全球范围内仍未得到完全控制，这场旷日持久的“战争”已经夺去了数以百万计的生命，全球已有超过2亿个确诊病例，而我们仍未知这场抗疫战争将持续多久。正如14世纪被鼠疫（又称“黑死病”，约5000万人死于此病）的恐惧笼罩下的欧洲，当我们处在某种尚未得到有效防治的疾病（通常是传染病）的死亡威胁下时，每个人都惴惴不安：医学何时能治愈并防控这种疾病？

细数人类5000多年的医学史，这种至暗时刻并不鲜见，可以说我们从未停止与疾病和死神的较量。如果扎布迪尔·博伊尔斯顿（Zabdiel Boylston）没有顶住政府施加的压力，停止为病人接种天花疫苗，而爱德华·詹纳（Edward Jenner）也没有在前人的基础上尝试风险更低的牛痘接种的话，天花这一夺走全球数亿生命的传染病也不可能在1980年被彻底消灭；如果伊格纳兹·塞麦尔维斯（Ignaz Semmelweis）没有发现死亡率极高的产褥热是通过医护人员未消毒的手传染的（100多年前，医生们在手术前是不洗手的），可能产妇至今还宁愿在家中分娩，也不愿去医院直面死亡；如果罗伯特·科赫（Robert Koch）没有确定结核杆菌是引起结核病的主要病原菌，进而促使阿尔伯特·卡尔梅特（Albert Calmette）和卡米尔·介兰（Camille Guérin）发明了卡介苗，可能结核病患者还要像中世纪的欧洲人那样排着队乞求国王触摸自己来获得治疗，甚至会像新英格兰的一种民间疗法那样，挨家挨户去围剿“吸血鬼”并焚烧他们的心脏……

这些我们现代习以为常的治疗方法，每一种在被接受之前都经历了医学家们无数次的“大胆假设，小心求证”。有不少现在人尽皆知的医学常识，在第一次提出时甚至饱受质疑和抨击，比如上文提到的博伊尔斯顿推行接种天花的疗法。1721 年的波士顿天花肆虐，博伊尔斯顿致力于抗击天花，身体力行地推广接种疫苗的方法。尽管当时在亚洲和非洲的大部分地区，接种疫苗早已司空见惯，但他和同样建议推行接种疗法的科顿·马瑟（Cotton Mather）遭到了社会各界的强烈谴责与攻击，政府命令博伊尔斯顿停止给病人接种疫苗，公众舆论把矛头指向了他们，人们甚至把一枚燃烧弹扔进了马瑟家。但博伊尔斯顿战胜了压力和恐惧，为 248 名病人接种了疫苗，并在隔离期间照料他们，最终只有 6 人死亡，仅占 2%。与此同时，天花感染了 5889 人——超过了当时波士顿人口的一半，844 人丧生。幸运的是，博伊尔斯顿的接种疗法获得了一位大使夫人的支持，并提倡在英国推行这个方法。1980 年，这种疾病被消灭了。

读史可以明智，知古方能鉴今。本书精心筛选了 50 种人类医学史上具有里程碑意义的疾病研究，从史前人类的医疗痕迹——“冰人奥茨”（Ötzi the Iceman）的刺青和草药袋、有整齐圆孔的头骨，到现代人的医学突破——试管婴儿、癌症预防、3D 打印人体仿生部件……在数千年的历史长河中，每一种疾病的医学探索过程都是从死神手中挽救生命的背水一战，也是人类不断了解自己，从而破译生命密码的伟大征程。这些医学研究发现的过程大多漫长得让人备受煎熬，有些长达千年，甚至今日仍悬而未决。作者将医学家们研究过程中难以言说的曲折与艰辛，撷取为一个个凝练的故事，并配以大量震撼人心的珍贵照片与精美画作，让您在极短的时间内纵览人类这 5000 多年医学史上的“高光时刻”，并从中感受生命的脆弱和伟大。

书中还呈现了医学史上那些令人惊叹又倍感庆幸的承接关系。比如，1632 年出生的安东尼·范·列文虎克（Antonie van Leeuwenhoek）发明了显微镜。此后，路易斯·巴斯德（Louis Pasteur）在 1859 年通过更强大的显微镜观察到葡萄酒、啤酒和醋中某些特定的微生物负责正常或是异常的发酵过程。1876 年，罗伯特·科赫也通过显微镜观察证明了炭疽（一种对牲畜伤害极大的传染病）是由微生物引起的。巴斯德在 1881 年发表了他的细菌致病理论，这为医生们提供了解释和控制感染的新方法，让人们逐渐接受了塞麦尔维斯的理论，使得产褥热以及同样情况下导致的感染问题有所改善。同时，巴斯德和科赫的研究成果也让约翰·斯诺（John Snow）早在 1854 年提出的流行病学的理论（他系统地绘制并追踪了霍乱病例，今天，人们利用这种方法追踪世界各地的流行病）变得更加可信。显微镜的发明还让 1898 年保尔 - 路易·西蒙德（Paul-Louis Simond）的研究得以实现，当他把一只从老鼠身上取出的跳蚤放在显微镜下时，与鼠疫这一全球性流行病的战役终于初现曙光。

美国总统杰斐逊曾写信赞美发明了牛痘接种技术的詹纳：“你从人类苦难日历中撕掉了那最残酷的一页。你应感到欣慰，人类将永远铭记你的功绩。未来，人们只会从历史书上知道曾经有一种可恶的疾病叫作天花，是你消灭了它！”

人类与疾病的战争不会停息，但凭借人们的智慧、矢志不渝的探索精神和人道主义精神，当下困扰我们的疾病终将只能存在于历史书中。

引言

拯救生命的“发现”

医学是一门古老的艺术，虽然尚未发现关于医学史起源的记载，但在文字出现的几千年之前，人类已经能够照顾病人并治疗疾病。苏美尔和埃及的医生试图用他们自己的处方和赶走恶魔的仪式来让病人恢复健康，但这样做很难找到有效的方法。在古代，医学被认为是神授的，且由备受尊敬的权威人士和医生传承下去，通常他们希望病人相信这是一种古老的治疗方法，能有效治疗疾病，而不会说这是自己的一个新发现。

什么是发现？是一个创造性的飞跃、一个完全成形的新思想吗？还是一种观察始终存在的事物的新方式？对事物的发现必须依赖于对其深刻的了解，就像希腊数学家阿基米德（Archimedes）一直在思考如何不将金冠融化就能测量出金冠的体积。这个问题一直困扰着他，直到有一天，他洗澡时浴缸中的水溢出来了，他脑中灵光一现，才有了后来著名的阿基米德原理，也就是可以用替代的方法，通过量取等量水的体积而得到所测物体的体积。

这个“尤里卡时刻”的故事流传至今，因为我们都愿意相信，新的发现源于偶然和天才之间的碰撞。就如威廉·伦琴（Wilhelm Röntgen）恰好注意到余光所视的光线闪烁，由此发现了X射线；勒内·雷奈克（René Laennec）因为看见孩子们玩耍而发明了听诊器；奥古斯特·凯库勒（August Kekulé）梦见一条咬住自己尾巴的蛇而发现了苯分子的六碳环结构。但尤里卡时刻是在发现了一些无法理解的事件之后，试图用各种方法对其进行解释，最后通过一种新的思维过程来解释所有观察到的事件。

无论是突然的灵感还是经过长时间的反复实验，古代的发现大多经历过被遗忘和被重新发现的过程。有一个很好的例子：公元前2500年左右，印度河流域的哈拉帕（今巴基斯坦）人大力发展卫生设施，他们的工程师对污水的管理比后来的罗马人更好（他们的房子设有室内管道）。他们知道自己是在保护人类免受疾病侵害吗？很可惜，大约公元前1800年，他们的文明被干旱、饥荒和气候变化毁于一旦。而生于1800年的“英国公共卫生之父”埃德温·查德威克（Edwin Chadwick）在英格兰发展卫生设施——虽然他那时还不知细菌为何物，但他确定这些污水会影响人类健康。那么到底是谁创造了卫生设施？哈拉帕人还是查德威克？

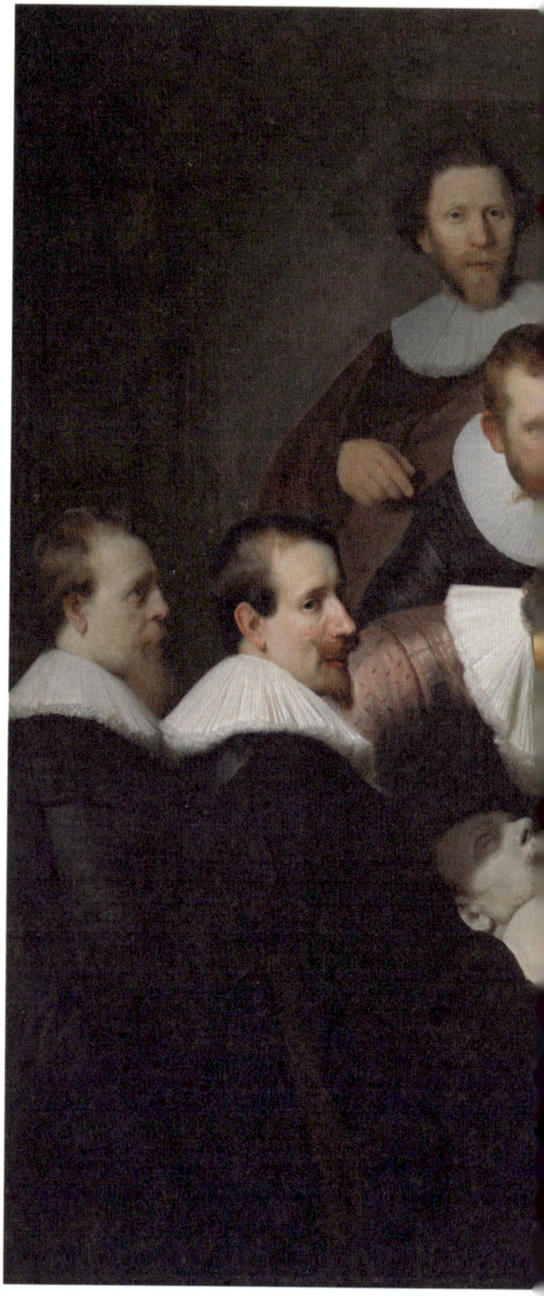

即使文明之间存在某种连续性，历史发现也可能会消失。欧洲的罗马军队外科医生都知道伤口消毒、器械消毒以及血管缝合，也知道适当的废水管理、通风和防蚊措施对预防疾病的益处。但随着罗马帝国的陨落，这在威廉·哈维发表关于血液循环的论文 4 年后，伦勃朗（Rembrandt）于 1632 年绘制了《尼古拉斯·特尔普教授的解剖课》（*The Anatomy Lesson of Dr. Nicolaes Tulp*）。科学方法被人们广泛接受之后，将彻底改变西方医学。

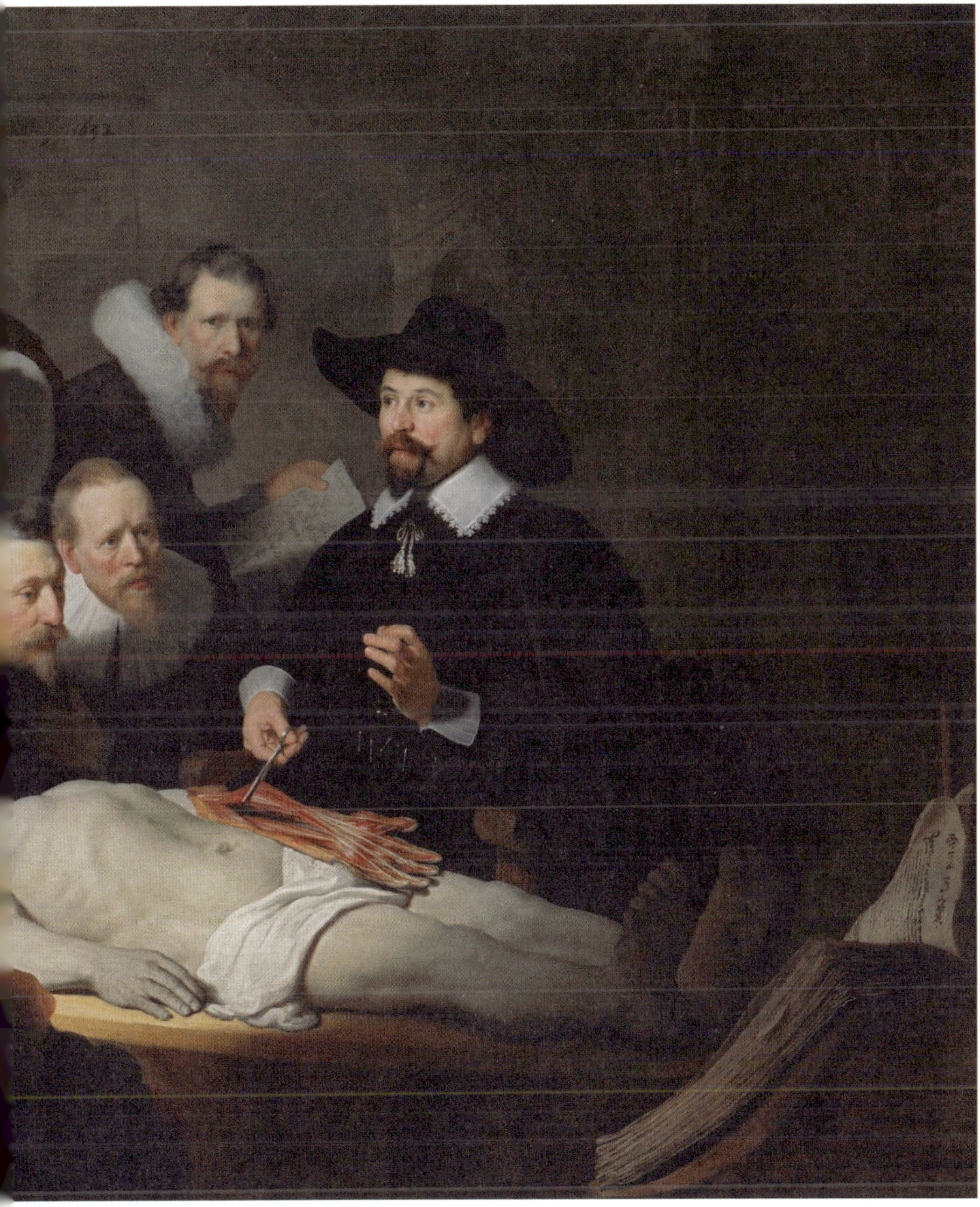

些医学知识也湮没在历史长河中。在接下来的几千年里，欧洲在医学和其他领域都形成了一系列全新的思想体系，进而演变成了一种文明。

新的发现所造成的影响在很大程度上取决于其出现的时间和地点。威廉·哈维（William Harvey）发现血液在人体内循环，而早在300年前的大马士革，伊本·纳菲斯（Ibn Al-Nafis）在1242年也有同样的发现（有趣的是威廉·哈维并不知道伊本·纳菲斯），所以这到底是谁的新发现[1]？但是哈维的发现对现代医学影响更大，因为他是在科学新兴的17世纪的欧洲提出的这一发现，在这个时代，人们对观察自然现象和设计实验都非常感兴趣，所以他们很快在哈维新发现的基础上将其推向前进，因此这一发现并没有被遗忘。

相比之下，许多新发现由于不符合当时的理论而被人们忽略和拒绝。1881年，古巴医生卡洛斯·芬莱（Carlos Finlay）发现黄热病是由蚊子传播的，但是直到20年后才有人相信他。沃尔特·里德（Walter Reed）看了芬莱的论文，并重复了他的研究——虽然他提到了芬莱的研究，但是人们还是将他作为蚊媒疾病的发现者。同样，亚历山大·弗莱明（Alexander Fleming）发现了青霉素、格雷戈尔·约翰·孟德尔（Gregor Johann Mendel）发现了遗传规律，但是他们的发现在当时一直被忽视，直到后来的学者认识到了这些发现的重要性。匈牙利医生伊格纳兹·塞麦尔维斯因为坚持认为产褥热是通过医生不卫生的手而传播，几乎被排斥为异类，如今，医生们都已戴上了手套。

人们对新的发现持怀疑态度是自然的，毕竟医学是一门生死攸关的学科，让人们抛弃历史悠久的治疗方法和理论去支持新的见解是存在风险的。例如，我们很难判断新的癌症治疗方法是否比现有的方法更有效。

在乔治·华盛顿（George Washington）时代，所有医生都确信疾病是四种体液的不平衡所致——包括血液、黏液、黑胆汁和黄胆汁，而治疗疾病的方法则是通过使病人出血、呕吐和排便来消耗过量的体液。当华盛顿呼吸困难时，他最年轻的医生原本想尝试气管切开术，打开他的气管，但传统观点占了上风，因此，华盛顿最后几乎被放了一半的血液。有时候，发现不起作用的东西也是有价值的，在本书中就记录了不止一个失败的发现。

另一方面，与那些乐于分享学习和思考心得的同事合作是一件趣事。像波斯的荣迪沙帕尔和意大利的萨莱诺这样的学习中心，通过充当才智孵化器来鼓励人们去发现；中世纪的阿拉伯学者保护并翻译了古希腊的知识，然后在此基础上进行进一步研究；而在 19 世纪，科学家们争先恐后地发现新事物，都希望自己是最早的发现者，比如法国的路易斯·巴斯德实验室和德国的罗伯特·科赫实验室就是强有力的竞争对手。

有人说，只有时间才能检验一个新发现到底是对的还是错的。因此，在 20 世纪，我们编制了《精神障碍诊断与统计手册》（*Diagnostic and Statistical Manual of Mental Disorders，DSM*）来标准化精神病学用语，以便进行研究（DSM 是一份 947 页的共识文件）。遗憾的是，《精神障碍诊断与统计手册（第五版）》（*DSM-5*）中没有出现以下诊断方法：生物标志物、突变以及影像技术，比如 X 射线、磁共振成像（MRI）或正电子发射型计算机断层显像（PET）[2]。因此，DSM 用于治疗精神失常近 1 个世纪之后，可能最终会像帕拉塞尔苏斯（Paracelsus）的盐、硫和汞理论一样，被淘汰进历史的垃圾箱。另一方面，帕拉塞尔苏斯也率先提出了疾病是由外在因素导致的，这一观点后来演变成疾病微生物理论。

目 录

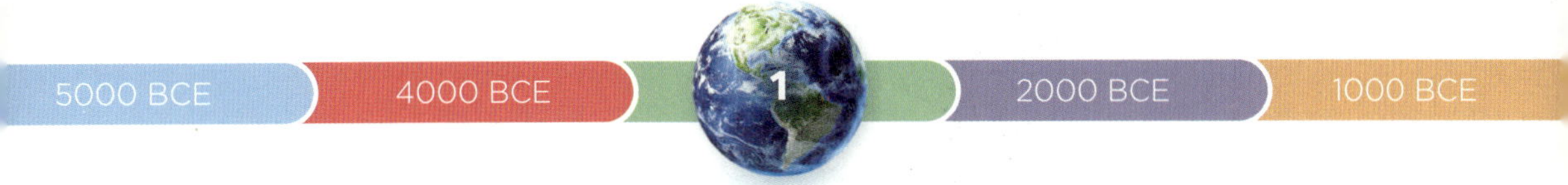

新石器时代

一起凶杀案的法医学分析

5000 多年前，一名男子为了逃避敌人的追捕，爬上了阿尔卑斯山，他手上的伤口深可见骨，且颅骨骨折。在他到达安全地点之前，一支箭刺穿了他肩膀上的一条主要血管[1]。他是在逃跑的路上跌落山谷后冻死的？还是战斗而死的？我们无法确定。

1991 年，几个德国徒步旅行者在山上发现了这名男子的木乃伊，并拍摄了照片上报当地政府。徒步旅行者们确实在阿尔卑斯山脉中迷路了，但这具木乃伊穿的是用动物毛皮制成的衣服，使用的是早于青铜时代的铜制工具[2]。这具木乃伊被学者们称为“冰人奥茨”，法医将它交给科学家进行了 X 光检查、DNA 分析和其他检测。

科学家推测，奥茨的母亲可能是公元前 3200 年左右，已经在阿尔卑斯山脉生活了数百年的农牧民中的一员。于是他们对奥茨的线粒体 DNA 进行了测序（这部分 DNA 仅由母体传播给后代），但并没有找到任何可以匹配的活体样本[3]。这意味着奥茨的母亲可能来自母系中没有直系后代的小群体——一个孤立的山地聚落。而且 DNA 分析结果表明，奥茨的父亲与今天的撒丁岛及其他地方的居民都有亲缘关系，

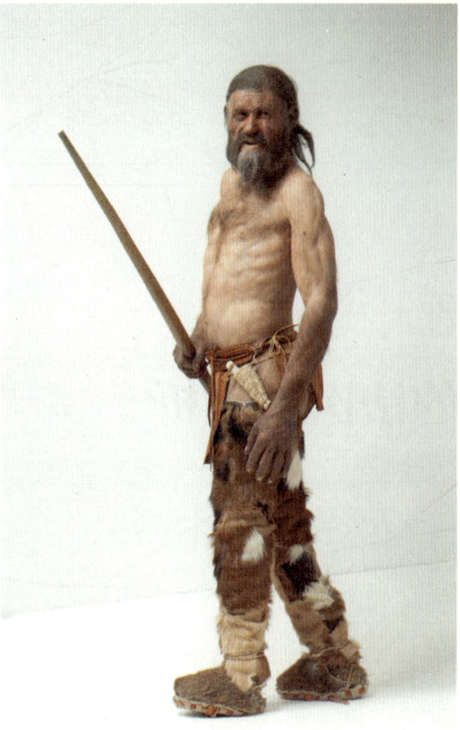
在意大利博尔扎诺的南蒂罗尔考古博物馆中可以看到冰人奥茨的复原像，因为他可能在实际生活中出现过。

这就意味着他的父亲可能来自更远的地方[4]。

奥茨大约46岁，身高约1.57米，棕色眼睛，O型血，患有乳糖不耐受症[5]。他饮食良好，研究人员在他肠内的残留食物中发现了肉类（包括野山羊和鹿）、谷物（小麦和大麦）以及其他植物。但他很可能有消化不良的症状，还感染了易导致溃疡的细菌和鞭虫，患有动脉硬化、胆结石（3颗）、莱姆病，并有心脏病易感性。

他以什么为生？基于他患有鞭虫病，可以推测他是农民，因为鞭虫是一种在用人类粪便施肥的土壤中很常见的微生物，而且它很容易通过未清洗的庄稼传播；基于他的膝盖有关节炎来推测，他也可能是牧民，因为经常扛着重物在山路上行走的人，膝盖易患关节炎[6]；由于他的头发上有铜和砷，也不排除他是铜匠的可能性[7]。从他仅剩的一枚指甲上，科学家们还可以推断出他在死前的几个月里曾经病了3次[8]。

他怎样治疗自己的疾病呢？也许是通过刺青的方法。他全身有61个刺青，其中有些是肉眼不可见的[9]，这些刺青大部分似乎与传统的针灸穴位相匹配。那么这些刺青存在的意义是不是缓解关节炎、胆结石以及鞭虫带来的疼痛？一些研究人员认为，奥茨的疗法“与我们所知的中国针灸疗法非常相似”[10]。

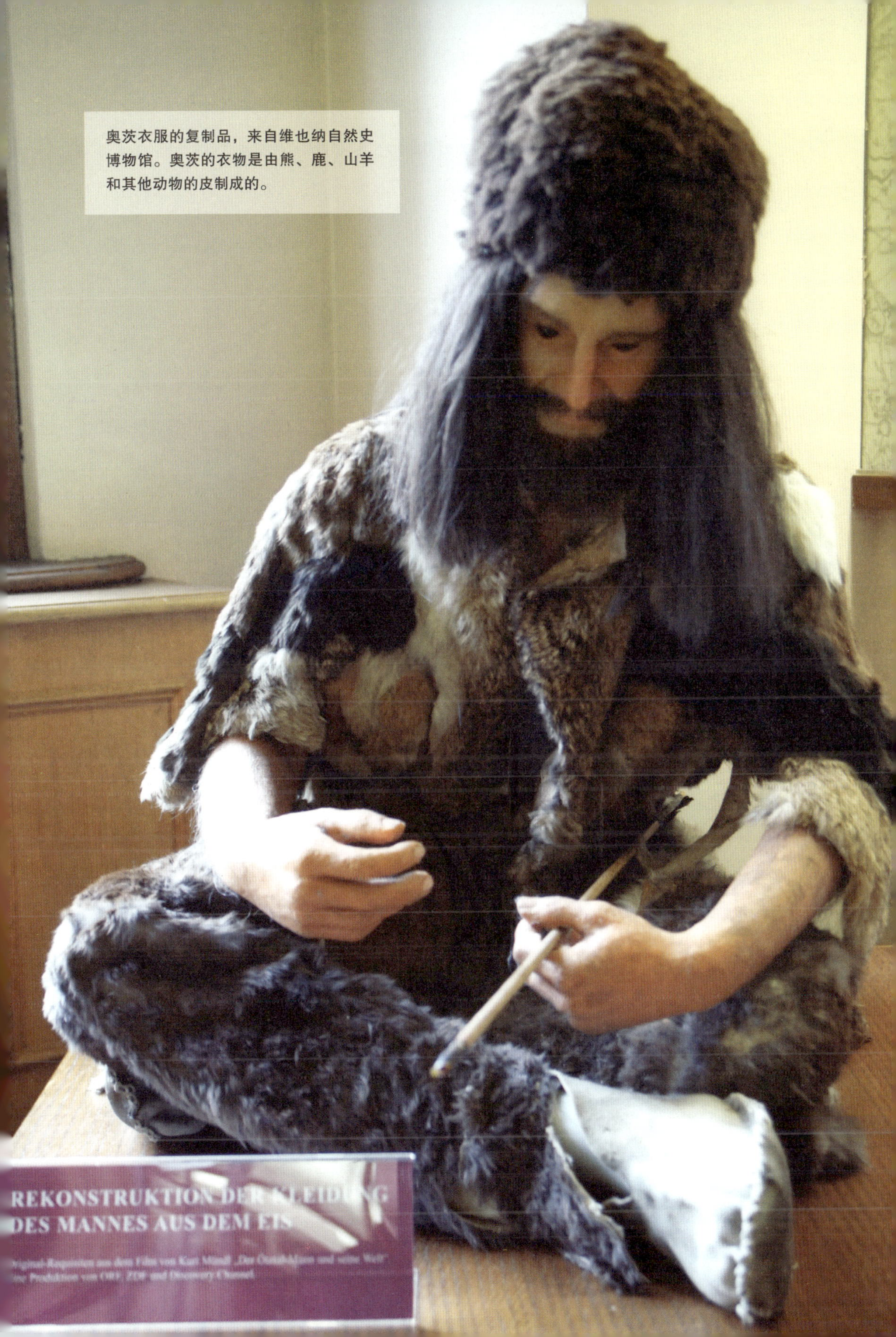

奥茨衣服的复制品，来自维也纳自然史博物馆。奥茨的衣物是由熊、鹿、山羊和其他动物的皮制成的。

他也使用草药进行治疗。在他的腰带上挂着两片核桃大小的真菌：桦剥管菌，或者叫桦孔菌，这种菌长在桦树树干上，味道不好，还会引起腹泻。奥茨本可以用它来生火，但他的袋子里有更好的引火物：白桦茸，还有木蹄层孔菌，这都是易燃并能长时间燃烧的真菌[11]。因此一些研究人员认为，奥茨用桦剥管菌来治疗鞭虫感染[12]。

新石器时代的人类是否已经发现药用真菌？现在，世界各地的民间药物仍然有将菌类磨成粉，制成茶和膏药的做法，正如奥茨的真菌能够用于烧灼伤口以消毒和止血[13]。今天，人们已经发现超过 270 种被认为有益于免疫系统的真菌[14]，但也许新石器时代的人生来就知道这些。传闻在很早以前就有证据显示，许多动物在生病时会本能地食用药用植物，目前已有研究人员开始对这种假说进行验证，即类人猿和许多其他动物可自行用药治疗疾病[15]。至于人类，科学家在 50000 年前的人类牙齿上的牙垢中发现了几乎没有营养价值的洋甘菊和蓍草的残余物，表明它们可能在当时已被当作药物来使用[16]。那么，这是人们发现药物后的第一次实践，还是处于逐步发展的过程中呢？

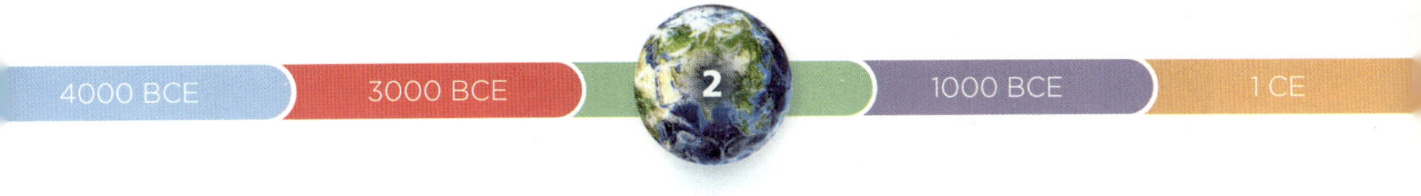

远古时代

魔法和民间疗法

在远离西方医疗资源的亚马孙河上游的一艘船上，一名船舶技师患上了严重的牙周脓肿。由于船上没有抗生素，探险家莱尔·沃森（Lyall Watson）无法使用钳子拔牙，而这次航行离医学发达的地方又远。刚好，船长是亚马孙流域土著，他认识一个萨满（该词源自北美印第安语 shamman，原词含有智者、晓彻、探究等意，后逐渐演变为萨满教巫师即跳神之人的专称，也被理解为这些氏族中萨满之神的代理人和化身），这个小伙子同意治疗技师，但要 2 包万宝路香烟作为报酬。小伙子看起来并不像巫师——他的 T 恤上还印着“路易斯安那监狱的财产”。沃森和船长惊奇地看着他将技师并不松动的臼齿轻易地取了出来，然后他说：“这不是问题所在。问题必须解决。”他来回摆动，技师的嘴里先是流出来一滴血，此后是数百只蚂蚁。船长和技师对萨满的话一笑置之，在他们的语言中，这种蚂蚁意味着“麻烦”[1]。

这是魔法？还是戏法？抑或戏剧效果？不管怎样，这位技师被一位与精神世界进行交流的巫医治愈了。我们不知道史前部落是否

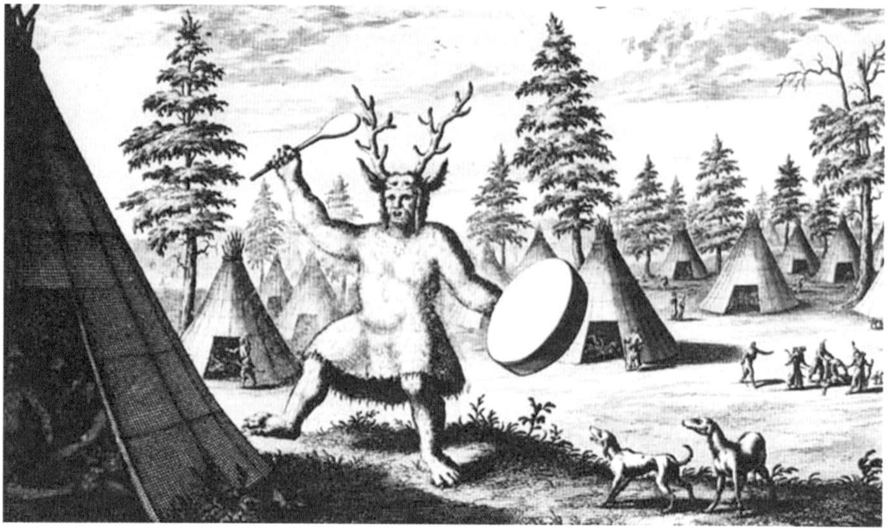

17 世纪荷兰探险家尼古拉斯·维森（Nicolaes Witsen）向人们讲述了这位西伯利亚萨满的故事，并在欧洲普及了“萨满”一词。

有萨满，但目前世界各地的大约 5000 个土著部落[2]中，还有许多部落保留着萨满文化。他们并非全都一样，澳大利亚的土著和斯堪的纳维亚的萨米驯鹿牧民利用不同的方法和资源来应对不同的情况[3]。但在城市和偏远地区，人们自己在家治疗时还会采用民间疗法，求医时仍会咨询萨满和其他民间巫医[4]。知识的共享和全民的参与保持了民间疗法的活力和适应性[5]，甚至当地的儿童都开始学习基础的医学知识。

当今的民间疗法无法给我们提供一个完美的史前医学概念。萨满通过亲身示范和口口相传来传承他们的知识，并随时改变这些知识来适应不断变化的世界。因此，当澳大利亚的医生用英国的马口铁罐（用来烧水煮饭）煎煮草药，而不是将草药在水中浸泡过夜——加热会让一些草药的活性成分失活，同时其他成分的比例会增加[6]，他们的治疗方式也相应地发生了变化。

但民间疗法有两个基本方面直接回到了冰人奥茨和他之前的时

代：首先，民间疗法通常只局限于某一个部落中；其次，它通常依赖于魔法和超自然力量。

传统的治疗可能不是在医院，而是在森林空地上或汗水小屋（为仪式目的而建造的桑拿房）里进行的，巫医穿的是羽毛而不是白大褂。整个部落的人都会加入仪式的鼓乐和吟诵中[7]。在韩国，萨满“将人们召集起来……通过舞蹈通向精神光明”，人们可以和萨满一起得到令人欣喜若狂的顿悟以及专注的直觉[8]。整个部落都参与进来，接触到一些超越平常的存在，像魔法一样的东西。

萨满作为灵媒，不会通过分析 X 光片或血液样本来诊断疾病。传统巫医认为疾病是由愤怒的神灵、魔鬼或女巫带来的[9]，所以他们在灵界寻找解决之法，通过与祖先或其他有帮助的灵魂取得联系，他们可能会让自己进入出神状态或使用卜骨（占卜用的骨块）[10]，而现代美洲和欧洲的医生则希望能够从病人身体上找到其罹患疾病的原因。这就是西药与各种民间药的最大区别。在西医的理念中，一项新发现必须用科学方法来进行客观地检验。研究人员在身体内部寻找疾病的原因，他们试图开发一种通用的治疗方法，帮助不止一位病人恢复健康。

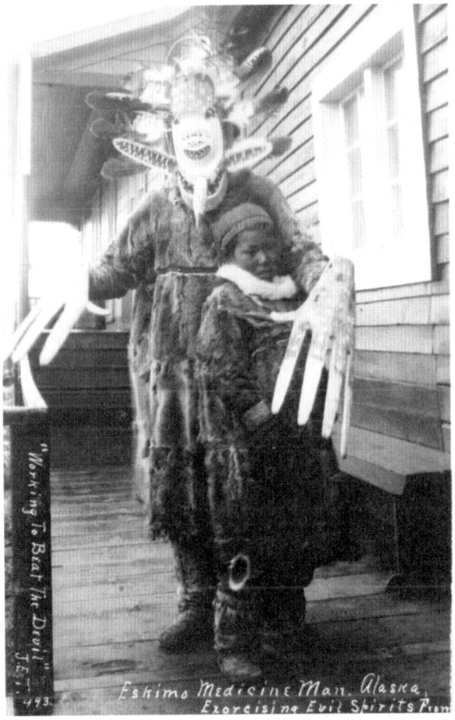

在 19 世纪 90 年代的阿拉斯加，萨满为一个生病的男孩驱魔。

萨满寻找疾病的超自然成因，而不使用统计学。一位曾在南非做过萨满的西方

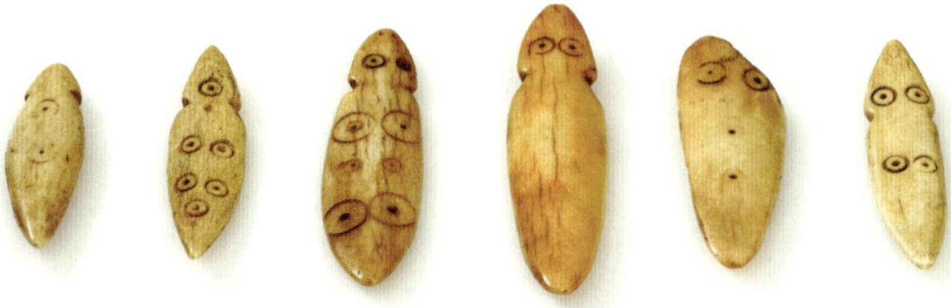

在许多非洲部落，人们用雕刻过的小块骨头来诊断疾病，图中这套骨头来自赞比亚。萨满会把用于占卜的骨头扔在垫子上，通过解读它们来做出诊断。

医生说："事实上，系统性探究妨碍了传统治疗的过程。（对传统治疗过程而言）人们不得不放弃逻辑和理性认知。"[11] 传统疗法并非基于可普遍适用的科学发现，而是更依赖于个体治疗的魔力。

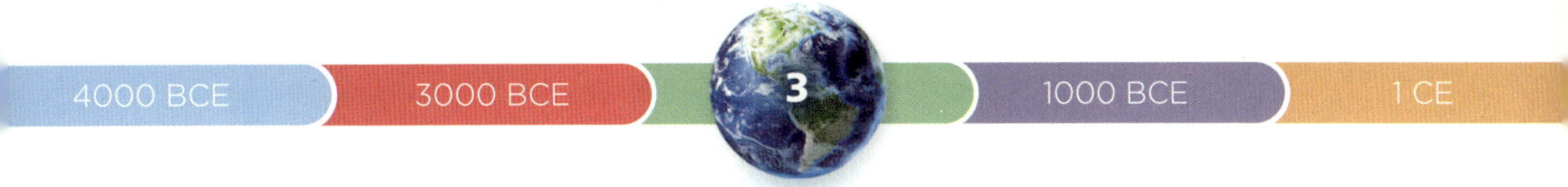

公元前1570年

古埃及木乃伊与外科医生

古埃及人称得上是解剖学方面的天才，3000 年来，防腐师把死者的尸体拆解开，为他们的来世做好准备。公元前 1570 年—前 1075 年，古埃及人在这方面的技能达到了显著的高度，这段时期被埋葬的法老的尸体能保存得如此完好，以至于现代研究人员可以通过这些木乃伊来研究遗传学和医学史。不知道这些防腐师是否会与医生分享解剖信息呢？

贵族、平民，甚至动物的尸体也被保存了下来，尽管保存质量可能取决于支付能力。希罗多德（Herodotus）表示，顶级的木乃伊制作始于器官的移除。他说，防腐师甚至能用铁钩把大脑从鼻子里抽出来，但他们把心脏即“灵魂所在”[1] 留在了身体里，让死者在来世仍然可以思考。防腐师用葡萄酒冲洗已经清空了的腹腔，用香料将它填满，然后用碳酸钠（一种辅助吸干水分的盐）将尸体晾干 70 天，在进行最后一次冲洗之后，用亚麻布将其裹好，装进一个合身的棺材里。但他们对穷人的遗体处理就会走捷径，甚至会用洋葱和大蒜来代替高端的防腐剂香料。

基于这一描述，20 世纪早期的研究人员试图移除死亡动物的大脑，这是一项耗时的工作[2]，因此古代防腐师在条件允许的情况下可能会跳过这项工作[3]。当确实需要切除大脑时，他们有时会在脊椎与颅骨的交接处开更大的开口[4]。一组研究人员在木乃伊的头骨中发现了一根木棍，并通过电子计算机断层扫描（CT）图像定位和内窥镜将其取出。这很可能是一个粗心的防腐师留下的，因为他厌倦了切除大脑的工作[5]。可以推测，希罗多德描述的木乃伊制作过程过于简化。上层人物的木乃伊得以保留大脑，而普通人的木乃伊则没有保留大脑，并非所有的大脑切除都是通过鼻子完成的，但我们仍然可以从木乃伊身上了解到埃及人知道的以及不知道的医学知识。

当防腐师忙着处理埃及的死者时，祭司和医生则负责照顾生者，他们的一些处方和病例报告都保存在纸莎草纸卷轴上。著名的《艾德温·史密斯纸草文稿》（*Edwin Smith Papyrus*）很可能是在公元前

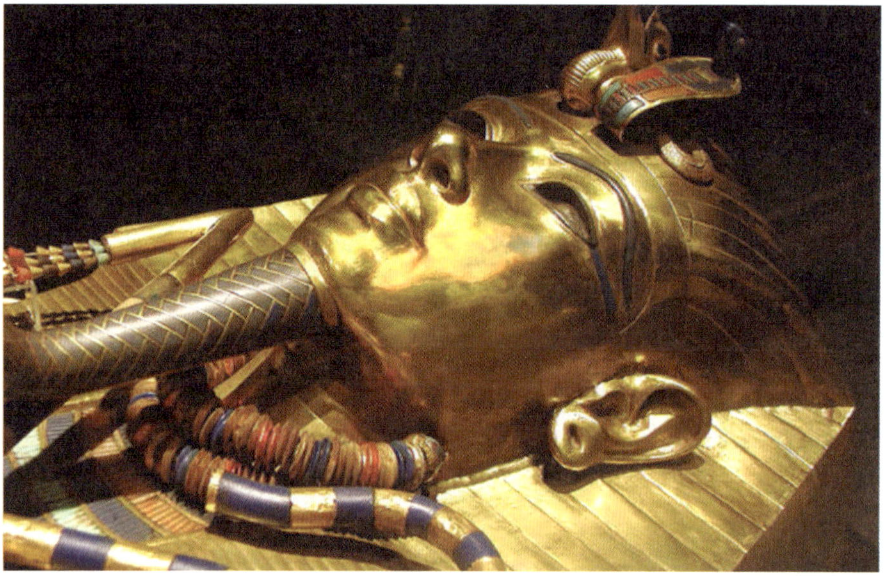

考古学家霍华德·卡特（Howard Carter）在图坦卡蒙陵墓中发现了令人惊叹的黄金宝藏，但是古埃及的健康和医疗实践方面的信息可能是一个更大的宝藏。现代古病理学家使用先进技术对埃及木乃伊进行分析。

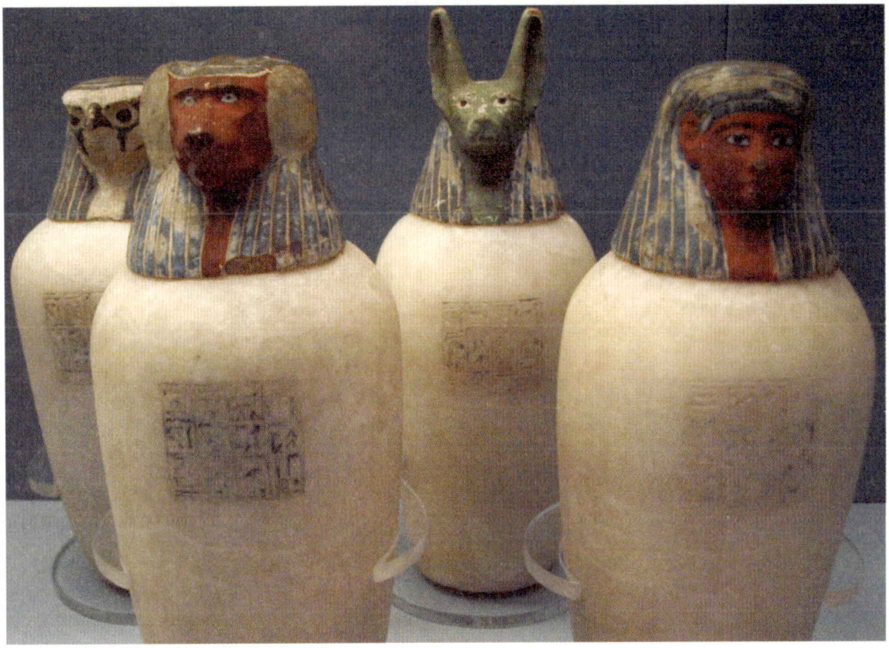

公元前 10 世纪，一位贵妇的器官和内脏存放在一套卡诺匹斯罐里。这些罐子代表了荷鲁斯（古埃及神话中法老的守护神，即是王权的象征，也是复仇之神）的 4 个儿子，他们分别拥有隼、狒狒、狼和人类的头颅。

1500 年左右，自那时的千年前第一座金字塔建成时的原始文本中复制而来的[6]。它是有史以来最早的医学书籍之一，提供了 48 种金字塔建筑工人可能受到的伤害的诊断和治疗方法[7]，具中包括简单的骨折、头部创伤和脊髓损伤。

搭建金字塔现场的医生必须检查伤者身上的每一处损伤，测量他们的脉搏，寻找视觉线索和气味来辅助诊断。根据病人的存活概率，医生将决定是否以及如何治疗这种伤害。他们使用缝线、绷带、夹板和泥敷剂（涂于敷料上，有时用以热敷）。此外，他们还用蜂蜜治疗感染，用生肉止血。

作者描述了这些病例的后果，包括神经功能缺损[8]。时至今日，职业医学和病例报告仍然是一门重要的学科和方法，而《艾德温·史密

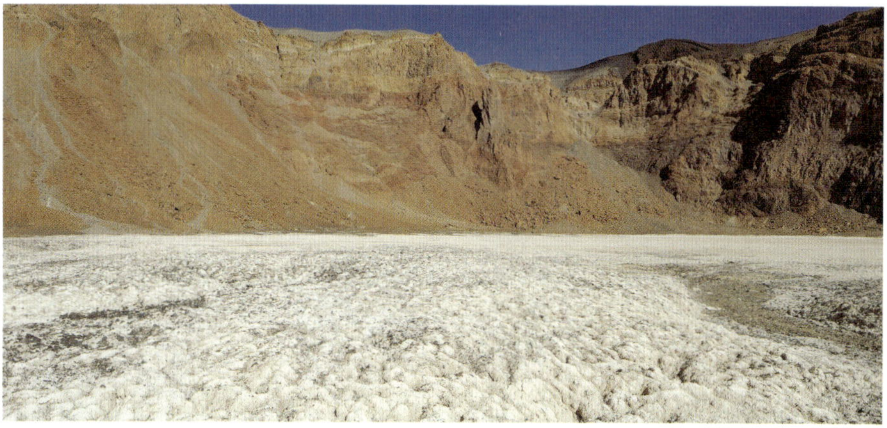

为了使木乃伊变干，埃及人用碳酸钠涂抹躯体，这是在非洲火山口拍摄的，在这些沉积物中发现了能吸取水分的天然混合物。

斯纸草文稿》就是它们的早期范例。

然而，比起对身体内部构造的了解，埃及人可能更懂得如何应对外部环境。防腐师并不是医生[9]，他们没有理由去研究肌肉、动脉、静脉或神经的结构。显然，他们不明白大脑的作用。虽然医生在古代受到高度重视，但他们可能并没有做到艾德温·史密斯（Edwin Smith）所记录的那样。例如，没有确凿的证据表明他们做过白内障手术[10]，他们的骨科手术经验甚至都可能是有限的[11]。如果不允许外科医生解剖人体，他们能学到的东西也有限。

应用解剖学：古印度的手术

如今，如果你看到一个人用令人眼花缭乱的快刀切西瓜或黄瓜，那他可能是顶级厨师。但在公元前600年左右的印度，他可能是传奇外科医生妙闻（Sushruta，印度外科的鼻祖）的学生。

在古代，人体解剖学的研究受到伦理、宗教和美学对解剖实践的反对。法律和禁忌通常不允许医生切割身体[13]。在印度，即使一个人只是抬着尸体去火化，也会被指责是不洁的，用刀触碰尸体更是不可想象的[14]。

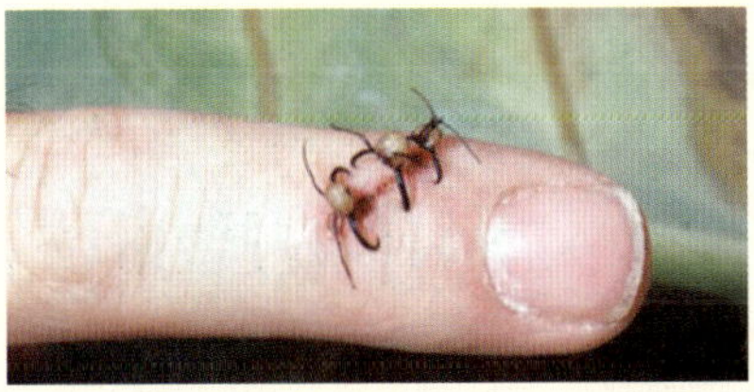

《妙闻集》（*Sushruta Samhita*）教印度医生用蚂蚁缝合伤口，就像东非和巴西土著一样。一旦蚂蚁咬伤伤口两侧，它们的身体就可以被移除[12]。

然而外科医生需要了解解剖学，妙闻教他的学生如何在不被污染的情况下研究尸体。选择状况良好的尸体，用草将他裹起来，放在笼子里，以防吃腐肉的动物进入，并将其浸入急流中。当尸体开始腐烂时，用草刷刮去皮肤和肉，你就可以观察身体构造，而不用真正接触尸体或使用刀来切割[15]。

据记载，妙闻发明了一些先进的外科技术。他用大麻、酒和天仙子制成了一种有效的吸入麻醉剂[16]；他用兵蚁巨大的下颚来缝合伤口[17]；在整形手术中，他发明了一种可吸收的羊肠缝线，类似于现在仍用于制作琴弦的肠线[18]。希波克拉底（Hippocrates）、妙闻和其他古代阿育吠陀医生所达到的外科手术的成熟程度，是西方世界要花2000年才能追上的，比如，由于通奸受罚，鼻子被切掉后进行面部恢复的手术。

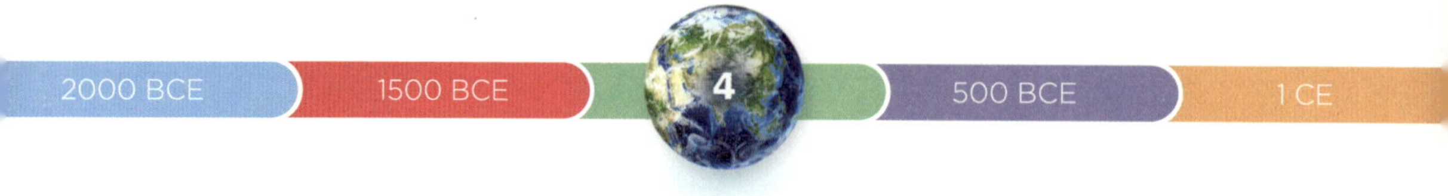

公元前700年

用按摩驱除恶魔和压力

公元前 7 世纪，一位古巴比伦医生到病人家中出诊。病人因头痛严重而无法动弹，卧病在床——司祭巫师和驱魔法师已经诊断这是恶魔所致。这位主治医师将用 43 个步骤的仪式驱除恶魔。首先，他把油涂抹在自己身上，吟诵“纯油，圣油”咒语；然后，他又诵念“放松邪恶的肌肉”的咒语，并用油膏来揉搓病人，从头部开始，一直到脚趾，通过按摩将病人身体里的恶魔驱逐出去，并在病人的胳膊、腿和躯干上放置一串串护身符来阻止恶魔返回；最后，他通过洒水、烧香、打结、画保护圈和诵念更多咒语来确保病人的周遭不会再次被恶魔侵扰[1]。

我们得以知道按摩是一种古老的艺术，是因为古巴比伦抄书吏在泥板上记载下了这个恶魔驱逐仪式，而这份泥板文件最终被保存在亚述巴尼拔图书馆。几个世纪以后，古罗马作家奥留斯·科尼利厄斯·塞尔苏斯（Aulus Cornelius Celsus）想知道是谁发现了“摩擦的艺术”：是早就对按摩有所记载的希波克拉底？还是解释得更好一些的阿斯克莱皮亚德斯（Asclepiades）[2]？

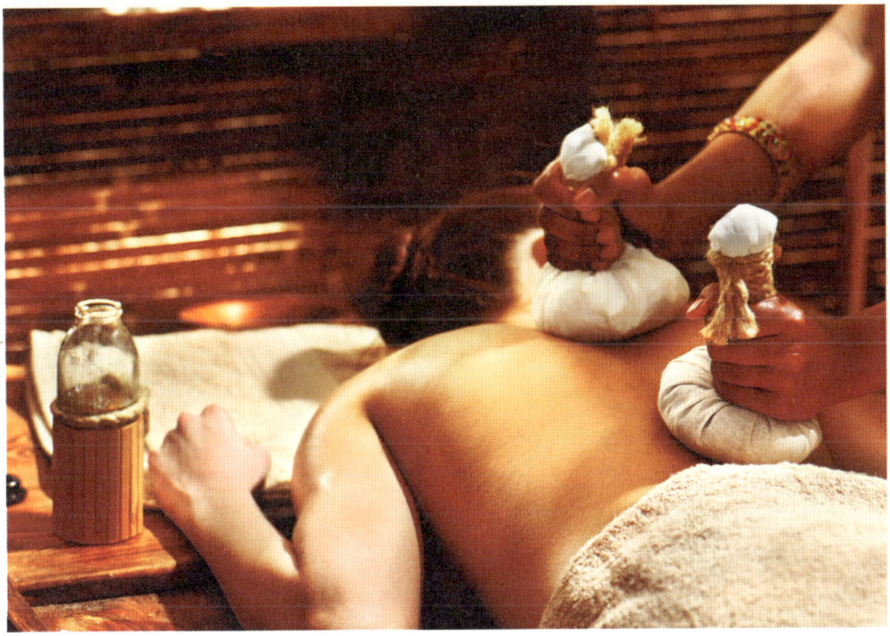

古老的按摩手法伴随着芬芳的气味和舒缓的音乐，烛台和装满草药的药包增强了传统泰式按摩的效果。

那么，到底是谁发现了按摩？可能在我们成为人类之前就已经开始互相抚摸了。拍过哭泣的孩子的背或揉过疼痛的膝盖的人都知道，按摩是自然而然的，如果你看过猫和它的幼崽也会知道，并不是只有人类才会通过触摸来安慰彼此。

时至今日，训练有素的医护人员仍然用按摩疗法来治疗病人，他们通常使用香油或乳液来按摩软组织[3]。有时他们的手轻轻滑过病人的皮肤；有时他们揉捏紧绷的肌肉以缓解痉挛或防止疤痕组织形成[4]。按摩可缓解癌症、心脏病或胃病患者的疼痛和压力[5]，可以使紧张的肌肉恢复[6]，甚至有助于早产婴儿成长[7]。

然而，医学研究人员仍在探索按摩究竟是如何起作用的以及为什么会起作用。尽管塞尔苏斯没有提到恶魔，但他相信按摩是通过把某些东西从身体里推出来而起作用的，这些东西就是导致身体紧绷或虚弱的原因[8]。现在研究人员想要观察和测量这些未知的事物，他们通过比较采用按摩疗法的病人、采用其他治疗方式的病人和根本不治疗的病人的不同情况来寻找线索。例如：

婴儿：早产儿需要生长发育。一些研究表明，早产儿如果每天接受两次各 15 分钟的按摩，一周内体重会增加更多，而他们的迷走神经（调节心率）和胃部蠕动也会更活跃。这就带来一个问题：按摩能通过刺激婴儿的消化系统来帮助他们更好地吸收食物吗[9]？

遭受痛苦和压力的人：按摩似乎能增加体内血清素（一种抗疼痛的神经递质）的供应，减少神经系统中 P 物质（与疼痛有关）和皮质醇（与压力有关）的含量[10]。几个世纪以来，许多病人反馈，

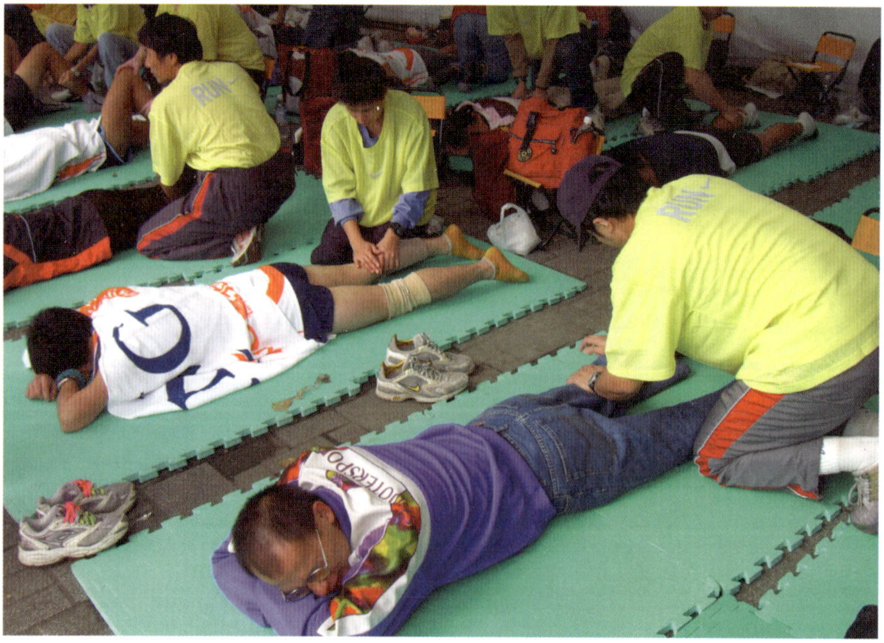

按摩也可以应用在运动医学方面，就像 2004 年台北国际马拉松比赛后被用在了跑步者身上。按摩只是起到安慰的作用？还是增强了免疫功能？抑或促使过度疲劳的肌肉恢复？

按摩让他们感觉更好。现在，研究人员利用生物学证据来解释他们的这种感受。

运动员：加拿大一所大学的研究人员对 11 名过度运动而筋疲力尽的年轻男子的大腿肌肉进行了活检，然后分别给他们按摩一条大腿，等待 2.5 小时后，再次进行肌肉活检。数据显示，按摩后的腿部炎症蛋白水平降低，并且含有更多维护肌肉纤维的物质[11]。

塞尔苏斯相信按摩可以加速愈合，他的认知可能是对的，但目前还没有足够的证据来证明它是一种行之有效的治疗方法。美国国立卫生研究院建议用它来补充而不是取代传统护理[12]。发现按摩的确切价值的一个障碍是，目前还没有人设计过双盲研究（见第 5 章）来进行实验。

公元前170年

阿斯克勒庇俄斯神庙的睡眠疗法

想象一下，假如你生病了，但医生帮不了你，因为你的病因是未知的，你的家人和朋友都认为你肯定是得罪了某些神，只有神的干预才能使你恢复健康。因此，你去埃皮达鲁斯最著名的希腊医神阿斯克勒庇俄斯神庙（医神庙）中朝圣，希望神能帮助你免于病痛的折磨。

大约在公元前 170 年，地中海地区的病人，不管男女老少都在数百个医神庙接受治疗[1]，这些庙宇大多修建在一些古老神殿的遗址上，那里有天然泉水。在疾病暴发、人口极速下降之后，雅典和罗马分别在公元前 420 年和公元前 293 年建造了医神庙。历史上著名的医神庙分布于特里卡、科斯，还有埃皮达鲁斯（公元前 4 世纪），其中以埃皮达鲁斯的医神庙最为出名。

设想一下，你和其他求医者排队等待进入医神庙，尽管你不识字，但那些刻着以前的奇迹疗法图像的大理石会显示你期望的结果[2]。那些垂死的求医者会在这里吃闭门羹，但如果病人得的是耳聋或是绦虫感染等疾病的话，是可以在这里得到治疗的。神在病人入睡时进行手术，神通过这种方法医治好了一个被矛刺进下颚 6 年的人，还治好了一个腹部有脓肿的病人——神能治好他们[3]，也能治好你。

在治疗前，你要在医神庙的外部进行祷告、供奉和沐浴，为康复做准备[4]。在休闲时刻，你可以享用健身房、特殊饮食、纯净水，以及新鲜空气、阳光、音乐和药物，这些会让你得到身心畅快的享受[5]。

医神庙的医师从你的梦中知道你的身体、思想以及灵魂都得到洁净后，你就可以进入阿巴顿圣廊。你要献祭一只羊，将它的皮铺在你的床上或榻上，躺下睡觉。在昏暗的灯光下，你会体验到罗马人和希腊人神圣的“孵化”式冥想，即在神圣的地方进入恍惚状态，神会出

位于希腊科斯岛的阿斯克勒庇俄斯神庙。

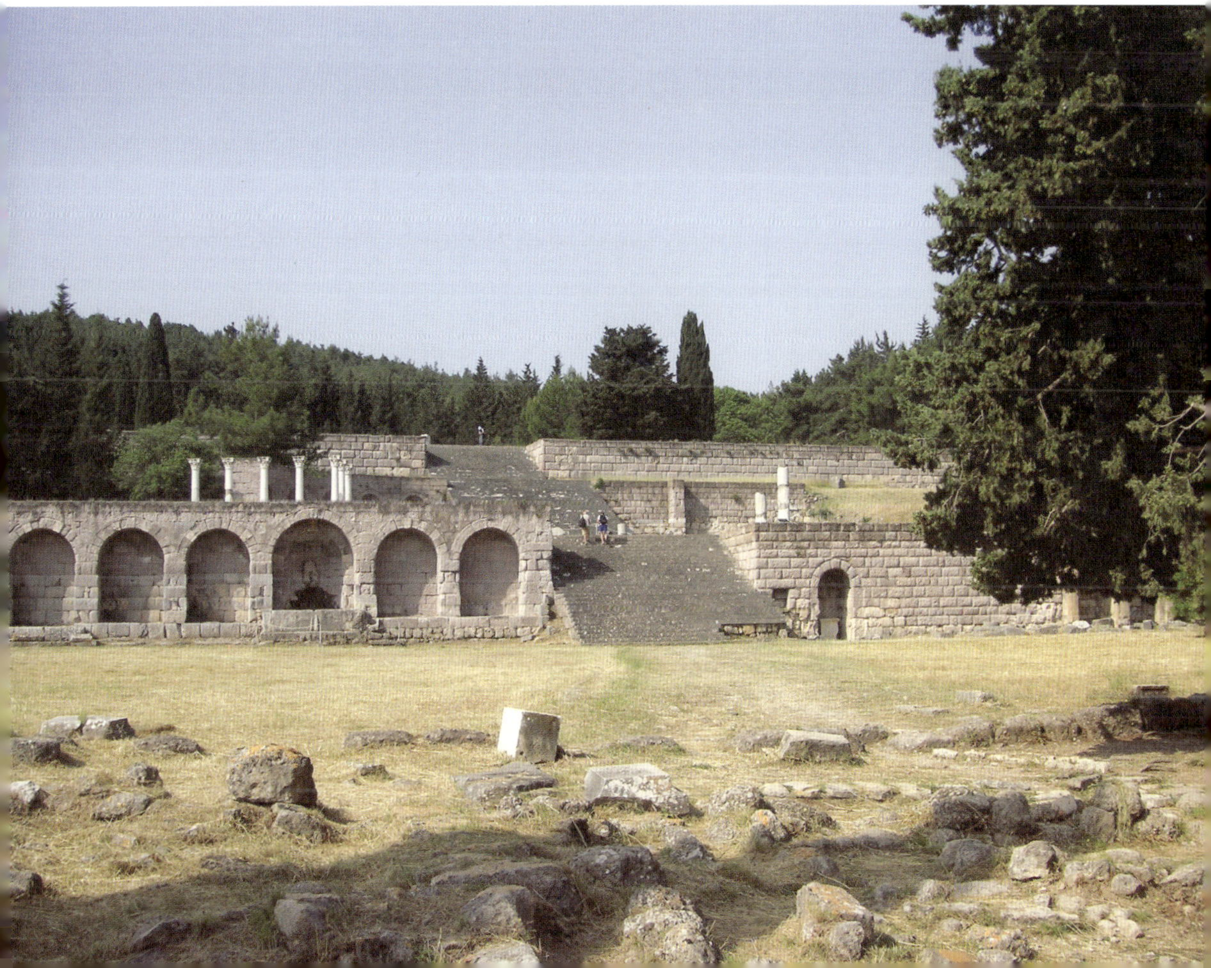

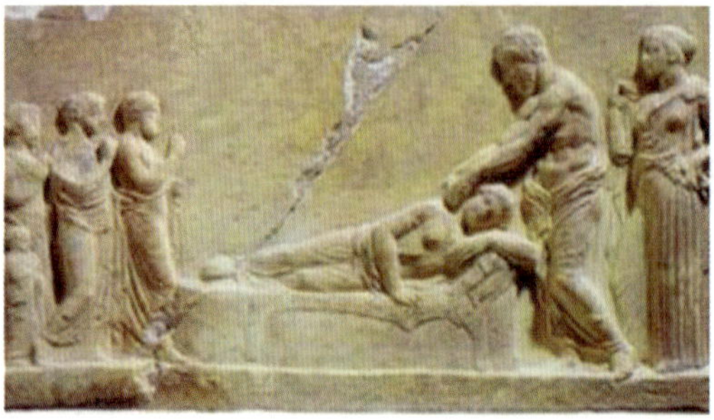

当病人处于恍惚状态的睡眠时，医神庙的医师或神的治愈之手会搭在她的肩膀上。这座浮雕来自埃皮达鲁斯最著名的阿斯克勒庇俄斯神庙，现收藏于罗德岛考古博物馆。

现在你的面前，他的圣兽，狗和蛇可能会用有治愈力的舌头舔你[6]，神也可能会抚摸你。医神庙的医师会精心解读你的梦，让你获得康复的洞察力[7]，你就会痊愈。

证据表明，几乎所有进入医神庙治疗的病人都痊愈了，一些学者认为医神庙是世界上第一家医院[8]。为什么会有这样奇迹般的治愈率？答案是：选择机制、病人的期望以及有效的治疗都促成了这样的治愈率。选择机制显然是一个非常重要的因素，因为那些没有治愈希望的病人是进入不了医神庙的。

此外，病人的期望也很重要——思想会影响身体状态。这些求医者相信医神庙的力量可以将他们治愈，就像中世纪朝圣者对圣托马斯·贝克特神殿和现代朝圣者对卢尔德神社的期望一样，他们的宗教信仰会更加坚定他们的信念。一些研究人员还表明，多达 1/3 的病人患有心身疾病，他们尤其容易接受心理暗示[9]。

当然，治疗的效果还是很显著的。医神庙的医师会用草药来进行治疗，为了缓解疼痛，还会对病人进行催眠和鸦片治疗。他们对病人进行治疗时会严守秘密，因此我们并不知道具体的治疗细节，但手术肯定是在已经被麻醉的病人身上进行的[10]。总的来说，治疗环境是有利于康复的：沐浴、按摩、阳光、运动和健康的饮食是我们现在仍然推崇的健康生活方式。除此之外，良好的睡眠也必不可少，现代研究表明，睡眠可以增强免疫系统[11]，缺乏睡眠会增加患病的风险[12]。

那么，希腊医神庙的医师是不是已经发现了麻醉、手术和精神分析？他们是否发现了安慰剂效应或者说激发病人信心的重要性？对我们来说，弄清楚他们知道什么比弄清楚他们怎么发现的要容易得多。现如今，辅助性医疗包括瑜伽、太极、饮食、按摩、冥想和其他可以平衡身心的方法。虽然，这种睡眠疗法的有效性尚未得到现代研究的确凿证实，但医神庙的医师确信它会起作用。

阿斯克勒庇俄斯的神话

阿斯克勒庇俄斯是被他的父亲——太阳神阿波罗从他垂死的母亲的子宫中解救出来的。阿斯克勒庇俄斯从伟大的半人马喀戎那里学会了如何治愈“许多痛苦的疾病”，因此，“患有先天性溃疡的，四肢被灰青铜或远处掷石伤害的，身体因夏季炎热或冬季寒冷而日渐衰弱的”病人都会来寻求他的救治。对于不同的病人，阿斯克勒庇俄斯的治疗方法也不一样，“一些用温柔的咒语，一些用舒缓药剂，一些用药物包扎四肢，还有一些则进行手术”[13]。因此，他被尊为神，他的儿子们在特洛伊战争中帮助那些在战争中受伤的希腊同胞[14]，其人类后裔也成了著名的医师，就连久负盛名的希波克拉底也声称是他的后裔。

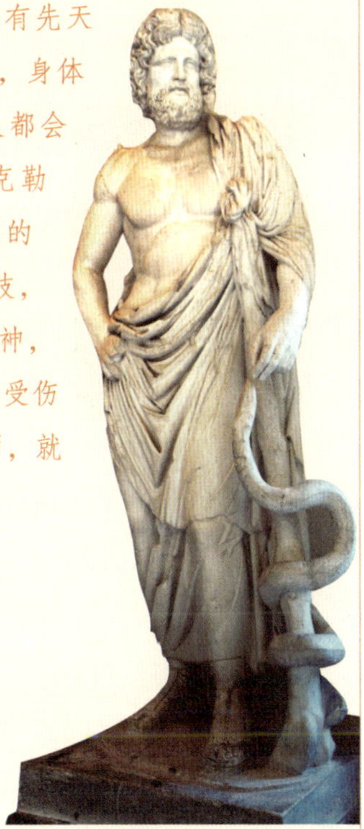

在埃皮达鲁斯博物馆展出的这尊阿斯克勒庇俄斯雕像上，蛇盘绕在他的杖上。至少从公元前 16 世纪起，古老的埃皮达鲁斯遗址就与疗愈有关，大约公元前 800 年，埃皮达鲁斯遗址因其至关重要的医神庙被献给阿波罗。

安慰剂效应和双盲实验

安慰剂是无害的药物干预替代物，比较典型的是糖丸，一种不含有效成分的丸剂。其他诸如假手术等，也可以当作安慰剂。

安慰剂在测试治疗的安全性和有效性方面起着非常重要的作用。当一种新药在进行双盲实验时，我们会给志愿者中的一半人进行药物治疗，其余人则使用安慰剂，无论是病人还是医生都不知道他们接受的到底是哪种治疗，因为他们的期望可能会影响测试结果（术语“双盲”的意思是，病人是“盲”的，医生也是“盲”的）。研究人员此举的目的是测试新药的作用是否比安慰剂更好。

但这些实验会因为安慰剂效应而变得复杂。安慰剂作用于缓解从普通感冒到胸痛等各种问题时，存在大约35％的变化范围[15]，这表明安慰剂的作用各不相同——病人对注射的反应比口服药物更好[16]；对昂贵治疗的反应比便宜的更好[17]，这个作用甚至还会受到药物颜色的影响[18]。还有一种“反安慰剂效应”，也就是安慰剂治疗会产生反面作用[19]。

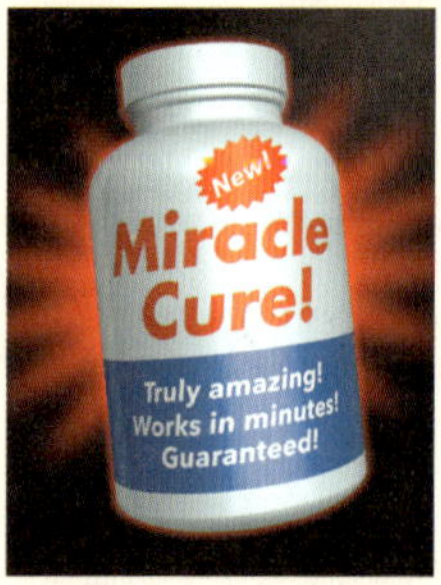

由于安慰剂不含药物活性成分，所以应该是没有治疗效果的。然而，许多病人在使用安慰剂治疗后病情有所改善，那么，“安慰剂效应”是一个精神战胜物质的例子吗？

综上所述，这些因素使双盲实验的结果难以解释。有时，假治疗或安慰剂甚至比已经证实有效的药物治疗效果更好[20]。就治疗效果评估的目的而言，安慰剂效应是件麻烦事。

但在实际治疗中，安慰剂可以起到辅助作用。一些研究人员现在使用“情境效应”这一术语来代替“安慰剂效应”，因为医疗环境本身就可以具有治疗效果[21]；还有一些人用“护理效应”一词来解释那些通过医疗咨询所产生的而不是实际的治疗效果[22]。拥有水疗环境和体贴入微的医师的医神庙，可以最大限度地发挥安慰剂效应。

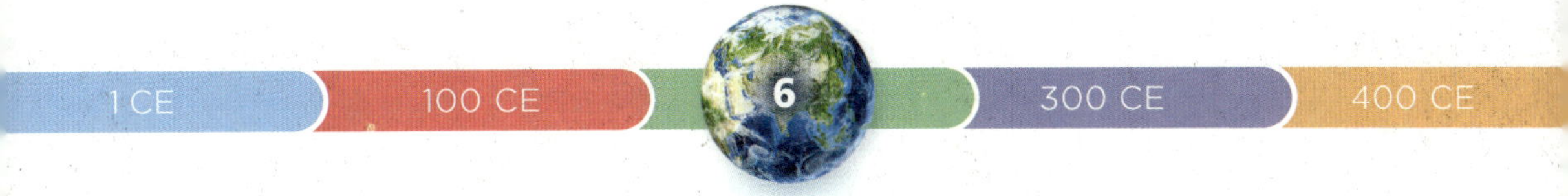

公元200年

盖仑发现神经和体液

古罗马人喜欢精彩的表演，他们挤进斗兽场观看角斗士与狮子、鳄鱼和鸵鸟搏斗，像美国纳斯卡车赛的车迷一样挤满了罗马的大竞技场观看战车比赛，他们还热衷于举办音乐会和才艺竞赛。此外，一些有知识的罗马人甚至会去看著名的希腊医生给活猪做手术。

保守的罗马人不是会尊敬人的观众，他们蔑视医生，对希腊人持怀疑态度。一位著名作家认为希腊医学“关于道德堕落的指数……就像透明的衣服一样”[1]。但是铭文显示，当盖仑（Galen）抵达罗马时才发现，75％的医生都是希腊人。盖仑本身是名人，是角斗士、皇帝的医生，同时他还有许多著作。但作为一名希腊医生，他面对着罗马人的偏见，这可能也使他愤愤不平。

盖仑的活猪手术是实验解剖学的示范，他知道有些神经控制感觉，有些则控制运动。通过系统的实验，他可以展示大脑神经通路上不同位点的损伤是如何影响感觉和运动的[2]。他做手术前会告诉观众接下来将发生什么：猪会一直尖叫，直到他切断猪的喉部神经，然后它就会安静下来，因为大脑的信号再也不能传递到声带了。

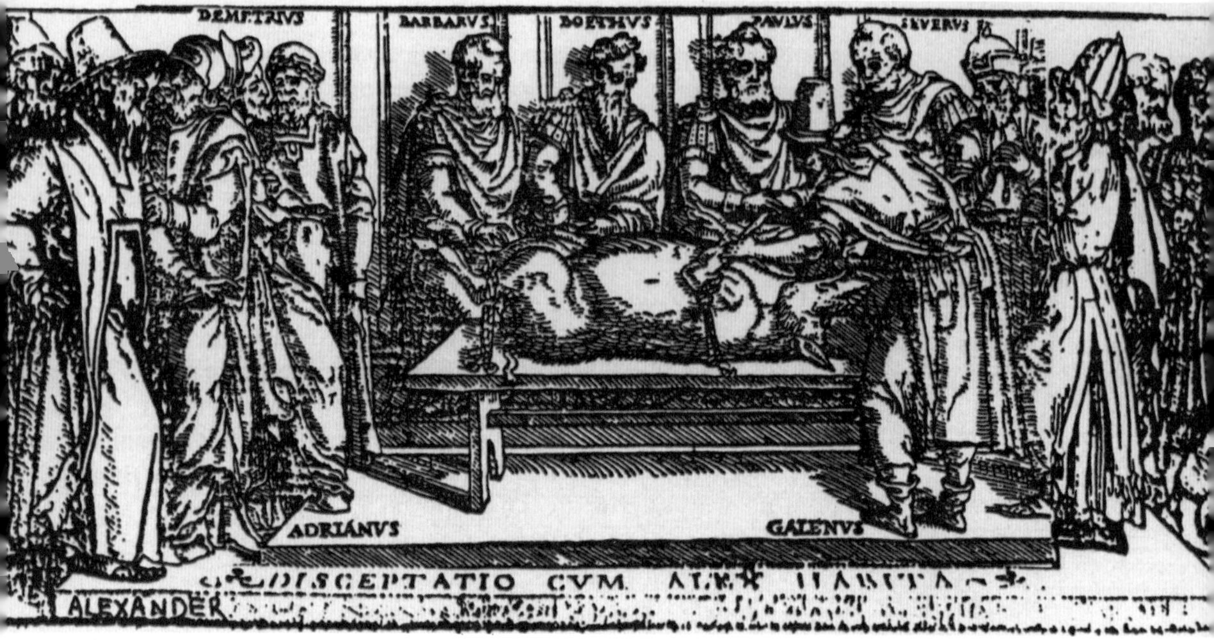

医学家盖仑向精心挑选的观众们（比如政治家和学者）展示，当猪的喉部神经被切断时，它的尖叫声会发生什么变化。

这时，一位无礼的罗马哲学家亚历山大·大马士革（Alexander Damascenus）打断了盖仑的讲话。他说："最具权威的亚里士多德（Aristotle）认为，控制人类思想和言语的是心脏而不是大脑。而且，猪和人是不同的，你的示范只能表明猪的大脑可以控制它的声音，但并不能证明人类也是如此。"

盖仑不愿意为粗鲁的怀疑者表演，生气地走开了。其他观众痛斥大马士革，并恳请盖仑回来继续讲授。于是，盖仑继续示范。

但大马士革提出了一个观点：猪和人是不同的。盖仑几乎每天都要通过解剖尸体来磨炼外科技术，但解剖人类是被严令禁止的——不管是活人还是死人。盖仑就解剖动物，比如猴子、猪、绵羊、山羊和皇帝的宠物——大象。因此他的解剖实验是存在缺陷的，因为狗的子

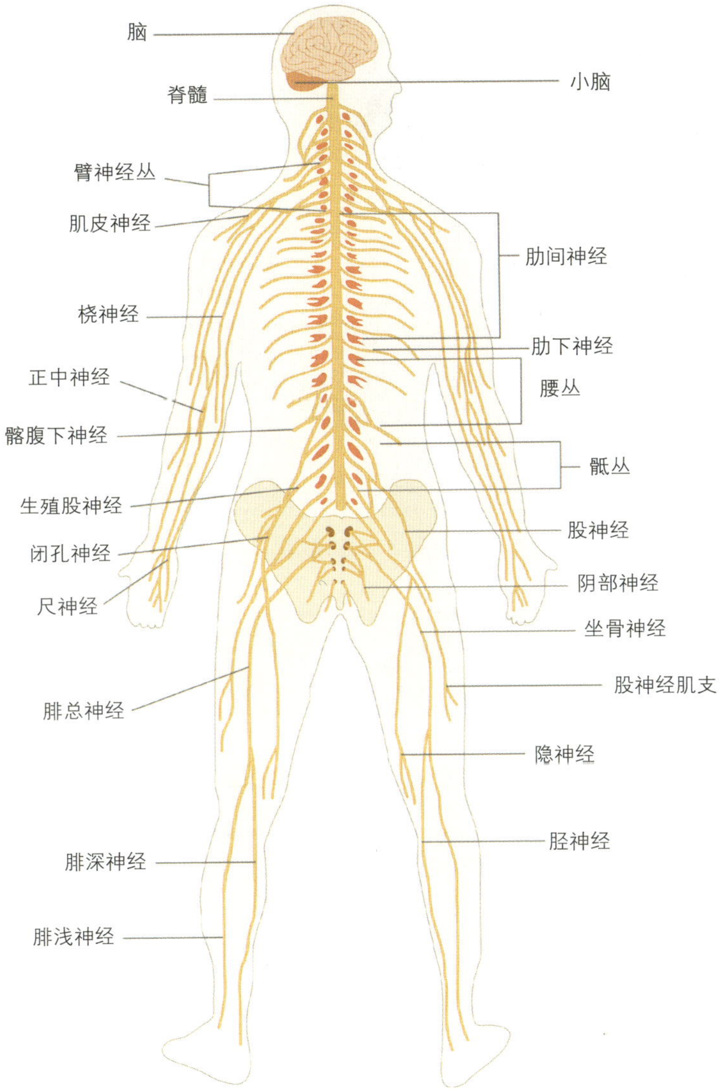

神经通过身体传递信号。盖仑发现，当猪的神经被切断时，由神经激活的肌肉就不再继续工作。

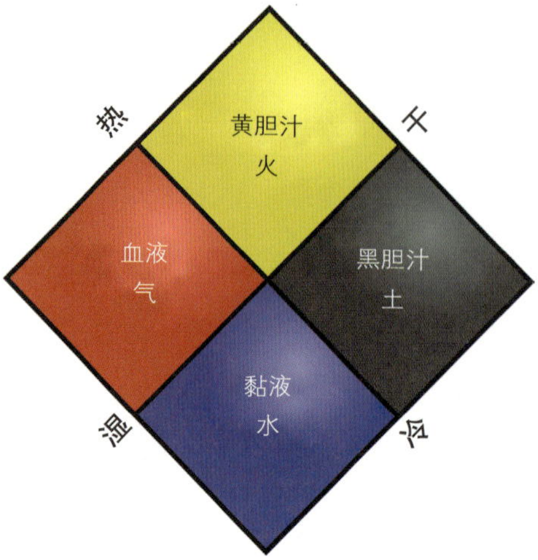

在体液学说中，四种基本体液中的每一种，都与组成宇宙的四种元素中的一种相关联：血液（湿和热）与气，黄胆汁（热和干）与火，黑胆汁（干和冷）与土，黏液（冷和湿）与水。

宫和牛的大脑与人类的不同[3]，他的许多结论都是错误的。但盖仑用逻辑填补了观察的空白，他所做的一切都是有意义的。几个世纪以来，盖仑的观点一直在影响着医生。

盖仑本人试图追随柏拉图（Plato）、亚里士多德和希波克拉底的脚步[4]，为了让别人理解自己的研究成果，他依赖于希波克拉底的四种体液学说。体液是身体中的液体，古希腊的医生对于人体中体液的多少以及如何平衡体液以维持健康存在很大争议。在盖仑的时代，希波克拉底学派坚信人体只有四种基本的体液，即血液、黄胆汁、黑胆汁和黏液。盖仑的理论最终在欧洲盛行，为整个中世纪及后期的医学思想奠定了基础[5]。因此，数百年来，欧洲科学家和医生都认为：

宇宙由四种元素组成：气、水、土、火。

四种元素中融合了四种性质：热、湿、冷、干。

身体有四种基本体液：血液、黏液、黑胆汁和黄胆汁[6]。

基本体液也有四种性质，并与这四种元素相对应。

虽然这个理论是不正确的，但它非常有条理。

在成为中世纪最重要的医学权威的过程中，盖仑的理论被简化了，他的中世纪拥护者通常没有读过他用希腊文写的厚厚的书籍，而是读了用拉丁文或阿拉伯文撰写的概要。十几个世纪以后，当安德烈·维萨里（Andreas Vesalius）和威廉·哈维等人根据盖仑著作的希腊原文将他的医学理论完善之后，他们重复了盖仑的实验方法并取得了新的发现，然后摒弃了他的理论[7]。

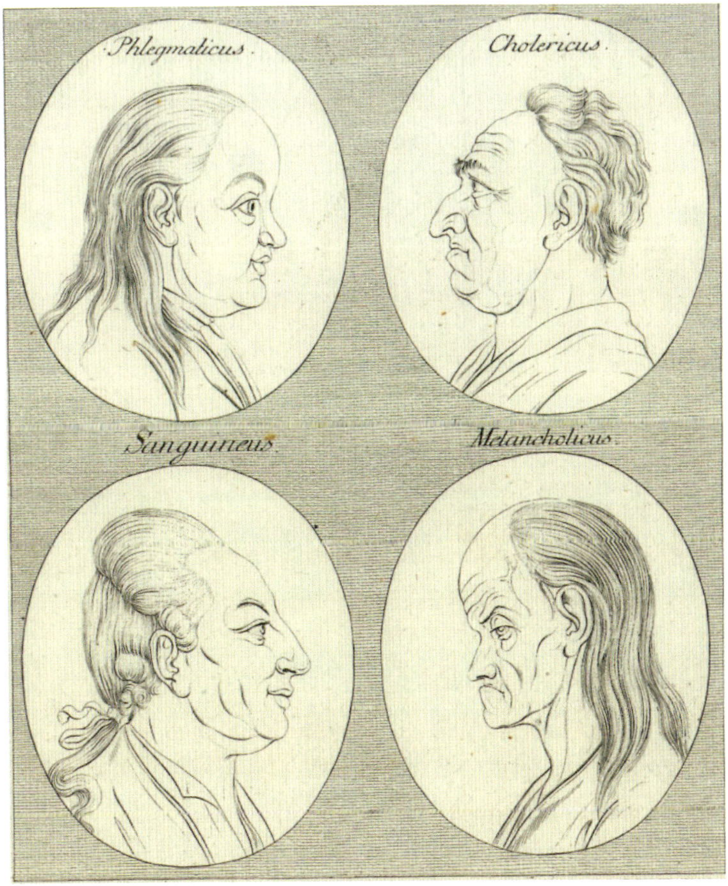

这幅18世纪的木版画描绘了与四种体液相关的四种性格。沿左上角的顺时针方向看，黏液代表冷漠无情，黄胆汁代表易怒，黑胆汁代表忧郁（抑郁），血液代表开朗、乐观。

到底有多少种元素和体液

史前医学依赖于超自然力量，他们认为疾病是由愤怒的神、鬼或女巫引起的。但随着文明的进步，并不是只有希腊人通过身体失衡来解释疾病的来源。

在印度，阿育吠陀医生是专业的医疗人员，而不是祭司。他们认为人的健康会受个人情况和环境压力影响[8]，并根据病人的身体检查和病史进行诊断和治疗。阿育吠陀经文（公元前600年—前400年）主要描述了一种体液系统，阐明了人体的健康和疾病是流经人体和世界的五种基本要素（地球、空气、火、水和空间）之间是否平衡的结果——如果这种平衡被打破，人就会生病。

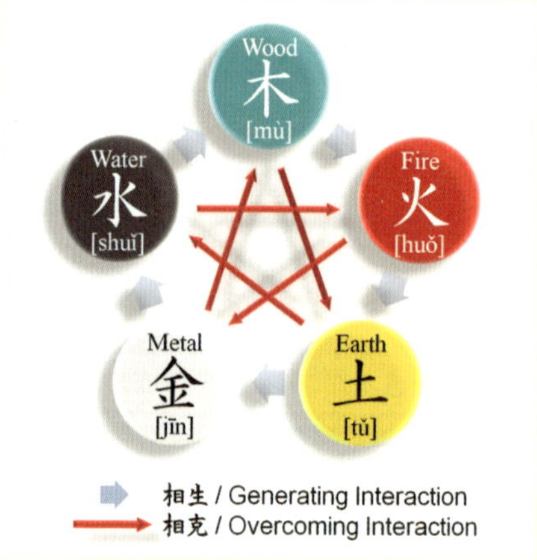

中医的五行理论包括五个要素：木、火、土、金、水。

同样，公元前6世纪左右，中国也出现了类似的理论[9]。《黄帝内经》从影响五种基本物质平衡的因素，包括日常饮食、生活方式、情绪、环境和年龄等方面合理解释了人为什么会生病[10]。中医将这些理论沿用至今[11]。

这些文明是独立地发展出类似的概念，还是这些思想随着他们的贸易路线传播的？

如今我们知道这些理论对某些方面的解释是正确的，体液确实需要保持平衡，但不仅仅是四五种基本体液，而是50多种作为化学信使的激素。人体实际上是由遍布宇宙的各种元素以不同的组合构成的。古代体液学说是基于直觉和推测的，并不是数据，但它们含有真理的种子。

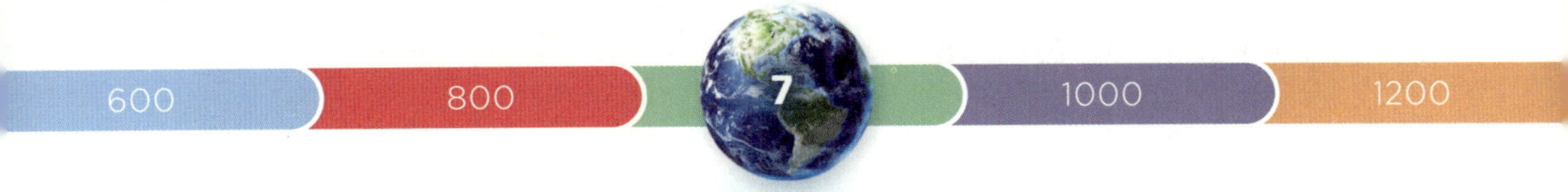

公元900年

中世纪的拉齐与循证医学

有这样一个古老的故事不断流传：当伟大的哈里发哈伦·拉希德（Harun Al-Rashid）决定在巴格达建立一家医院的时候，他问医生艾布·巴克尔·穆罕默德·伊本·扎卡里亚·拉齐（Abū Bakr Muhammad ibn Zakariyyā al-Rāzī）如何选择地点。拉齐有一套自己的理论，他把肉块放在城市各处，观察肉块变质的速度——肉块保存最久的地方，空气最新鲜，最适合建医院[1]。

当然，这只是一个故事，并不是真的，因为拉齐从波斯到巴格达执掌医院时，哈伦已经去世近1个世纪了。但这是个很有趣的故事，体现了哈伦对公共福利的贡献和拉齐的循证医学。这个故事可以帮助我们了解欧洲落后时期伊斯兰文明的蓬勃发展。

622—750年，伊斯兰教征服了从大西洋到印度河的领土，这些土地曾属于拜占庭和波斯帝国。穆斯林学者吸收了他们征服的土地上希腊人、犹太人和伊朗人的传统知识[2]，把科学和医学推上了一个新的高度。

哈伦确实在巴格达建立了一家医院，并从波斯充满活力的跨信

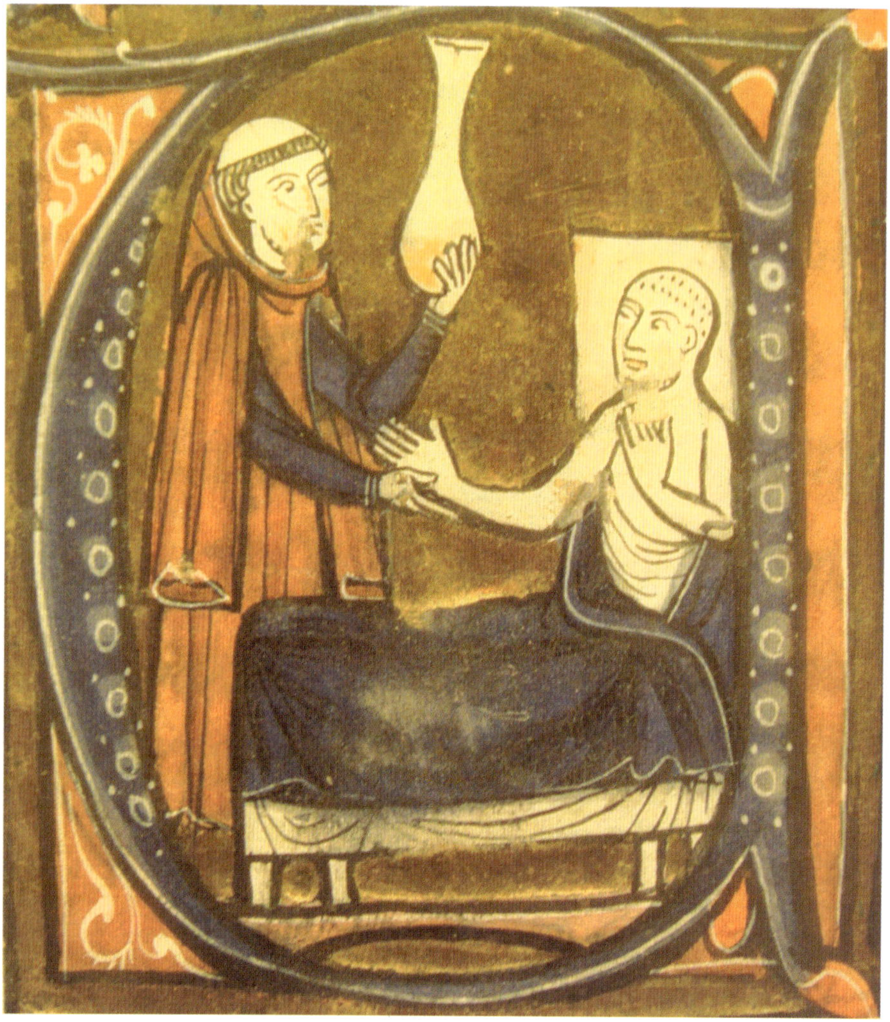

在这幅 13 世纪的欧洲画中，拉齐作为外科医生拿着一个采集尿液的容器站在病床旁。

仰医学中心——荣迪沙帕尔招募了很多医生[3]。伊斯兰医院有强大的国家预算拨款支持，所以资金很充足。有些医生收费，但医院通常可以免费收治病人。有为盲人、残疾人和精神病患者专门设立的医院，麻风病人庇护所和监狱里也有医院[4]。整个伊斯兰教有良好的医院教学水平滋养着医学研究。传统的学医是学徒制，有抱负的学生会去游学，向各个老师学习不同技能[5]。在教学医院，实习医生有藏书颇丰的图书馆[6]，药房，演讲厅和有资格教授一系列专业的主治医师[7]，他们可以查阅存档病例并听取医学会议上提出的新发现[8]。

拉齐是中世纪最有影响力的医生之一，在欧洲被称为“拉齐斯”（Rhazes）。他出生在德黑兰附近，曾是音乐家和放债人，直到而立之年才成为一名优秀的临床医生和高产的作家[9]，他以仔细观察天花和麻疹之间的区别而闻名[10]。他在25卷本的《医学全书》（*Comprehensive Book of Medicine*）中，传播了许多希腊医生的著作，但并非不加评判——他穿插了其他希腊和伊朗思想家以及他自己的实践的文字材料[11]。比如，他评论关于痛风的处方：“据说这种药在1小时内就会起效，但我需要验证这一点。”[12]他遵循盖仑的体液学说，但写了一本名为《对盖仑的疑惑》（*Doubts about Galen*）的书[13]。

在欧洲，拉齐的影响力在文艺复兴时期有所增强。13世纪，《医学全书》被翻译成拉丁文，并由于印刷术的发明而传播得更广[14]。他是否会因此而高兴呢？

可能并非如此。拉齐强调了跟上当代研究的重要性，他真正的贡献可能在于让读者懂得逻辑探究的价值。比如，为了评估汞的毒性，拉齐在一只猿猴身上做了实验；他建议用引起打喷嚏的物质来治疗癫痫，因为他对两组病人进行治疗，一组使用这种物质，另一组不使用，最终证明，打喷嚏确实可以有效缓解癫痫[15]；

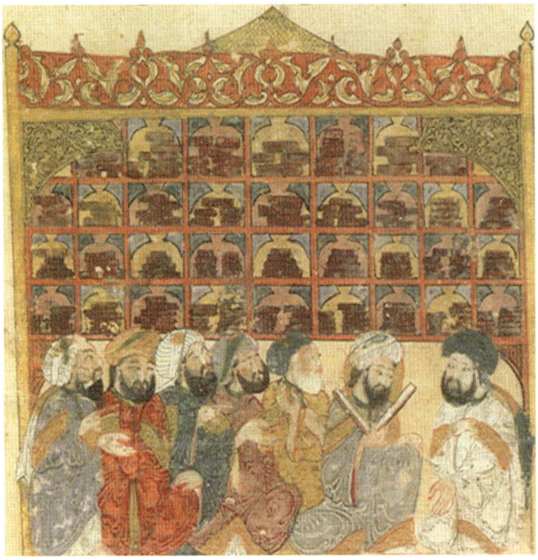

13世纪，学生在图书馆学习的景象。

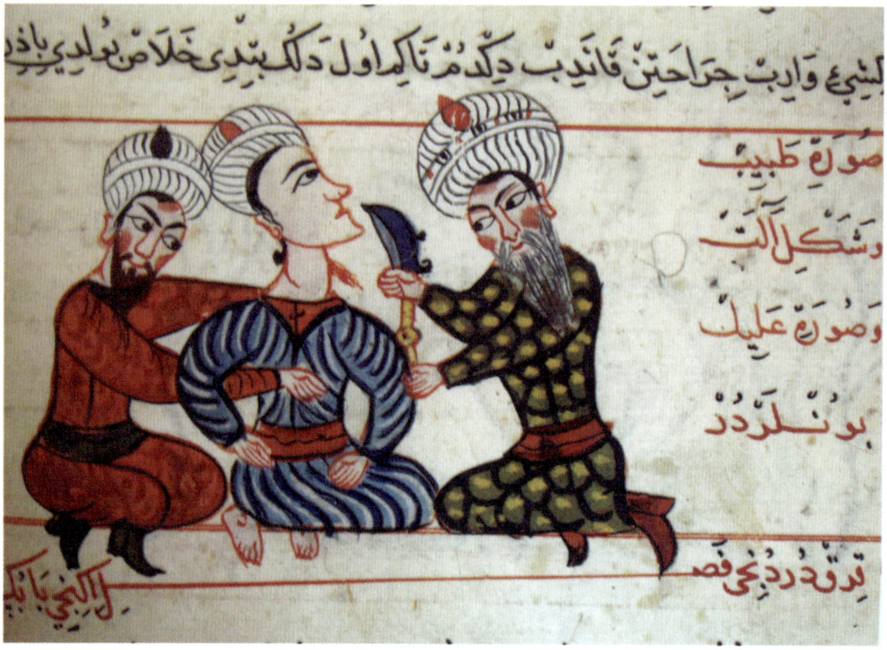

这份 14 世纪的土耳其手稿，展示了一位外科医生在做手术教学。

他还对两组脑膜炎患者进行了临床试验，并得出结论，放血疗法可以挽救他们的生命[16]。在长达几个世纪的时间里，欧洲医学更依赖于传统资料而非新的研究，但“拉齐斯”是受人尊敬的，因此，科学学习最终在欧洲得以复兴。那么，拉齐的探究性思维和临床试验的开创性应用能否有助于点燃新发现的火苗呢？

荣迪沙帕尔和学习尚存

公元636年，伊斯兰教占领波斯时在荣迪沙帕尔发现了医学文本的宝藏[17]。3世纪，波斯沙帕尔大帝（Shapur the Great）兴建的荣迪沙帕尔是萨珊王朝的知识文化中心，被东罗马帝国皇帝当作异教徒赶出拜占庭的希腊医生和聂斯脱利派僧侣在那里建立了一所医学院[18]。聂斯脱利派中有学者、教师和翻译家，因此荣迪沙帕尔有丰富的古代叙利亚语翻译的希波克拉底、盖仑以及他们学派的医学书[19]。医学院及其附属医院是波斯人、希腊人、印第安人、琐罗亚斯德教徒、犹太人和聂斯脱利教徒的文化交汇点[20]。如果不是穆斯林学者将其翻译成古代叙利亚语和阿拉伯语，许多古希腊的科学知识就将永远消失。伊斯兰教在荣迪沙帕尔学到了什么，几个世纪后，欧洲又会开始学习什么。中世纪末期，古老的欧洲作品和穆斯林学者的新作品传到伊斯兰教统治下的西班牙，受伊斯兰教的影响，最伟大的医学院也在萨莱诺建立。这些作品被翻译成拉丁语，为学术复兴播下了种子。

公元1508年

达·芬奇留下的心脏谜题

在威廉·哈维发现循环系统的一个世纪之前，一位著名的艺术家在佛罗伦萨的一家医院与一名病人交谈。这名病人声称自己已经100岁了，还说自己感觉不到“除了身体虚弱以外的任何病痛”[1]。不久后，病人平静地死去了。

这名病人床边的艺术家就是列奥纳多·达·芬奇（Leonardo da Vinci），他在医院继续自己毕生的解剖学研究。达·芬奇解剖这位病人的遗体后，发现老人的死亡原因是动脉随着年龄的增长而变窄，阻碍了血液流向其他组织[2]。通过将老人变厚的血管和刚去世的儿童的血管进行比较，达·芬奇发现动脉硬化与年龄有关[3]。

在这之前，人体解剖在大多数时间和地方都是禁忌。长期以来，医生和艺术家只能通过书本来学习解剖学[4]——但总有一些例外，公元前3世纪，希罗菲卢斯（Herophilus）解剖了人体。达·芬奇想描绘出自然运动中的人类，而不是像中世纪画那样僵硬地站着，或者像“一袋核桃”那样鼓起肌肉[5]。他研究了骨骼和肌肉的向外运动，接着又研究了血液通过静脉和动脉的向内运动。

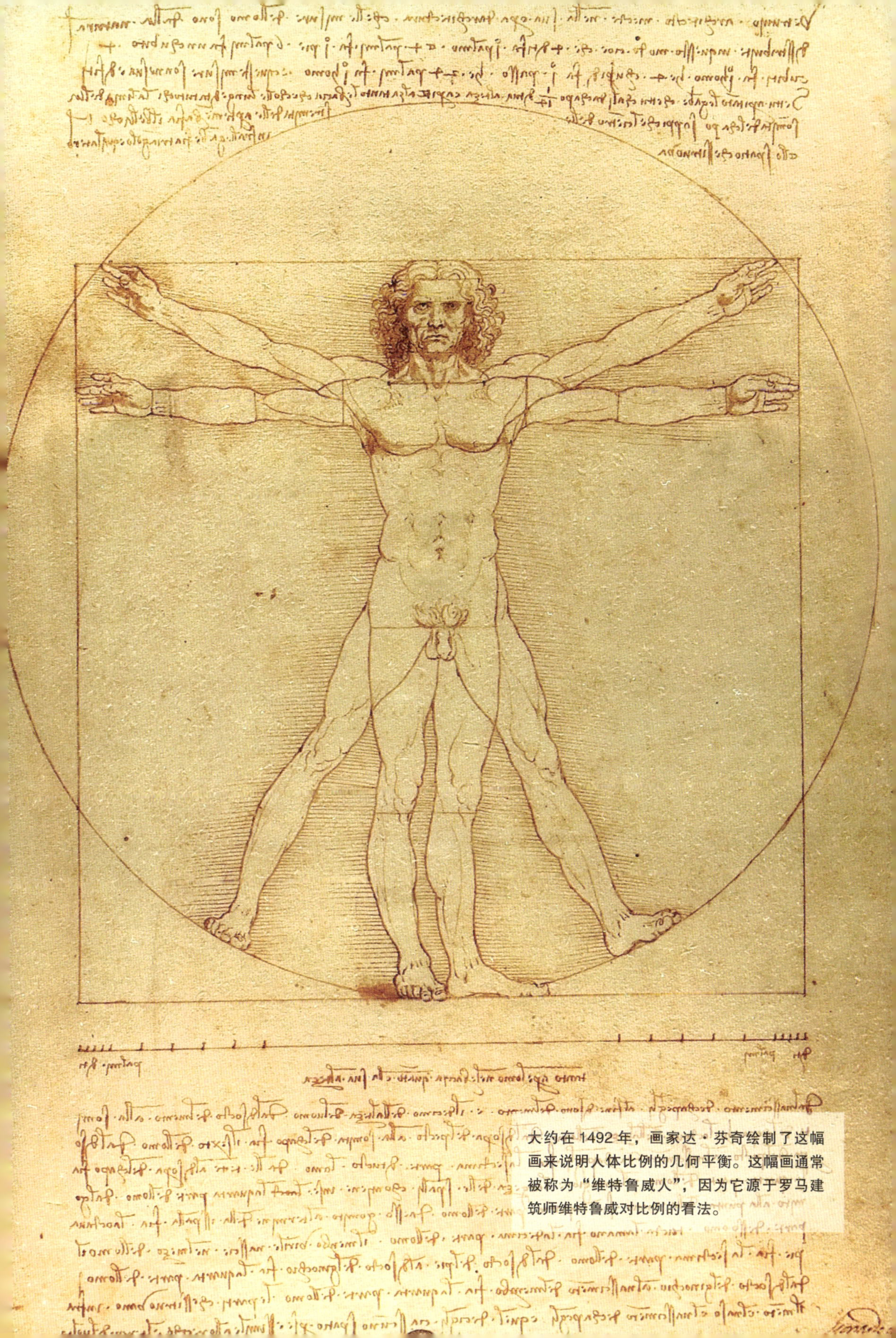

大约在 1492 年，画家达·芬奇绘制了这幅画来说明人体比例的几何平衡。这幅画通常被称为“维特鲁威人”，因为它源于罗马建筑师维特鲁威对比例的看法。

达·芬奇是一位有创意的文艺复兴人，他几乎对所有事情都很好奇，而且在许多领域都颇有建树。文艺复兴时期，达·芬奇为了成为一名艺术家，在佛罗伦萨学习[6]。但是在他找工作的时候，却展示出了很多其他方面的能力，例如地图绘制、工程设计和军事建筑设计。那时的意大利战火频频，如果他们不需要一个艺术家，那他们可能需要一个能发明新武器的人。另一方面，达·芬奇还涉足科学领域。他的笔记虽然是倒着写的，但是里面充满了天马行空的创意和想法——他的直升机可能在此后数百年都造不出来，但想想飞行能给当时处于交战中的各方带来什么好处吧。

达·芬奇的日记中有 50 多页是关于心脏的研究，这是他与医学教授马尔坎托尼奥·德拉托雷（Marcantonio della Torre）合作的一个项目[7]。达·芬奇的流体力学知识（水流）帮助他理解了血液运动。他做了一个实验，让水流过形状像心脏瓣膜的玻璃管，来观察血液是否会像河流中的水一样蜿蜒流过心脏。达·芬奇提出了他的假说，他用漩涡线条来表示血液流动，用旁注来解释到底发生了什么[8]。他观察到，水流在阀门后面旋转成圆形的漩涡以关闭阀门。在 1969 年的一项实验中，主动脉透明模型清晰地表明达·芬奇是对的[9]，21 世纪的 MRI 技术也证实了这一点：血液以他预测的方式流过心脏[10]。

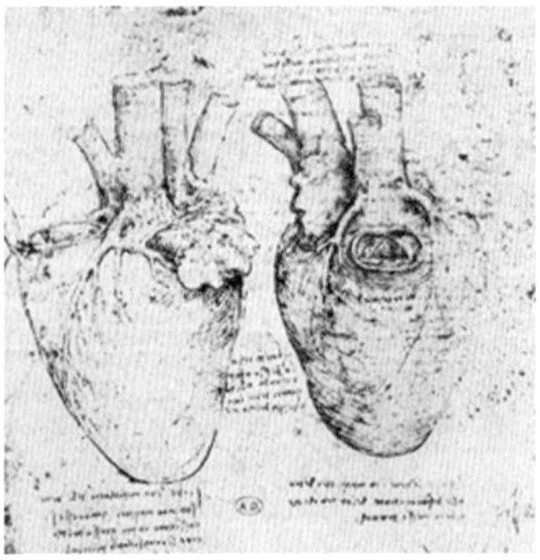

达·芬奇通过研究解剖学来提高艺术造诣，除此之外他还是个对水流感兴趣的军事工程师。现代 MRI 技术还证明，他对血液通过心脏瓣膜的运动的猜测是正确的。

然而，达·芬奇并没有意识到血液在人体中是循环流动的，他跟随盖仑的脚步，认为血液在肝脏中形成，在肺中吸收氧气，然后被传输到身体其他部分[11]。达·芬奇之前没有听说过伊本·纳菲斯[12]，后者是一位伟大的阿拉伯医生，他认为血液是循环流动的，从心脏到（人、动植物细胞的）组织，再由组织流回心脏。

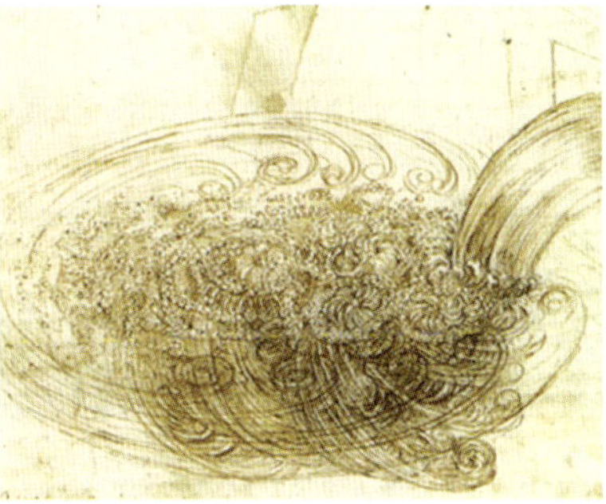

达·芬奇勾勒出流体遇到障碍，在动态漩涡中旋转的样子。

为什么有些发现改变了历史，而另一些却埋没在历史长河中呢？时机很重要。欧洲人还没有做好接受伊本·纳菲斯的观点的准备，而几个世纪以后，英国的威廉·哈维重新发现了循环系统，即使如此，哈维的研究也因为与盖仑的观点相左而不被医学界认可。只有在科学家和研究人员证实了他的观点之后，哈维才被奉为医学先驱[13]。此外，出版也很重要，达·芬奇的科学著作直到19世纪末才出版[14]——他留下了数千页难以辨认的笔记，这让他的遗稿保管人不知所措[15]——因此他的发现对医学史几乎没有影响。

文艺复兴时期的解剖学

文艺复兴是始于14世纪意大利的一场文化运动。文艺复兴时期的艺术家和思想家向权威提出质疑，而医学权威也是可以质疑的，毕竟当时大约1/3的欧洲人口死于黑死病，医生们也无能为力。医学院迫切想发现在古代文献中找不到的知识，开始鼓励研究者直接观察。

大多数医生是从盖仑所著作的无插图副本中学习解剖学的。虽然腓特烈二世（Frederick Ⅱ）下令所有医学生至少要参加一次解剖[16]，他们仍然缺乏实践性学习的机会。学生们伸长脖子去看外科医生的刀，一位教授大声朗读解剖学文本，另一位教授则指着被切割的身体部分[17]。

在安德烈·维萨里的帮助下，这一情况发生了改变。作为帕多瓦大学的解剖学教师，他介绍了一种新的方法：他自己进行解剖，并用插图记录观察结果。很快，他发现了盖仑在解剖学方面的错误[18]。1543年，他出版了《人体结构》（*The Fabric of the Human Body*），当时的新发明——印刷术使他精准的插图可以用于医学教育。维萨里开启了医学新时代的大门，医生们相信直接观察和批判性思维，而不是盲目服从传统。

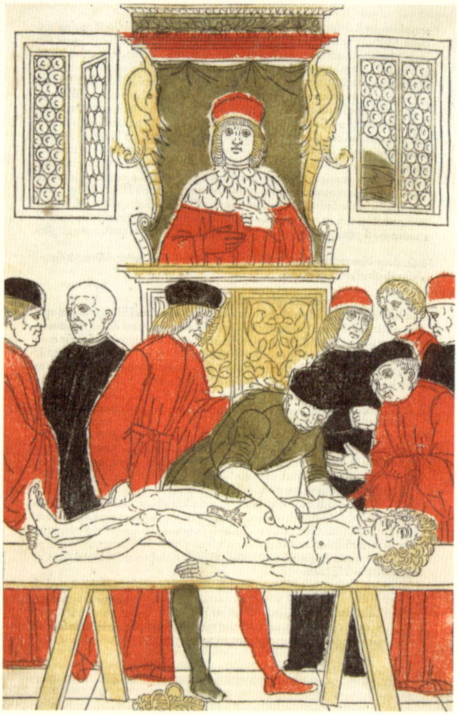

在这幅1495年的解剖图示里，教师朗读着解剖书籍（可能是盖仑写的），与此同时，另一位教师切开伤口，吸引学生们的注意力。

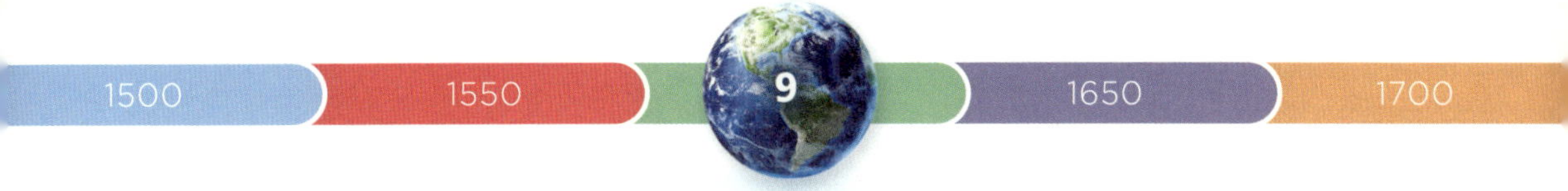

公元1600年

男助产士家族的秘密

想象一下，在詹姆斯一世（James I）统治时期，一辆马车到达伦敦的一栋高档住宅前，一位富有的女性正在里面分娩。来到她门口的外科医生是彼得·张伯伦（Peter Chamberlen）两兄弟中的一个，哥哥或弟弟。医生带来了一个需要两个人才能抬得动的镀金箱子，看上去里面装着的是一架大机器，他不让任何人看里面装了什么。这名产妇被蒙上眼睛，她的亲属也被禁止进入房间[1]，她们只知道张伯伦家族的秘密会帮助她和她的孩子活下来。

分娩总是有风险的，1400—1800 年，产妇死亡率经估算有 1%~3%。女性平均每人怀孕 5 次，因此大约有 10% 的女性死于分娩中或分娩后[2]。婴儿的死亡率则更高。有时候，母亲的骨盆太窄导致婴儿的头部无法顺利出来，或者婴儿卡在尴尬的位置，难产可能持续数天，直到婴儿或者母亲死亡[3]。如果婴儿先死去，助产士会找医生取出死胎以救产妇，医生会使用各种手术器械——钩针、胎儿穿颅器和碎颅钳来钩住死胎的头骨，将其刺破、压碎，然后拖出来[4]；如果母亲先死去，就必须立即进行剖宫产（剖腹产）手术，把活生生的婴

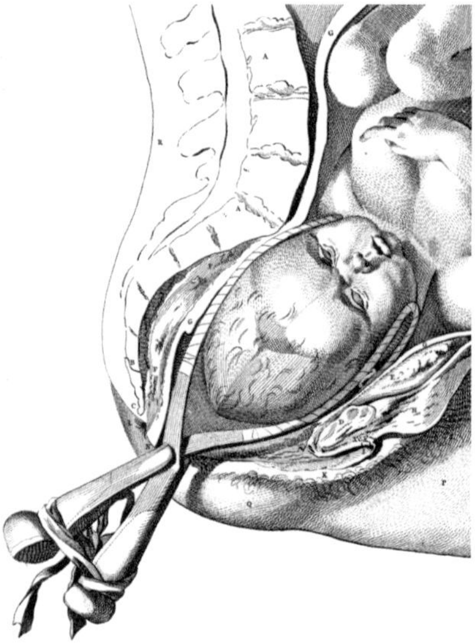

1754 年，威廉·斯梅利的助产学教科书中有钳子使用方法的图示说明。

儿取出来。

事实上藏在箱子里的是一种新的助产工具，用来把婴儿从产道中拉出来，而不损害母体或婴儿。张伯伦设计了一种产科器械，被称为钳子，它像两把勺子一样夹住婴儿的小脑袋两边，医生就可以小心地把婴儿从产道中解救出来。

彼得·张伯伦兄弟对他们的秘密发明守口如瓶，这能帮他们保持在这个领域的唯一性。他们是理发师外科医生（12—19 世纪，理发师外科医生是活跃在欧洲的重要医疗群体，他们同时从事理发和外科手术这两种工作），被获准做外科手术，但没有开药的资格[5]。在当时，外科医生的地位比内科医生低，如果说有什么医学专业的声望还不如外科，那就是助产。然而，张伯伦家族却因此而变得富有，享受着皇室的庇护——老彼得·张伯伦（彼得·张伯伦两兄弟的父亲也叫彼得·张伯伦）曾替安妮王后（Queen Anne）和亨利埃塔·玛丽亚王后（Queen Henrietta Maria）接生[6]。张伯伦家族把钳子的秘密藏了一个世纪，把它传给了家族里新一代医生和男助产士：小彼得的儿子彼得医生、孙子大休（Hugh the Elder）和曾孙小休（Hugh the Younger）[7]。

大休曾试图将这个秘密卖给法国，但没有成功。他没有拿到钱，而是带回了一本关于助产术的法语教科书，随后他把这本书翻译并出版了，在前言中巧妙地暗示了这个秘密。小休可能泄露了这个秘密，在 18 世纪初，其他类似的钳子也开始被使用。有的医生用杠杆制作了一个可弯曲的模型，并将其保密多年[8]。威廉·斯梅利（William Smellie）发现婴儿的头部是通过产道旋转出来的，于是他用钳子来帮助婴儿自然旋转[9]。

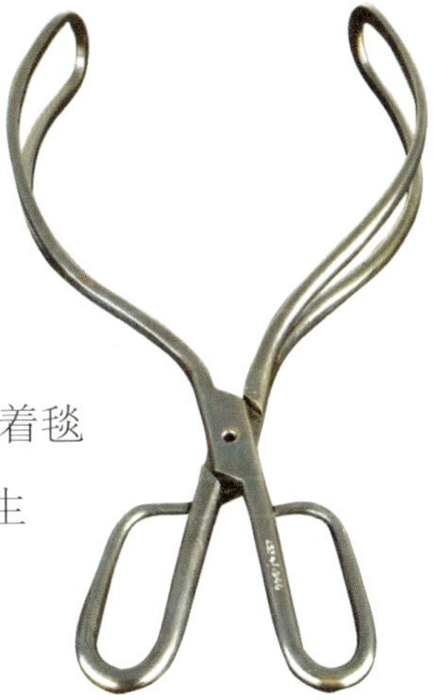

1680—1750 年，欧洲使用的钳子与张伯伦家族开发和改良的钳子类似。

分娩不再由助产士和家庭中的女性长辈主导，而成为男医生的职责。产妇躺在床上，裹着毯子，而不是坐在分娩凳上依靠重力生产。医生比助产士更多地使用钳子和其他器械，但通常不消毒——请得起医生的富裕家庭的产妇首次分娩时，比只请得起助产士的穷人产妇更容易死亡[10]。产科的新发现带来了意想不到的结果。

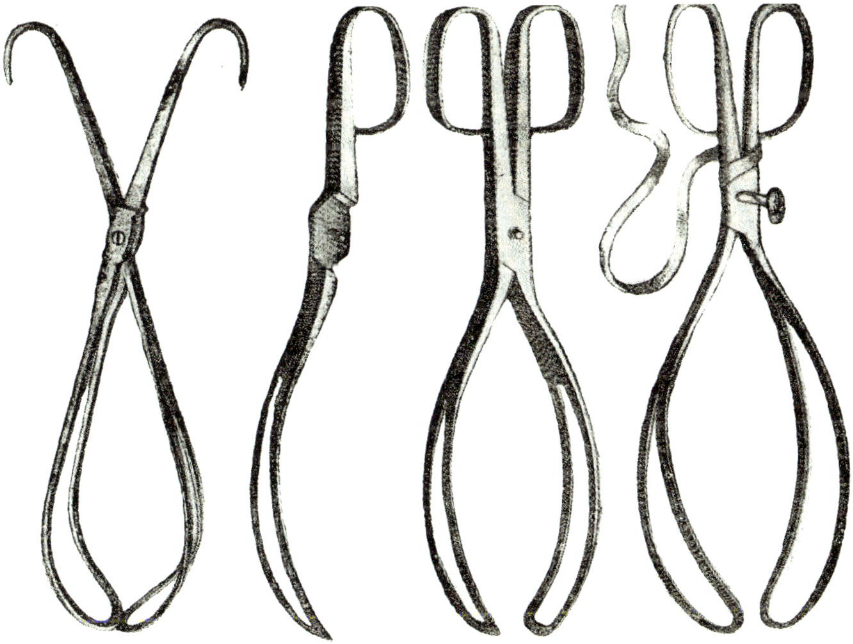

1813 年，在埃塞克斯家阁楼地板下发现了张伯伦家族发明的钳子。

助产士和分娩凳

助产士是照料孕期及产后女性的医护人员，他们给产妇接生，照顾婴儿并哺乳。

自古以来就有助产士这一职业，《出埃及记》(*Exodus*)和《埃伯斯纸草文稿》(*Ebers Papyrus*)中的相关记载可以追溯到青铜时代，可见这种职业产生于史前。通常，助产士本身就是母亲，她们用自己的经验以及从长辈那里学到的知识来帮助新一代的母亲[11]。然而，传说第一位助产士希腊少女阿格诺迪斯(Agnodice)是从一位男性医生那里学到了这些技能[12]。根据希吉努斯(Hyginus)时期的说法，阿格诺迪斯男扮女装向希罗菲卢斯学习医术，有一次她的伪装被发现了，这有助于推翻雅典不让女性成为医生的法律——但她的故事有可能不是真实的。

关于传统助产术的一个更可靠的信息来源是以弗所的索拉努斯(Ephesus)，他于98—138年在希腊、埃及和罗马实践妇科学。在他的4卷本关于女性健康的专著中[13]，建议孕妇分娩前在酒里洗澡，然后让助产士用油摩擦她的腹部，以减少妊娠纹。助产士应该有确保安全分娩的所有必要设备：软化产道的鹅油，涂抹产道开口的药草，清洁的橄榄油，海绵，几块用来包婴儿的羊毛绷带，枕头，气味浓烈的药草(以防产妇晕厥)，最重要的是分娩凳。分娩凳使产妇更容易坐起来，重力有助于分娩；凳子上有一个月牙形的洞，婴儿可以通过这个洞出来；产妇在分娩过程中还可以抓住凳子的扶手；大多数分娩凳都有靠背，产妇可以靠着它，如果没有，索拉努斯建议应该有助手在背后支撑着分娩中的产妇。

剖腹产手术

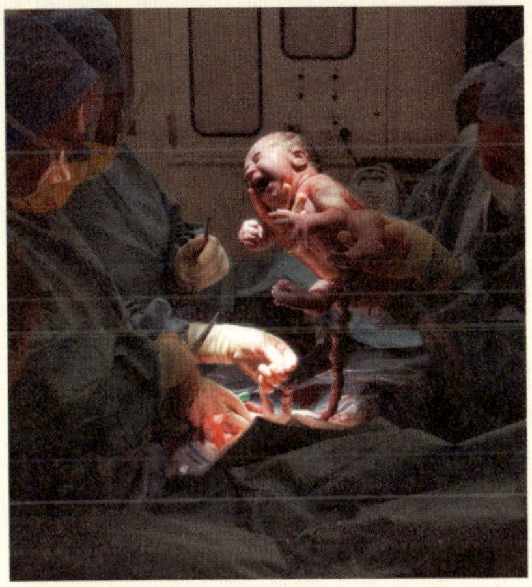

产科医生进行剖腹产手术。

剖腹产手术是一种切开皮肤和子宫壁让婴儿出生的手术，其命名可能并非为了纪念尤利乌斯·恺撒（Julius Caesar）。根据罗马的法律，如果产妇在分娩的过程中死亡，要取出婴儿才能安葬母亲。但恺撒的母亲奥雷利娅（Aurelia）在45岁时仍活着[14]。"剖腹产"一词更可能来自拉丁语caedere，意为"切割"。

公元1670年

通过列文虎克的微型显微镜看世界

安东尼·范·列文虎克没有接受过科学的教育。科学是从自然哲学发展起来的一个新领域。事实上，那个时代英国刚特设了一所科学研究院，并称之为“伦敦皇家自然知识促进学会”（即英国皇家学会）。

在科学家出现之前，肯定没有微生物学家。微生物学研究需要显微镜，显微镜仍然只是当时的“行政人员的玩意儿”[1]。然而，列文虎克通过自制的透镜观察微生物和细菌，称它们为“animalcules”——微小的动物，并且在更权威的科学家嘲笑他的研究成果时，斩钉截铁地坚持认为它们确实存在。他还观察到了精液中的精子。列文虎克被称为“微生物学之父”。

列文虎克在荷兰一个中产阶级家庭长大。他没有学过拉丁语[2]，进行科学交流时必须从荷兰语翻译过来。他也没有读过大学，而是在阿姆斯特丹当学徒（簿记员），回到代尔夫特后开了一家布店。列文虎克凭借数学能力还担任过小城市的官员——职责包括计算葡萄酒的容量和处理破产公民的遗产[3]。

列文虎克偶然间看到了1664年出版的罗伯特·胡克（Robert

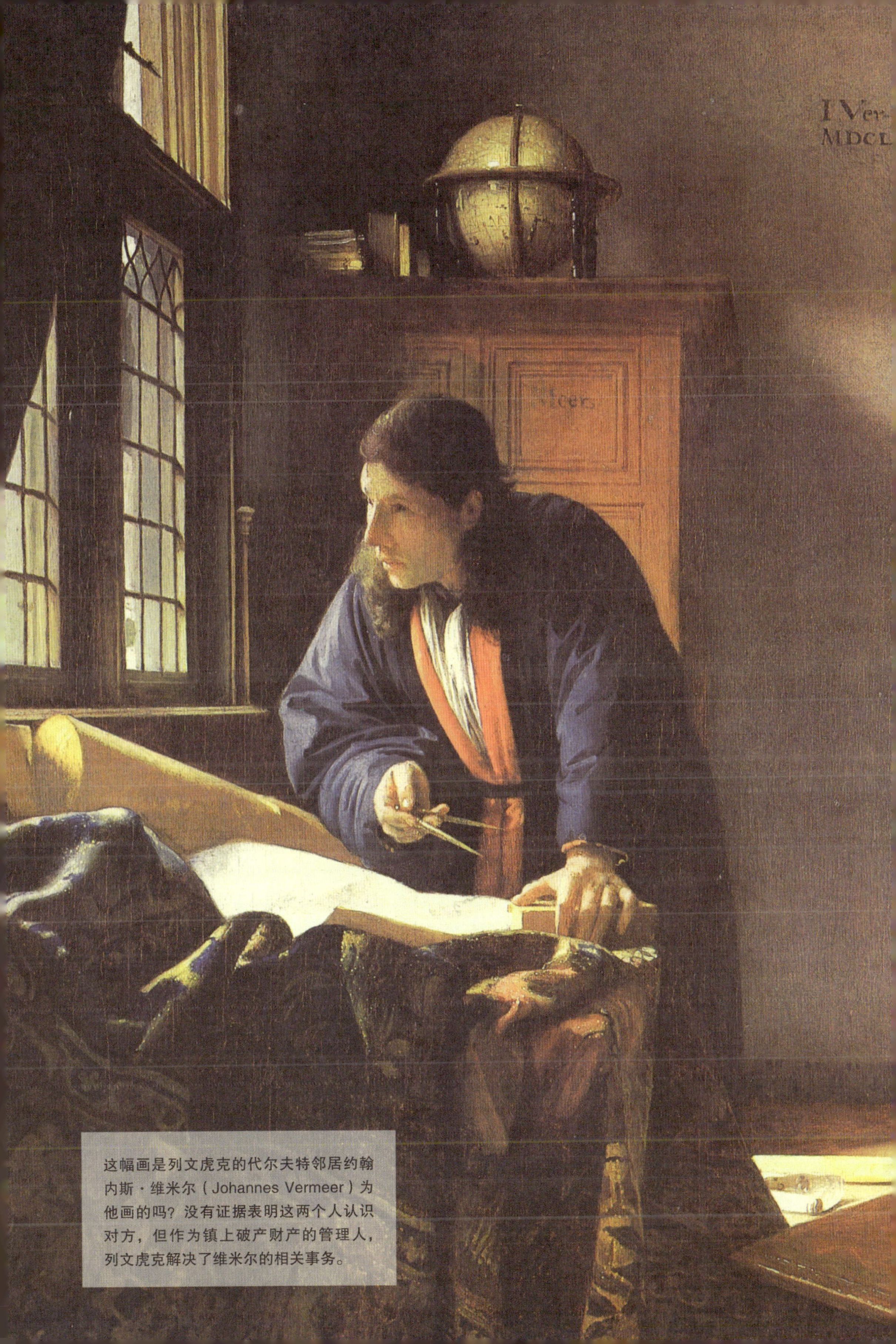

这幅画是列文虎克的代尔夫特邻居约翰内斯·维米尔（Johannes Vermeer）为他画的吗？没有证据表明这两个人认识对方，但作为镇上破产财产的管理人，列文虎克解决了维米尔的相关事务。

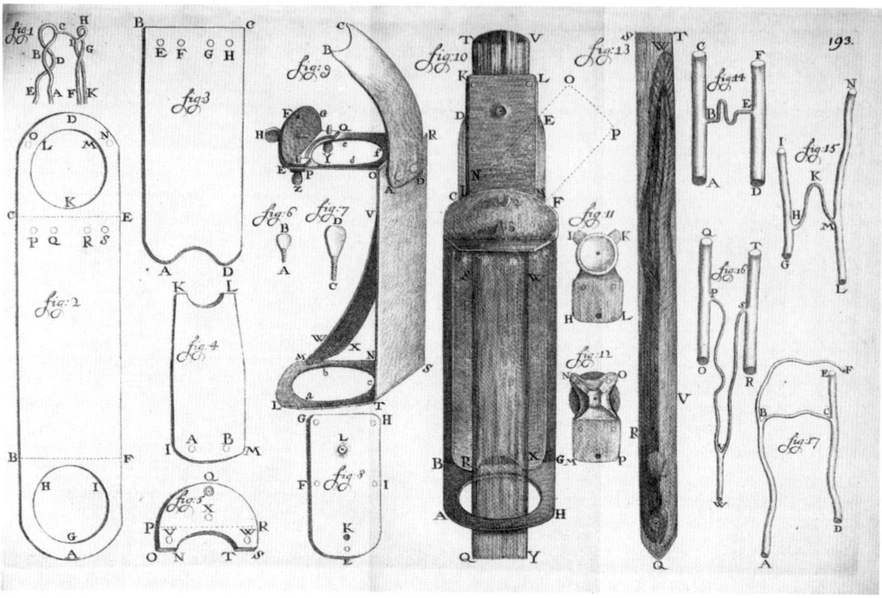

在 50 年的科学观察中，列文虎克制作了数百个高质量的透镜和显微镜。他将其中的 26 个捐赠给了英国皇家学会。

Hooke）的《显微术》（*Micrographia*）——胡克是英国皇家学会的“实验馆长”，他用显微镜将普通的东西放大，比如跳蚤、树叶、针，甚至布料。列文虎克可以通过显微镜来检查布料，他开始制作自己的透镜，这使他能够以新的视角看待自然[4]。1673 年，在一位年轻医生的鼓励下，他写了 1 封信给英国皇家学会，这是他所写的 190 封信中的第 1 封[5]。1680 年，列文虎克被选为英国皇家学会成员，他从来没有参加过会议，也没有学习过英语，为了读懂他的信，胡克学会了荷兰语[6]。

在空闲时间，受过简单教育的列文虎克逐渐成为一名科学家，他的研究方法是自下而上的[7]。一些研究者从指导性问题开始，设计实验来回答这些问题；列文虎克从工具开始，透过显微镜看究竟能看到什么。与其他科学家的交流能帮助他集中精力。英国皇家学会秘书亨利·奥尔登堡（Henry Oldenburg）发表了列文虎克的论文，并建议他研究这些，包括受精卵、肌肉纤维和唾液[8]。列文虎克检查了自己的唾液和牙齿的擦伤，1676年，他发表了第一份准确无误的细菌观察报告[9]。

细菌的发现对医学的发展有巨大的意义，但当时没有人明白这一点。人们仍然在争论诸如无生源说（自然发生说）之类的问题。比如，蛆有父母吗？还是它们产生于死肉？这个问题既有哲学意义，也有宗教意义[10]。如果列文虎克在拿起显微镜之前仔细想一想，大概会用民间智慧来形容：从尘土中冒出来的跳蚤，大小都是相同的，那么哪些是父母呢？但后来他把几只跳蚤围起来，等它们产卵，然后把卵放在小容器里，直到孵化出幼虫，他观察到幼虫在制茧，蛹中出现了可辨认的跳蚤——这肯定是个令人发痒的容器，但是列文虎克从中发现了昆虫的生命周期[11]。

列文虎克以制作数百个显微镜而闻名，但他没有发明显微镜，也没有教别人如何改进它。他把26个显微镜留给了英国皇家学会[12]，但几乎所有他制作的透镜后来都丢失了。他真正留给后世的遗产是，用开放的心态努力理解透过镜片看到的一切。一位学者指出："他秉持并实践经验主义、客观性和开放性的价值观"，"他根据新的证据改变了想法。他是我们现在称之为科学革命和启蒙运动的重要参与者"[13]。列文虎克对医学的贡献不仅仅是他发现了微生物或精子，而是他对发现过程的投入。

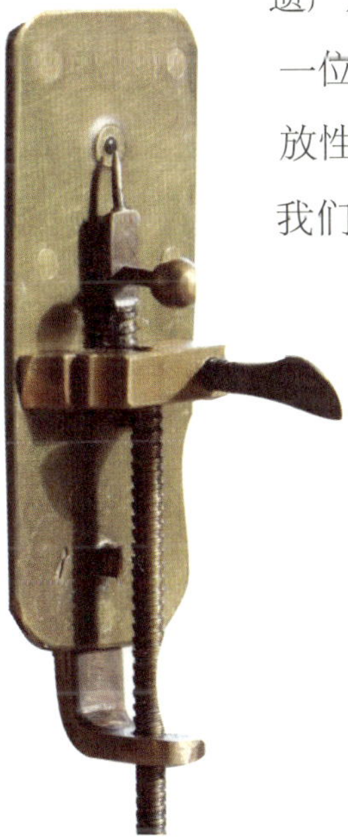

列文虎克显微镜的复制品。微型透镜在顶部附近，放在尖头支架上的样本可以通过钥匙状的旋钮聚焦。列文虎克还必须在合适的角度布置一个稳定的光源进行观察。

英国皇家学会对于提高自然知识的贡献

英国皇家学会于1662年在伦敦成立[14]。它缘起于医生、自然哲学家和实验者或多或少地非正式会面。一些人早在1645年时就在格雷沙姆学院碰过面[15]，而“学会”则是在1660年11月的克里斯托弗·雷恩（Christopher Wren）演讲之后形成的。英国刚刚经历了几十年的内战，国会议员一度战胜了保皇党，国王查理一世（Charles Ⅰ）在1649年被处死，社会的法律和宗教基础备受争议。1660年恢复了君主制，但新皇家学会的成员——保皇党和国会议员都质疑了知识权威。英国皇家学会的座右铭是拉丁语“(未经验证）不随他人之言”，或者说“不要相信任何人的话”[16]。

英国皇家学会是现代科学发展的一个重要机构。无论是在会议上还是在出版物上，它都带来了探究的思维，促进了思想交流。出版物包括胡克的《显微术》和艾萨克·牛顿（Isaac Newton）的《数学原理》(*Principia Mathematica*)。从1665年开始，还出版了《哲学学报》(*Philosophical Transactions*)——“目前世界上最古老的连续出版的科学期刊”[17]。

列文虎克的论文通过《哲学学报》传播到世界各地，至少可以说该杂志是由当时对列文虎克的思想持开放态度的科学家编辑的。《哲学学报》第16、17、29卷和第30卷是由彗星发现者、数学家爱德蒙·哈雷（Edmond Halley）编辑的，他将交流限制于“关于物理、数学和机械理论或观察的论述或关系”[18]，其中包括天文学，而不仅仅是生物学。哈雷领导下的同行评议程序下，列文虎克的研究类别被排除了，他的许多论文都是自己发表的。

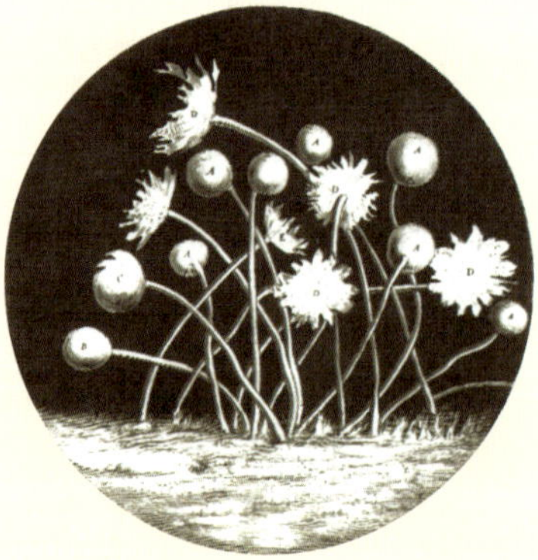

罗伯特·胡克的《显微术》被称为第一部科普读物，它揭示了肉眼看不见的世界，比如生长在皮革上的霉菌群。

英国皇家学会及其刊物并不完美，但这是科学革命的先锋，其他科学团体也紧随其后，就像荣迪沙帕尔和萨莱诺的医学院一样，新的学会也启发了一代又一代思想家。

文艺复兴时期的原始细菌理论

早在1546年的文艺复兴时期，一位意大利医生提出了流行病可能是由微小颗粒或孢子引起的这一观点，尽管尚不清楚他是否相信这些“孢子”是生物。吉罗拉莫·弗拉卡斯托罗（Girolamo Fracastoro）认为感染可以通过直接接触或间接接触传播，甚至可以在长距离没有接触的情况下传播，此外，衣服或亚麻布之类的东西也可以将“传染的种子”从一个人传给另一个人[19]。弗拉卡斯托罗的想法很有影响力，也许这就是为什么在1631年，当另一场瘟疫袭击意大利时，托斯卡纳建立了一个专门用于熏蒸丝绸的隔离医院[20]。但是，如果没有强大的显微镜或成熟的实验方法，弗拉卡斯托罗就不能证明或完善他的假设。直到19世纪，瘴气理论（见第19章）仍然是许多疾病传播的标准解释。

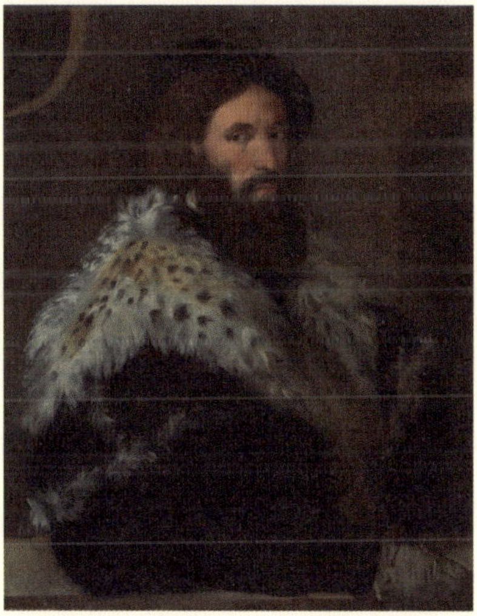

文艺复兴时期的医生、学者吉罗拉莫·弗拉卡斯托罗认为这种疾病可能是由微小颗粒引起的，这个想法或许远远领先于他所在的时代。

公元1721年

抗击天花

1721年，波士顿群情鼎沸。11月的一个黎明前，有人把一枚燃烧弹扔进了清教徒牧师科顿·马瑟家，它没有爆炸，因此可以读到附带的纸条上的话："该死的，我会用这个给你接种，让你染上天花。"[2] 人们不信任马瑟，作为一个年轻的巫术专家，他影响了1692年塞勒姆灭巫事件。有20人被当成巫师被处决，主要是因为"幽灵证据"——指控者们"看见"他们施邪术，而别人看不见。马瑟支持使用幽灵证据，但最终被法院裁定为不予受理。审判和处决结束后，陪审员和法官为不公正的行为道歉了，但马瑟则没有。30年过去了，一些人认为他的最新的事业是另一个危险的非理性

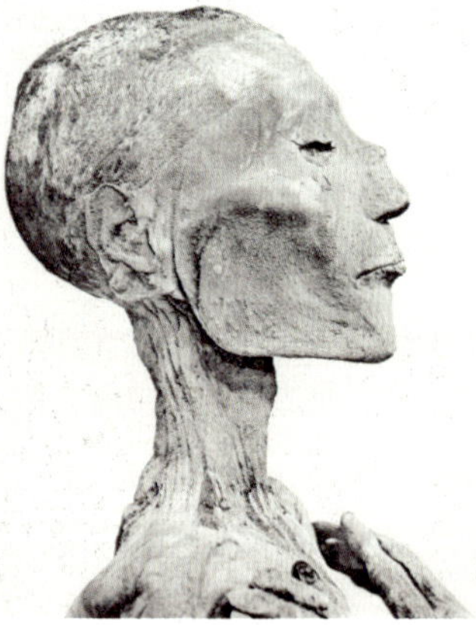

在埃及法老拉美西斯五世（Ramses V）的木乃伊上可以看到天花疤痕。这种疾病需要密集的人群传播，它可能是在古尼罗河流域演化而来的，公元前500年传到印度，公元48年传到中国，公元585年传到日本，到了16世纪，它对欧洲西部和美洲的打击都是毁灭性的[1]。

妄想。

城镇里天花肆虐。上了年纪的居民在之前的流行病中幸存下来，许多人留下了伤疤：那些没有死于天花的人往往会毁容、失明或终身残疾。为了在这场新流行病中挽救生命，马瑟敦促波士顿的医生给儿童和其他易感染者接种。接种是一种故意感染的治疗形式，给病人以更温和（生存能力更强）的疾病形式。马瑟最初是从他的奴隶阿尼西母（Onesimus）那儿得知这种方法的，阿尼西母小时候在非洲接种过疫苗[3]，之后马瑟又从一本期刊中了解到了同样的事情。

在亚洲和非洲的大部分地区，接种疫苗早已司空见惯。这样做风险很大——接种会使人生病，大约2%的人会死亡[4]。但自然患上天花的死亡率约为30%[5]，人们知道，即使是轻微的天花病例，其幸存者也能终身免疫。当疫情肆虐时，接种疫苗可能比寄希望于避免感染更安

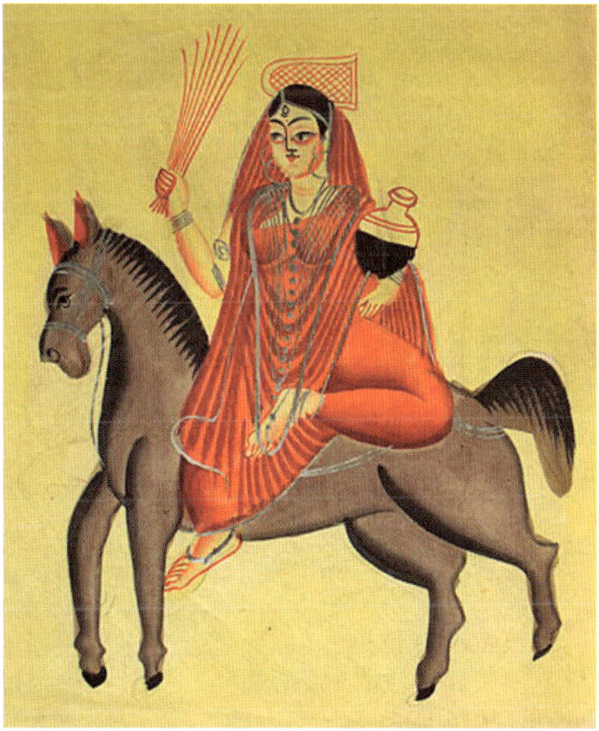

从巴基斯坦到孟加拉国，人们向湿陀罗这位痛苦、脓疱、食尸鬼之神祈求，让自己免受天花之苦。

全。因此，在苏丹，健康孩子的母亲会向已感染孩子的母亲“购买天花”，她们为每个脓疱讨价还价，将病菌抹在一块布上，把布绑在孩子的胳膊上[6]。在波士顿，只有医生扎布迪尔·博伊尔斯顿愿意尝试这种手术——他异常大胆，1718 年他在美国进行了第一次有记录的乳房切除术。他技术娴熟，病人在手术中幸存了下来。他对非欧洲的思想持开放态度，对美洲土著医学抱有真正的尊重[7]。他致力于抗击天花，自己差点为此丧生，他妻子的家人也大多死于天花。像马瑟一样，他很担心自己的孩子们在这场新流行病中的命运。

博伊尔斯顿的接种遭到了他的同事们特别是威廉·道格拉斯（William Douglass）的强烈反对，因为道格拉斯想研究天花在波士顿人群中的自然发展过程。政府命令博伊尔斯顿停止给病人接种疫苗，公众舆论把矛头指向了他和马瑟。在一篇讽刺性的社论中，道格拉斯声称接种是非常危险的，它是一种“减少东部印第安人”[8]的方式——这是一个残酷的笑话，天花是由白人定居者偶然（有时是故意）引入的，美洲土著已经因此失去了 90%～95% 的人口[9]。

由于这场公开的争论，博伊尔斯顿陷入了对人身安全的恐惧中。但他为 248 名病人接种了疫苗，并在隔离期间照料他们，最终只有 6 人死亡[10]，仅占 2%。与此同

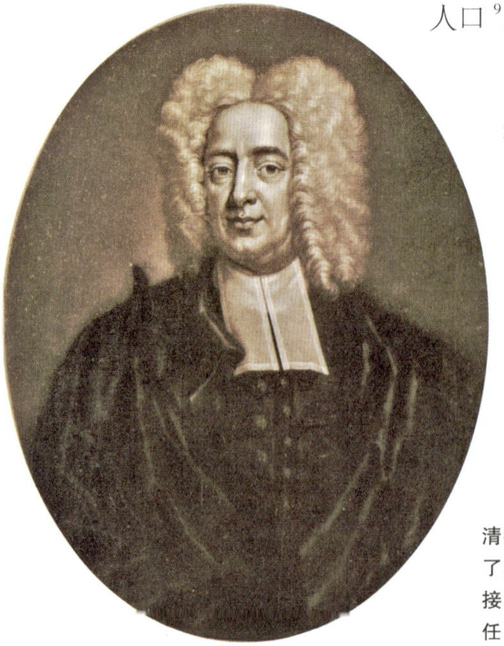

清教徒牧师科顿·马瑟曾在 1692 年煽动了塞勒姆灭巫事件，当他在 1721 年建议接种疫苗以预防天花时，却遭到了不信任，这是他另一个危险的非理性妄想吗？

时，天花感染了 5889 人——超过了当时波士顿人口的一半，844 人丧生。这种流行病也在伦敦肆虐，马瑟和博伊尔斯顿主张在殖民地进行疫苗接种，玛丽·沃特利·蒙塔古（Mary Wortley Montagu）夫人也提倡在英国推行这个方法。作为一位大使的妻子，玛丽夫人曾在土耳其亲眼见过这一做法，她公开了自己 4 岁女儿的疫苗接种情况[11]，并说服她的朋友卡罗琳（Caroline）公主让两位皇室公主接种疫苗[12]。玛丽夫人的举措减轻了政府对博伊尔斯顿的压力，当危机过去后，他被视为医学英雄，应邀到英国皇家学会演讲，并被敦促发表一份相关报告[13]。博伊尔斯顿推测，如果波士顿当局强制接种而不是禁止接种，那么将有 726 条生命得到挽救。博伊尔斯顿的比较统计分析结果使他再次成为医学先驱，即便不是第一人，他也是首批用这种方式评估医疗干预的人之一[14]。

永远消灭天花

爱德华·詹纳被认为是发现天花疫苗的功臣，但他的突破仅仅是长期对抗一种可怕疾病的一次胜利，就像古往今来大多数成功的科学家一样，他的成果建立在其他人的工作基础之上[15]。詹纳知道接种疫苗这个方法，但因为2%的致死率和接种过程中被感染的风险，所以接种仍然存在争议。但他注意到，牛痘这种危险性更小的疾病，也让其幸存者获得对天花的免疫力。因此，他在1798年尝试了一种风险较低的接种方法——用牛痘脓液接种。实验证明，他接种的病人确实对天花有免疫力，这个过程被称为“接种疫苗”，源自拉丁语vacca，意为“奶牛”。詹纳发表了他的研究结果，最终使人们接受了他的相对安全的疫苗[16]。

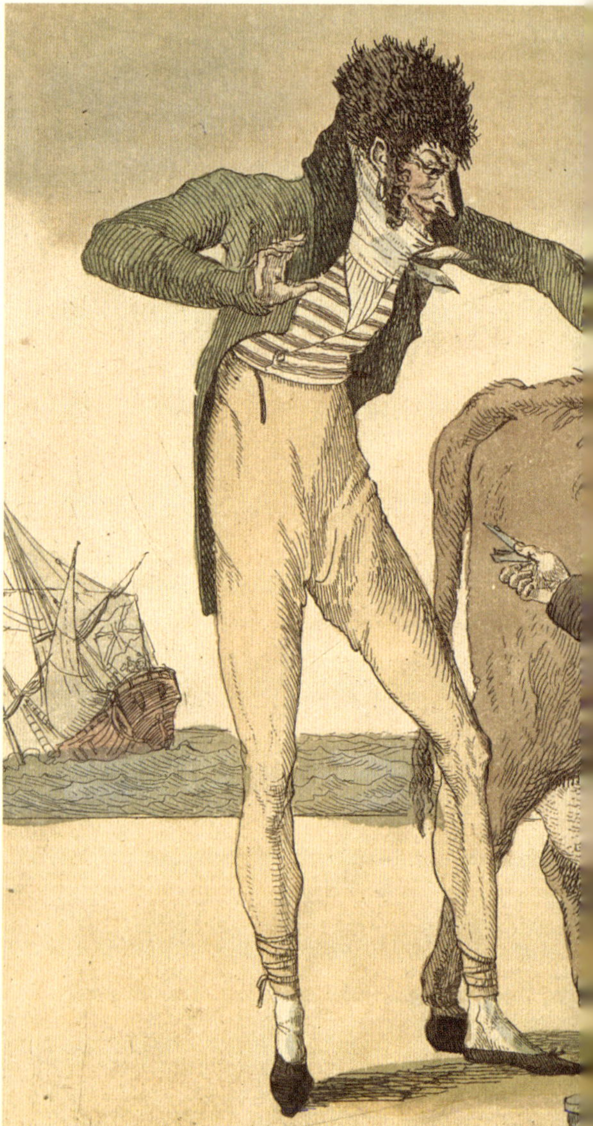

在接下来的2个世纪里，大规模的疫苗接种计划和其他策略中断了古老的天花感染链[17]。在20世纪50年代，每年仍有5000人感染天花[18]。后来，世界卫生组织在全球范围发起了一场全面的免疫运动，1980年，这种疾病被消灭了[19]，这一病毒只能存活于美国和俄罗斯的实验室中[20]。那么，最后的天花病毒标本应该销毁吗？

疫苗的起源：一个患有轻微牛痘的挤奶女工被热心的医生拜访。

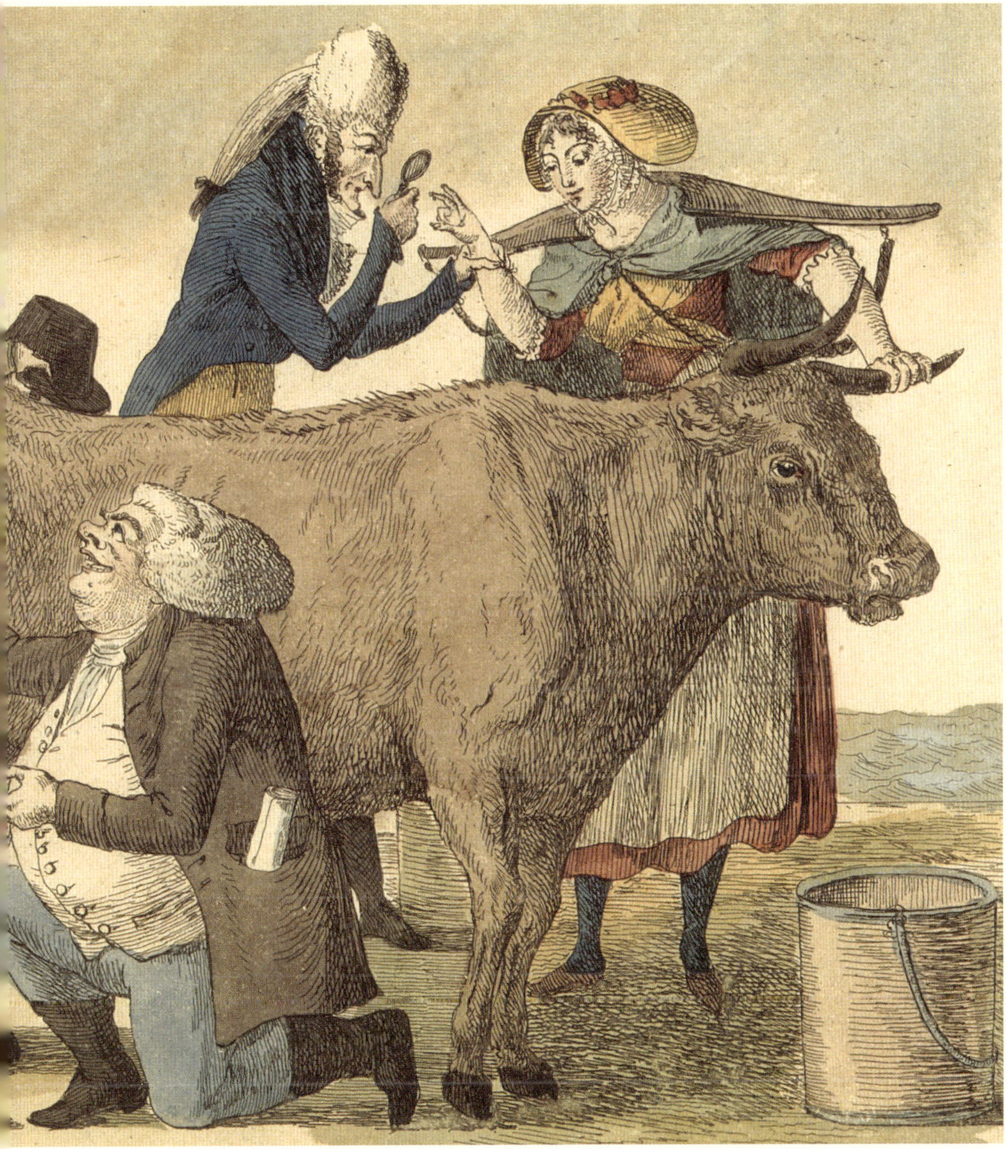

皇家天花疗法

天花是一种机会均等的灾害，富人和穷人有同样的感染概率，而皇室试图治愈天花的方式和其他人一样是错误的。以红色疗法为例，法国的查理五世（Charles V）染上天花后，穿上了红色的衣服；英国的伊丽莎白一世（Elizabeth I）患上此病后，被裹在一条红色的毯子里[21]。然而这有什么用呢？

由于没有治愈天花的方法，预防成了最好的选择。国王和其他人一样，都会尽可能快地离开天花肆虐的城镇。他们实施隔离措施以防止疾病蔓延，但这些并不总是见效。如果国王家庭中已经有人感染，而且症状还不明显呢？如果有人送了一份被天花病毒污染的礼物呢？

在中国，尽管采取了隔离措施，清军入关后的首位皇帝顺治仍然在1661年死于天花。他的儿子康熙虽然在患病后伤痕累累，但还是活了下来，他当上皇帝的部分原因是他痛苦地获得了免疫力，并规定皇族成员必须强制接种。据当时的资料描述，给儿童接种有三种措施：将一块浸有痘脓的棉花放入健康儿童的鼻孔、让健康儿童吸入干燥的粉状痘痂、让健康儿童穿上已感染儿童的衣服[22]。

被感染的毯子与细菌战

克里斯托弗·哥伦布（Christopher Columbus）在1492年偶然发现了美洲，到了16世纪，欧洲探险家和殖民者把致命的疾病——斑疹伤寒、流感、白喉、麻疹，最糟糕的是天花，传染给了没有天然免疫力的美洲人民[23]。流行病几乎席卷了中美洲和南美洲，导致人口死亡的比例超过了14世纪欧洲的黑死病。此后，文明再也没有恢复过来。起初这可能是偶然的，但后来至少有一些是蓄意的细菌战，这些事件至今仍被人们铭记[24]。

杰弗里·阿默斯特（Jeffrey Amherst）勋爵在1763年批准了分发

受病毒污染的毯子，但有证据表明，在他之前也有其他人做了同样的事情。在整个美洲，一个又一个部落流传着蓄意感染的故事，通常是通过毯子。印加人说，1493年西班牙人送给他们一个神秘的盒子[25]。

有毒的礼物这一概念由来已久，有毒的斗篷、衬衫、小盒子和受病毒污染（天花就是一种已知的污染物）的衣服出现在希腊神话、亚瑟王传说、印度教故事和童话故事中[26]。在印度，有一种接种方法是将健康儿童裹在感染者的毯子里，希望他们能感染上温和版本的病毒并存活下来[27]。詹纳在羽毛笔中储存脓液，以备日后使用[28]。如果人类有实施种族灭绝的阴谋，天花就是完美的武器。

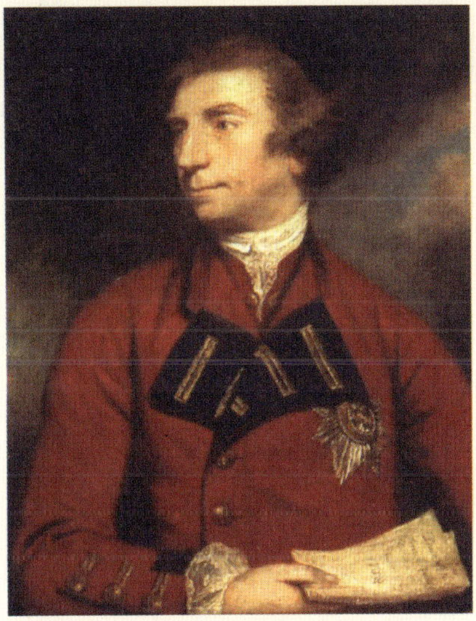

杰弗里·阿默斯特勋爵为英国在北美的统治地位发动了残酷的战争，甚至动用了细菌。1763年他问下属："难道就不能设法在心怀不满的印第安部落中传播天花吗？"结果，作为礼物的受病毒污染的毯子让特拉华州人和肖尼人（美洲土著）爆发了一场流行病。

12

公元1747年

“酸橙佬”与治愈坏血病

1535 年，一群法国探险家在魁北克的冰雪中死于维生素 C 缺乏病（坏血病）。他们首先是牙龈出血，然后牙齿脱落，浑身淤青。船长雅克·卡蒂埃（Jacques Cartier）说：“有些人甚至因此失去了一部分肢体，他们的腿部肿胀，肌肉萎缩，最后变成了炭黑色。”[1]1492 年，哥伦布发现了美洲大陆，如今，欧洲探险家成了营养不良的代表人物。他们在无冷藏设备的条件下航行数月，没有水果和蔬菜可吃。对卡蒂埃而言，幸运的是，一名美洲土著用发酵过的香柏汁液治好了他的手下。

没有人意识到坏血病是由营养不良引起的，但是世界各地的治疗饮食中都富含维生素 C——在寒冷的北方人们会使用常绿植物，在南方则是柑橘类水果。1497 年，葡萄牙探险家瓦斯科·达·伽马（Vasco da Gama）创纪录地在海上航行了 3 个月，他手下的船员有 170 人，其中大约有 100 人死于坏血病。幸存者们遇到了一些摩尔商人，讨价还价后买了橙子食用才恢复健康[2]。

几个世纪过去了，坏血病的死亡人数不断增加，用水果进行治疗的想法也被遗忘。在 17 世纪初，东印度公司的官员会使用柠檬汁来治疗坏血病，但柠檬在英国很少见，也没有人知道它们为什么会起作用。因为它们是酸的吗？1740年，英国探险队尝试用食品级硫酸代替柠檬[3]，因为它在长途航行中不会变质。最终，这个1955人的探险队中有1767人丧生[4]。

1747年，舰艇军医詹姆斯·林德（James Lind）研究了6种酸对坏血病的影响[5]。他的实验对象是12名患有坏血病的水手，每组2名。所有水手的饮食都一样，但每组的日常治疗手段不同：

1. 约1.1升苹果酒。
2. 25滴芳香族硫酸。
3. 6勺醋。
4. 约280毫升海水。
5. 2个橙子和1个柠檬。
6. 辛辣酱加1杯大麦水。

第5组实验对象的水果在6天内就吃完了，但此时已有一名水手

一幅1502年的地图显示了欧洲人从克里斯托弗·哥伦布、加斯帕·科尔特-雷阿尔（Gaspar Corte-Real）、瓦斯科·达·伽马、佩德罗·阿尔瓦雷斯·卡布拉尔（Pedro Álvares Cabral）的航行中所学到的东西。长期的航行探索让营养不良的水手们付出了生命的代价，研究如何预防坏血病比发现美洲花费了更长的时间。

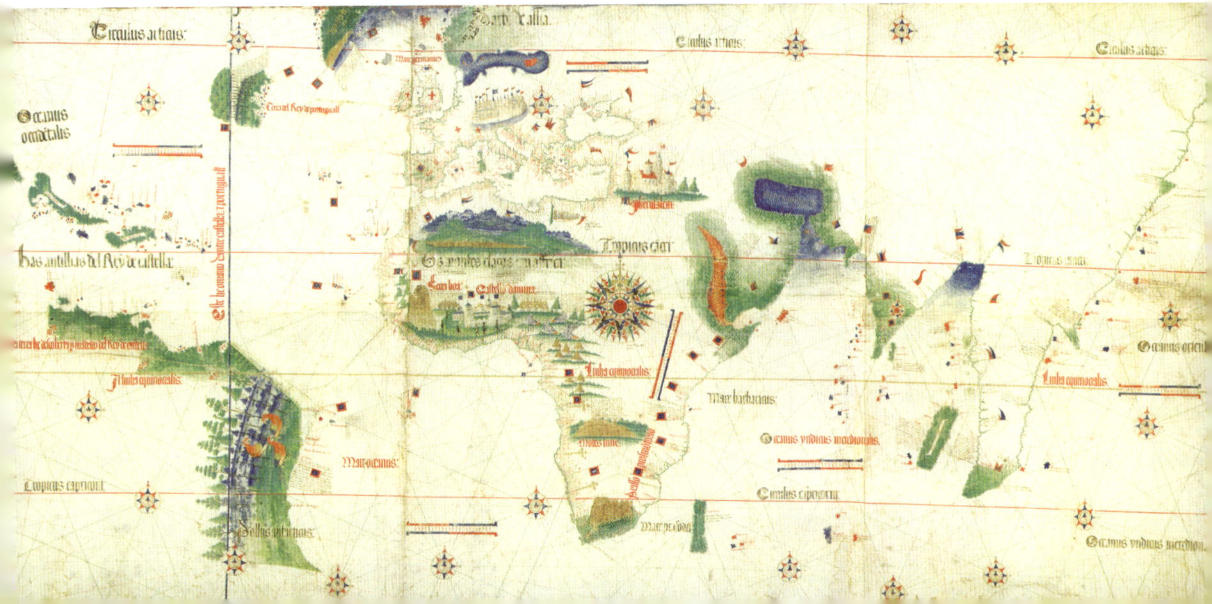

的身体好转到可以执勤了，另一名水手也基本康复了。其他组的表现则不太好[6]。

詹姆斯·林德的实验证明了柑橘类水果的重要性，但由于不清楚什么是营养不良，他不知道为什么这种治疗有效[7]。18 世纪对坏血病的解释与传统医学理论相呼应。体液学说看似很可信：盐使脾脏变厚，导致黑胆汁淤滞[8]。坏空气或瘴气理论也可能是对的：船员们挤在通风不良的舱室，而住在更宽敞船舱的军官们受坏血病的影响较小——当然，军官们的食物也是最好的。

离开海军后，林德在爱丁堡当了一名医生，他一直在思考如何让水手们保持健康。他回顾了所有有关坏血病的文献，并得出结论：饮食、污浊的空气、缺乏锻炼都是导致坏血病的原因。他指出，“近 200 年来”，柑橘类水果已经被证明能够有效治疗坏血病。后来他成功地在一所大型医院使用柑橘治愈了数百人[9]。但他的发现是基于一项很小的研究，与当时主流的医学理论不一致[10]。

经济最终影响了英国皇家海军。一艘贩奴船上的外科医生托马斯·特罗特（Thomas Trotter）发现了一种更好的保存柠檬汁的方法，使其变得经济实惠，便于日常使用。与此同时，吉尔伯特·布莱恩（Gilbert Blane）爵士指出，每

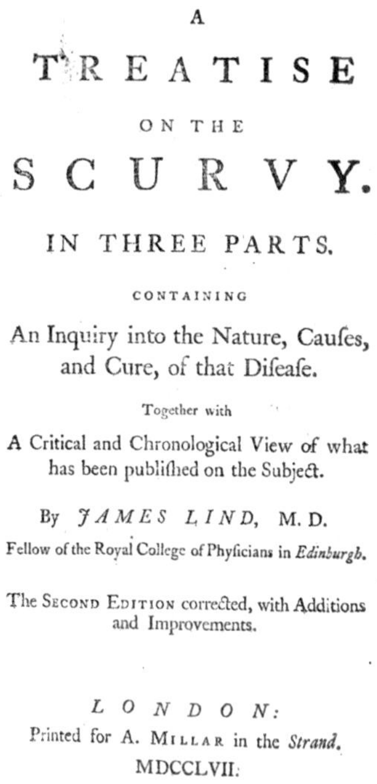
A
TREATISE
ON THE
SCURVY.
IN THREE PARTS.
CONTAINING
An Inquiry into the Nature, Cauſes, and Cure, of that Diſeaſe.
Together with
A Critical and Chronological View of what has been publiſhed on the Subject.
By *JAMES LIND*, M.D.
Fellow of the Royal College of Phyſicians in *Edinburgh*.
The SECOND EDITION corrected, with Additions and Improvements.
LONDON:
Printed for A. MILLAR in the *Strand*.
MDCCLVII.

詹姆斯·林德的临床试验将 12 名患有坏血病的英国水手分成 6 个治疗组。苹果酒、海水、辛辣酱、硫酸、醋都无济于事，而持续供应橙子和柠檬则是有效的。

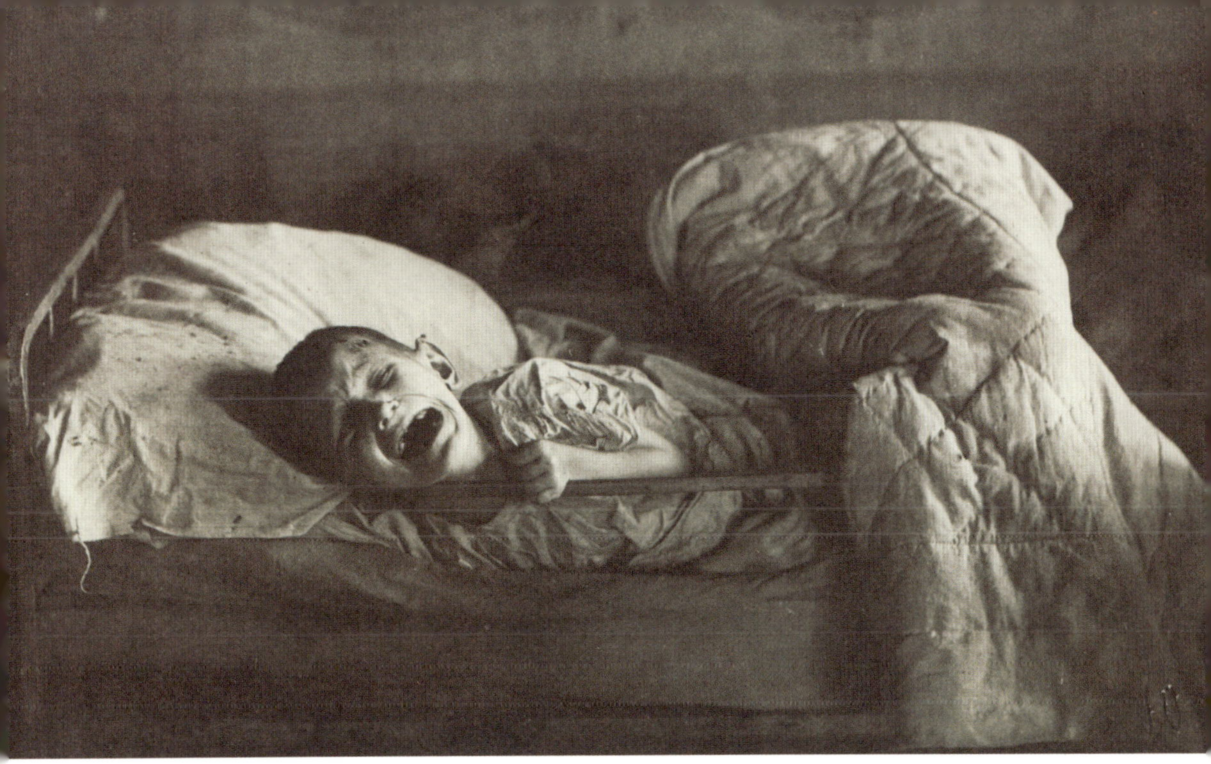

1921 年以前的某个时候，一个营养不良的孩子因为坏血病导致的疼痛而哭泣。

消灭 1 个敌人，就会因疾病（尤其是坏血病）牺牲 26 人。此外，他还提到，买 50 个橙子或柠檬相当于拥有 1 个额外的战士，这是物超所值的[11]。1795 年，柠檬汁成为海员标准饮食的一部分[12]。后来，英国海军为了省钱用酸橙汁取代了柠檬汁，而美国人则开始称英国水手为“酸橙佬”。

詹姆斯·林德通过给病人吃柑橘类水果（富含维生素 C）而拯救了他们的生命，因此被世人铭记，但直至 1 个多世纪以后，人们才发现维生素 C 的存在。林德的最大成就可能是他在医学方面的实验性方法：在尽量保持其他变量稳定的条件下，对 6 种疗法进行比较，这就是循证医学的开端。

营养缺乏

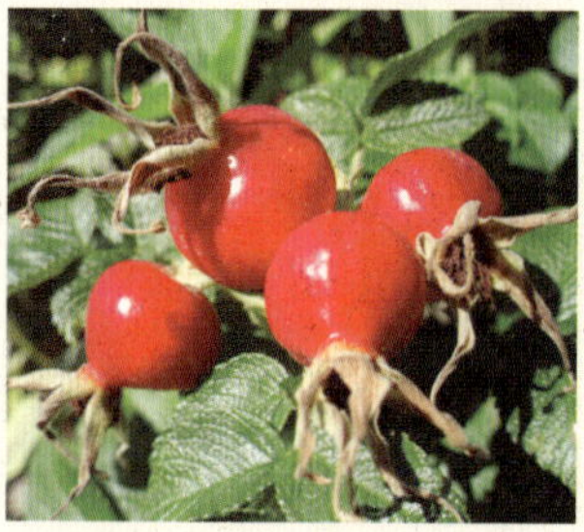

玫瑰果比橙子和柠檬含有更多的维生素 C。

1928—1932 年，阿尔伯特·圣捷尔吉（Albert Szent-Györgyi）和查尔斯·格伦·金（Charles Glen King）发现了林德的建议起作用的原因[13]。坏血病是由严重缺乏维生素 C（一种正常生长发育所必需的水溶性营养素）引起的，没有维生素 C，人的皮肤、肌腱、韧带和血管就无法保持健康，伤口无法愈合，骨骼、软骨和牙齿也会变弱[14]。人体自身不能产生维生素 C，必须依赖饮食摄入，比如新鲜的水果、蔬菜，以及某些肉类和鱼类。如今坏血病已经很少见了，所以医生可能会忽视这方面的检查。但研究表明，1999—2006 年，大约有 6% 的美国人缺乏维生素 C[15]。酗酒者、挑食者和以快餐为食的人都有患病风险。

坏血病只是由营养缺乏引起的众多疾病之一，此外，缺铁会导致贫血，缺乏蛋白质会导致蛋白质—能量营养不良，缺碘会导致甲状腺肿，缺乏维生素 D 会导致佝偻病，缺乏硫胺素（维生素 B_1）会引起脚气病，缺乏烟酸（维生素 B_3）会引起糙皮病，等等。这些营养缺乏导致的疾病都可以通过营养均衡的膳食来预防。世界上那些食物不足的地区，会有更多人患上因营养缺乏而引起的疾病，有时还会同时患上多种此类疾病。

精白米中毒

1897年，一个医学实验室（如今位于雅加达）的负责人，荷兰医生克里斯蒂安·艾克曼（Christiaan Eijkman）发现了脚气病的病因。此前，神经学家将其与以大米为主的饮食习惯联系起来，并提出了两种可能：要么是大米本身含有毒性，要么是以大米为基础的饮食中蛋白质和脂肪含量过低[16]。因为当时没有发现任何细菌或寄生虫会引发这一疾病，所以调查也受到了阻碍。同年7月，实验室养的鸡患上了一种看起来与神经疾病相似的疾病，但这一神秘的传染病却在11月突然消失了，这是为什么呢？

原来，实验室的饲养员为了省钱，从6月中旬开始用附属军事医院厨房里的剩饭喂鸡。但11月来了一位新厨师，并规定民用鸡不得食用军用大米。没有精白米吃，鸡群的饲料就只剩下糙米，几天内，患病的鸡竟然康复了。艾克曼对此进行研究，很快发现稻壳中的一种物质可以对抗这一疾病。如今，我们称这种物质为硫胺素，也叫维生素B_1，糙米中含有这种物质，但精制后的白米中则没有。白米饭之所以是"有毒的"，不是因为它本身含有毒素，而是因为它缺少了一种重要的营养物质。艾克曼也因为这一发现获得了诺贝尔奖。

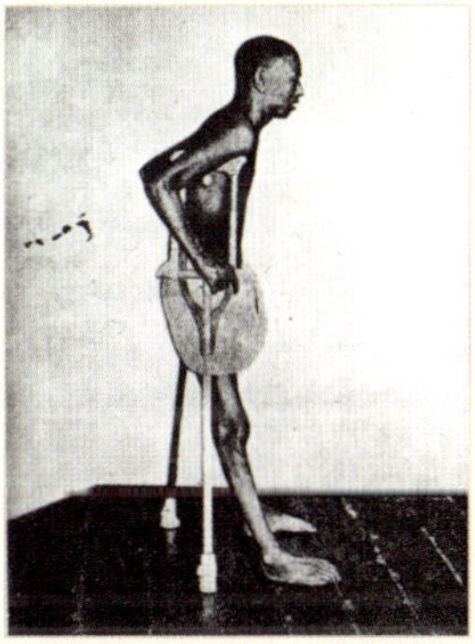

脚气病导致的肌肉萎缩和瘫痪，削弱了这个男人的力量。

1700 1750 13 1800 1850

公元1776年

充血性心力衰竭的民间疗法

1776 年 7 月，在大洋彼岸的费城，殖民者宣布脱离英国而独立，美国革命由此开始。而在英格兰伯明翰附近，威廉·威瑟林（William Withering）正在为了拯救生命而奋斗。几周前，一名 40 多岁的女子突然感到“一阵剧烈的寒战”，继而出现发烧的症状，伴有身体左侧疼痛、呼吸急促、剧烈咳嗽的现象[1]。威瑟林的同事伊拉斯穆斯·达尔文（Erasmus Darwin）尝试了一切疗法但都没有用，威瑟林能有办法吗？

女病人脸色发青，脉搏微弱且时有时无，腿和肚子都肿得很厉害，她无法小便，每一次呼吸对她来说都是痛苦的挣扎。他们在医学院学到的治疗方法不起作用——甚至吐根酊也没法让她呕吐，因为她的胃里已经空空如也。到这个时候也只能死马当活马医了。威瑟林提出使用民间疗法，达尔文同意了。他们用一种很常见的花制成药水，治愈了她——这种花被称为“狐狸手套”，也叫毛地黄或洋地黄。此后，这位病人活了很多年。

威廉·威瑟林是一位受人尊敬的医生，他在爱丁堡大学获得了医学博士学位，于 1767 年开始实习[2]，1775 年，他到伯明翰继续从事医学和其他科学的研究。达尔文邀请他加入了月球社，这是一个非正式学会，成员包括化学家约瑟夫·普里斯特利（Joseph Priestley）、发明家詹姆斯·瓦特（James Watt）和其他革新人士[3]。

1775 年，首次引起威瑟林对毛地黄的注意的不是他的科学同仁，而是有人问他对水肿的家庭疗法怎么看（这种疗法是一位老妇人的秘方）。水肿是体液潴留的常见症状，这种疾病会使病人的脚踝和手指肿胀，腹部成球状突起，眼睛肿大。这位老妇人的治疗方法会引起呕吐、腹泻（已知的治疗水肿的方法）及排尿（威瑟林觉得这才是治愈此病的关键所在）。

老妇人的秘方包括 20 种草药，由于威瑟林的父亲是药剂师，所以他对草药颇为了解[4]。他很快意识到“起作用的可能只是毛地黄”[5]。对此，他开始从已发表的文献和其他医生的传闻中收集关于毛地黄的信息。当发现其他治疗措施无效时，他用毛地黄在病人身上做了尝试[6]。

在之后的 10 年里，他学会了在药效最强的时候采摘这些草药，并将这些草药烘干，然后将其浸泡在液体中，从而控制剂量，因为煮沸会影响它们的疗效[7]。他学会了使用最低有效剂量，当病人呕吐、排尿或脉搏减慢时即停止用药[8]。而且，他还学会了识别哪些病人会做出反应。

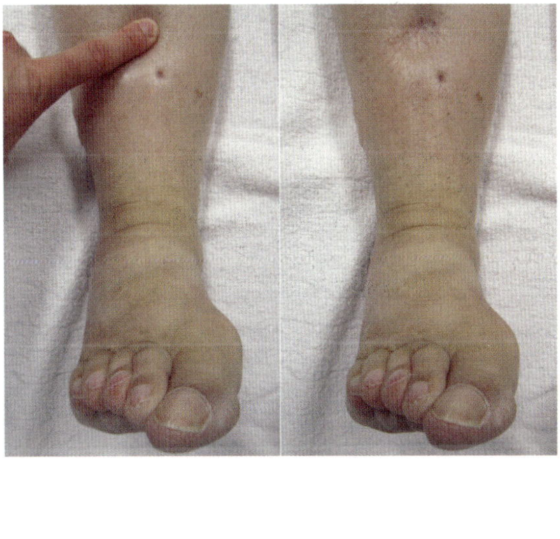

在威瑟林生活的时代，这名病人可能会被诊断为“积水”，如今我们称之为“水肿”。当威瑟林看到病人的四肢“经手指按压后容易出现凹陷”时，他希望毛地黄能“温和地起到作用”[9]。

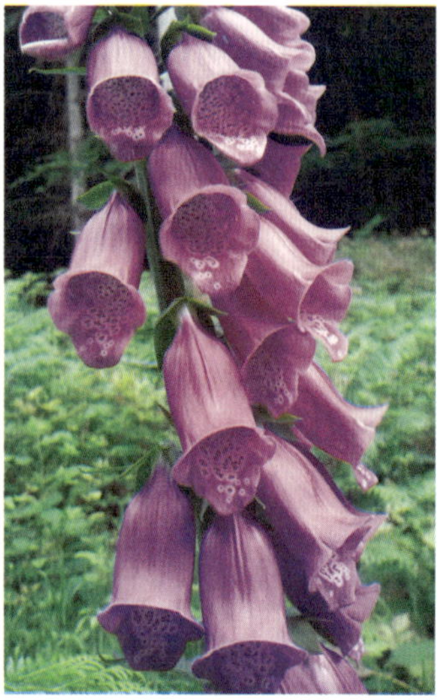

紫色的“狐狸手套”（foxglove）生长在英格兰野外，含有毛地黄成分，能有效治疗充血性心力衰竭引起的水肿。这种植物被用在传统疗法中，它的名字可能来自 folk's glove，意为“民间的手套”，能让人联想起仙女或是精灵。

威瑟林仔细记录了 158 个病例，其中 57 名病人没有反应。这些没有反应的病人要么是因为病得太重，要么是因为他们的疾病与心脏无关[10]。因为从营养不良到肝功能衰竭等各种潜在问题都可能导致肿胀和水肿，但毛地黄只对充血性心力衰竭导致的水肿有效：其有效成分就是毛地黄，可以加强并调节心律。

但威瑟林还不知道这一点，他认为毛地黄可能“适用于所有类型的水肿”，只有少数个例除外[11]。但是威瑟林注意到“它对心脏的跳动有一定作用，在某种程度上没有发现其他药物有这种效果”，他

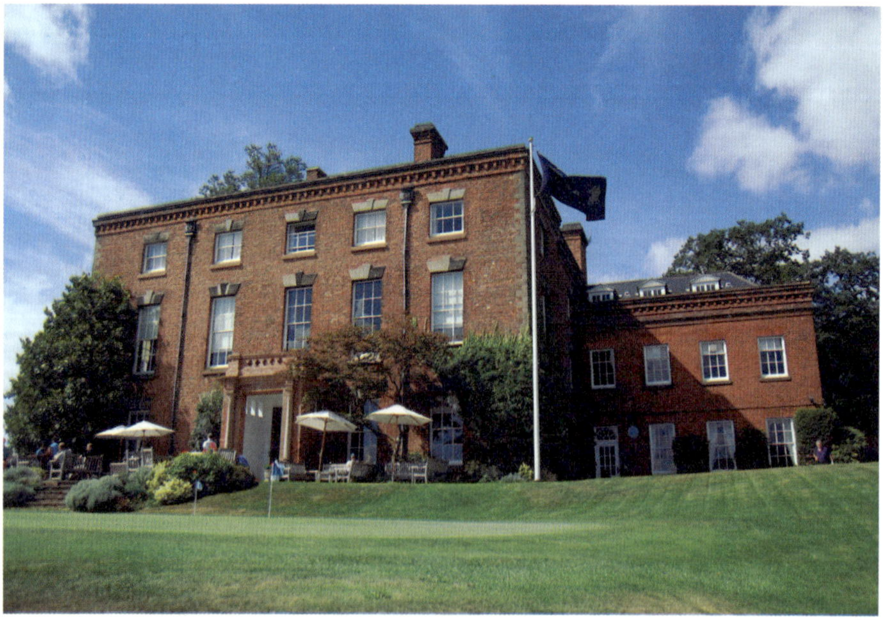

1786—1799 年，威瑟林居住在埃德巴斯顿庄园，他在植物园里种植毛地黄[12]。

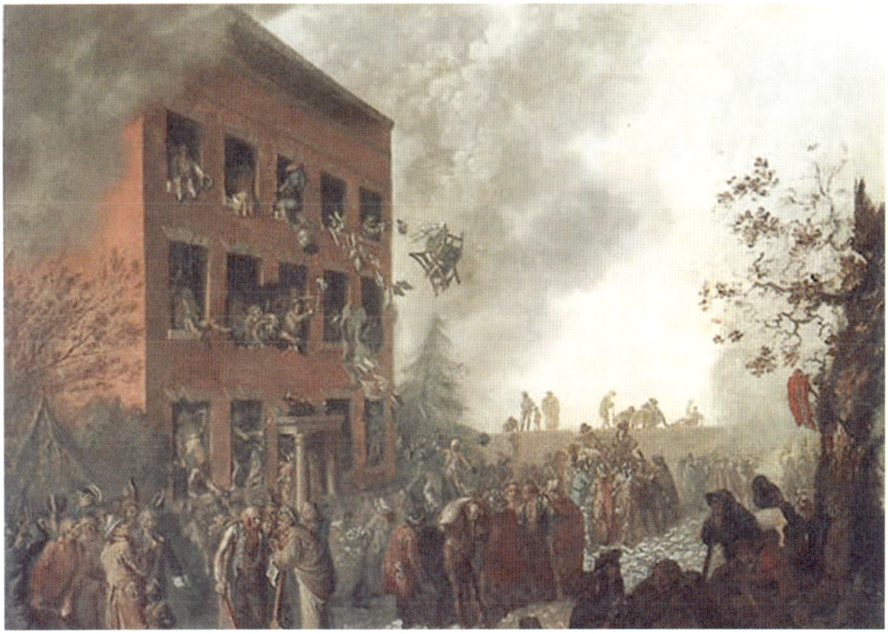

1791 年伯明翰骚乱的目标是持不同政见者和与他们有关的人，包括月球社的成员，威瑟林的家也被入侵了。

希望在将来可以证明这一作用是有益的[13]。威瑟林的实证研究为弄清楚毛地黄的作用机理奠定了基础，他在 1785 年发表了一篇关于毛地黄及其药用价值的文章，并入选皇家学会。为了“真理和科学”，他记录了“每一个我曾用过毛地黄的病例，无论是否正确，是否成功”[14]。他认为即使是错误也要记录下来。事实无法改变，而观点则会“随着错误的发现或知识水平的提升得到纠正”[15]。威瑟林对医学做出了巨大的贡献，并挽救了许多生命，今天我们也仍在使用以毛地黄为主要成分的心脏药物。

古代的药品

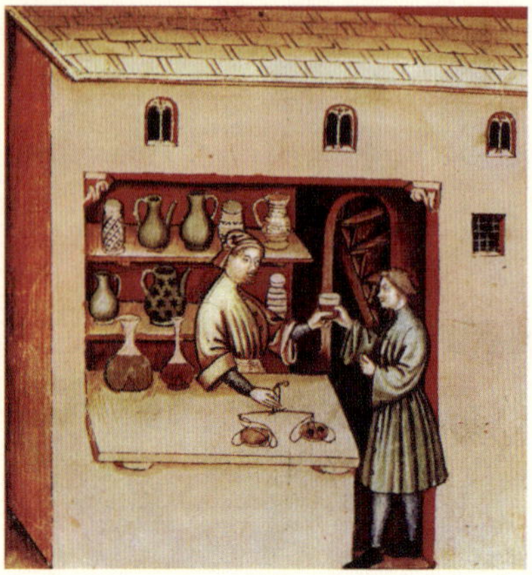

14 世纪的意大利药剂师持有药品，其中一部分有疗效。那时，发现有效药物及其起效原因的过程还不是很科学。

如果你患了眼部感染，医生开的处方里却包含猪眼球、黑色眼影、焚香、干番红花、昆虫的肠子和小羚羊粪的粉末，你会怎么办？这太恶心了！但在古代，美索不达米亚和埃及的药剂师就会使用这些奇怪的成分来驱逐病魔。

古代苏美尔人的黏土板上描述了 250 多种药用植物、120 种矿物质和 180 种其他药物。植物的叶、根、树皮、汁液、种子都可以磨成粉末使用[16]。将粉末浸泡在葡萄酒或啤酒中混合起来，可以加到按摩油中制成伤口敷料，也可以用牛奶或蜂蜜稀释制成糖浆。这些药物的成分通常对其治疗的病症存在象征意义：如果你咯血了，那你服用的药物中就可能包含红色的花朵。我们无法认出所有苏美尔人记载的植物，但我们可以识别动物和矿物质成分，如蛇皮、龟壳、盐和硝石[17]，也能辨认出它们的用途[18]。

在文艺复兴时期的欧洲，药品仍然与魔法和古老的仪式联系在一起。帕拉塞尔苏斯认为，药用植物能治疗的身体部位与它们本身的形状相似。例如，獐耳细辛又叫地钱，有着形似肝脏的叶片，过去用于治疗肝脏疾病；疗肺草的叶子上有斑点，就像人们病变的肺部一样，因此过去用于治疗肺部感染[19]。

今天我们仍然在使用蓖麻油、龙胆、鸦片、秋水仙等古老的成分，因为它们确有疗效。其他一些药物则由于不安全或者没有疗效而被新的药物所取代。但也许药品最大的变化是其发现过程。当威廉·威瑟林看到老妇人的秘方时，他并不是去寻找可以驱魔或看起来像肿胀的身体部位的药物，而是寻找实际起效的成分，并做了记录，以确定哪些条件能使其发挥最佳效果。

公元1799年

“英勇”的放血疗法与水蛭热潮

乔治·华盛顿（George Washington）是一名英雄。1755 年，他在对抗法国和印第安人的战场上来回奔波，他有 2 匹坐骑在战争中被击杀，外套上也有 4 个弹孔[1]。多年后，他带领美国在独立战争中获胜，并担任美国第一任总统。生前最后一次患病时，他要求采用那个时代最英勇的救治方式：放血。

1799 年 12 月 12 日，华盛顿冒着大雪、冰雹和冻雨出门工作。第二天，他又是如此，全然不顾喉咙的沙哑。到了 12 月 14 日，他几乎无法说话，呼吸困难。而后，糖蜜、醋剂和黄油的家庭药方又让他差点窒息而死。因此，这天上午 7 点 30 分到下午 4 点之间，医生为他进行了 4 次放血，总计至少有 2.4 升。他还服用了甘汞和含有酒石的催吐剂[2]，促进排便和呕吐。晚上 10 点 20 分，他在虚弱、脱水的状态下离开了人世。

这是一次严重的医疗事故吗？不，医生们采取的是当时最好的办法。著名的本杰明·拉什（Benjamin Rush）医生主张“大量消耗”的原则，通过放血，使用泻药、催吐剂等来排出体内的液体。盖仑的体

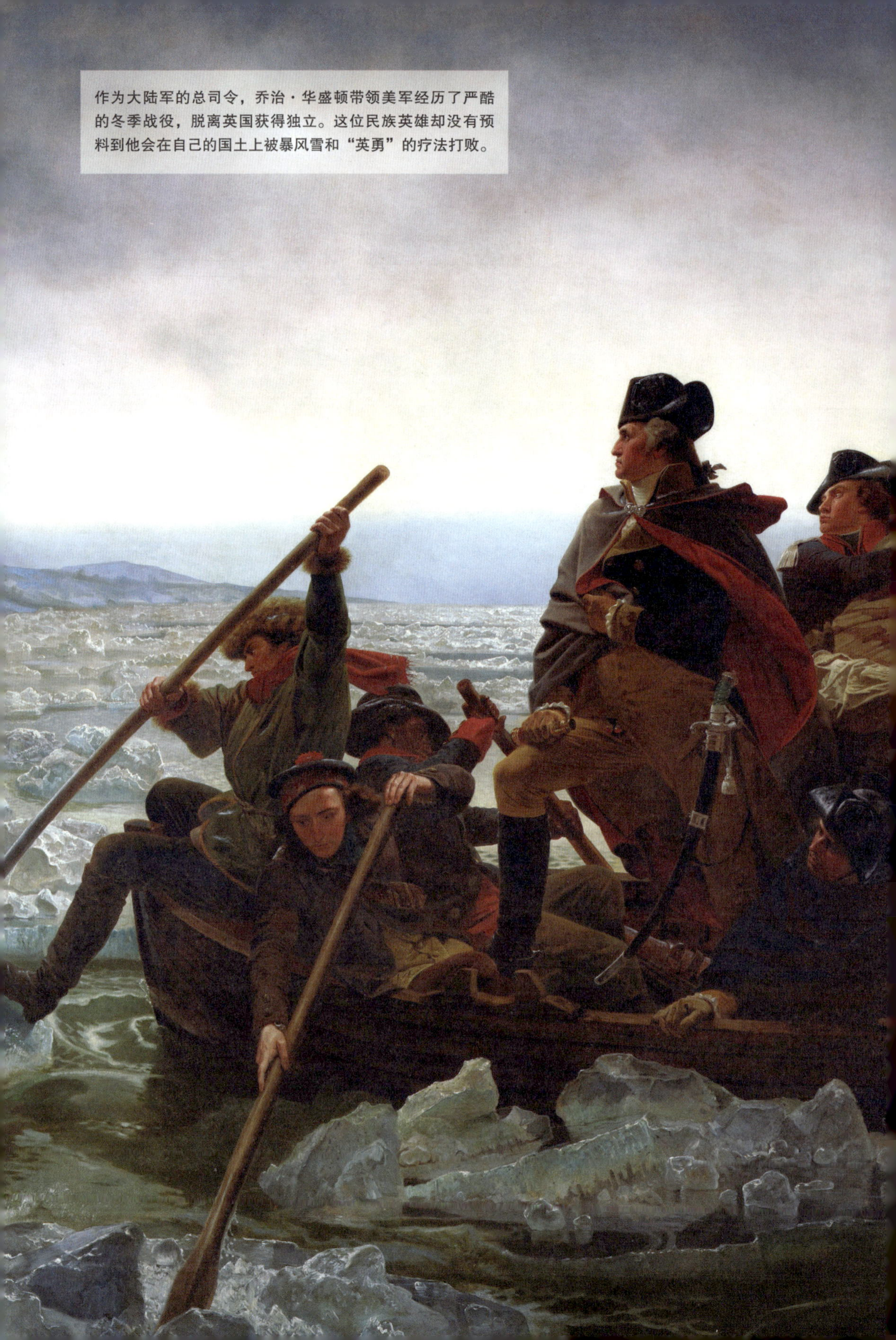

作为大陆军的总司令，乔治·华盛顿带领美军经历了严酷的冬季战役，脱离英国获得独立。这位民族英雄却没有预料到他会在自己的国土上被暴风雪和“英勇”的疗法打败。

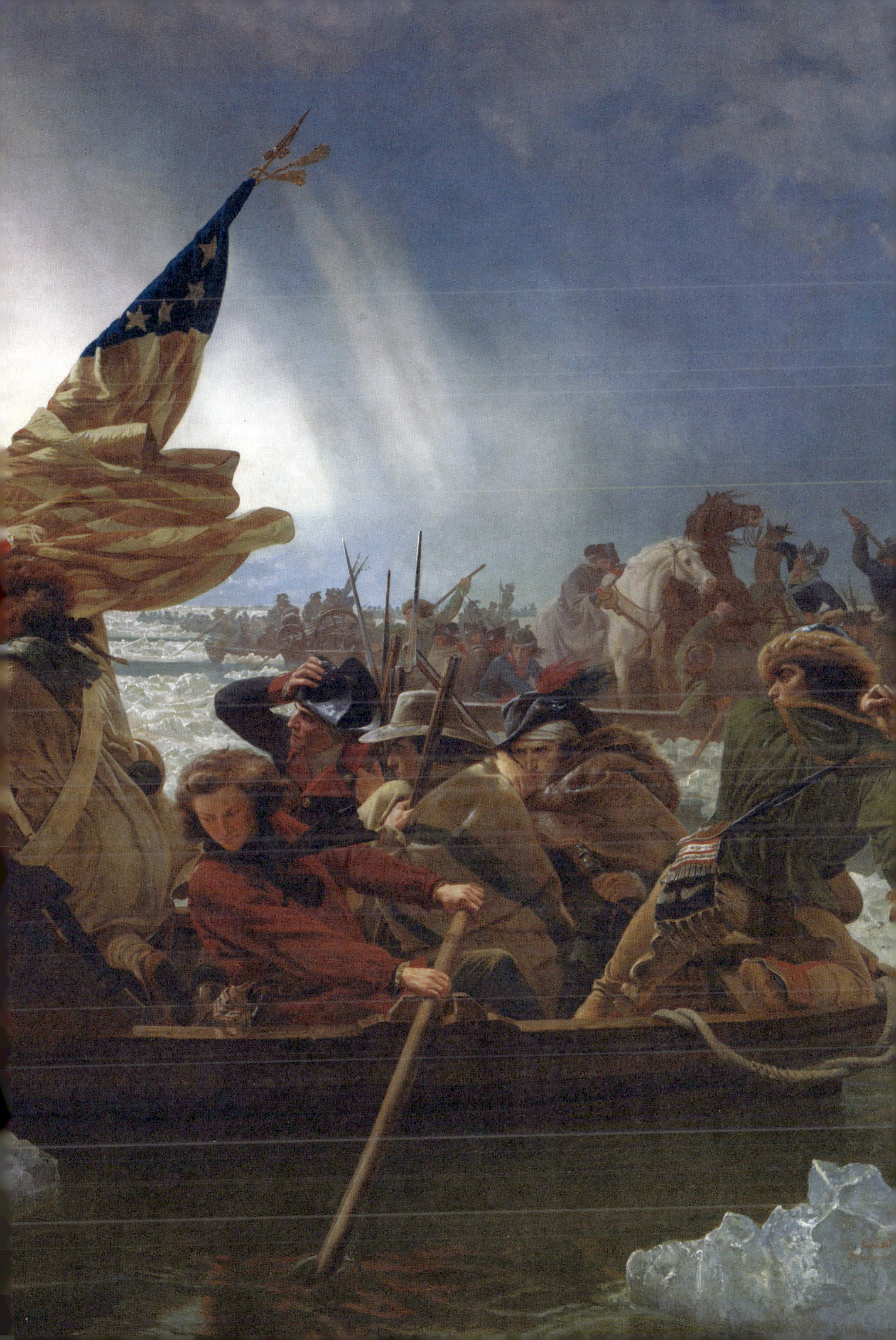

液学说仍然影响着当时的医生，他们依靠这些大胆的治疗方法清除病人体内的毒素，使其恢复自然平衡[3]。

然而，拉什医生却因用放血疗法“杀害病人”而遭到控告。拉什起诉了控告他这一罪名的人，判决正是在1799年12月14日公布的[4]。虽然他赢下了该案，但公众舆论正在转变。与华盛顿同时代的一些人认为是放血疗法害死了他。

放血可能加速了他的死亡。成年人的平均血液量约4.7升，而对

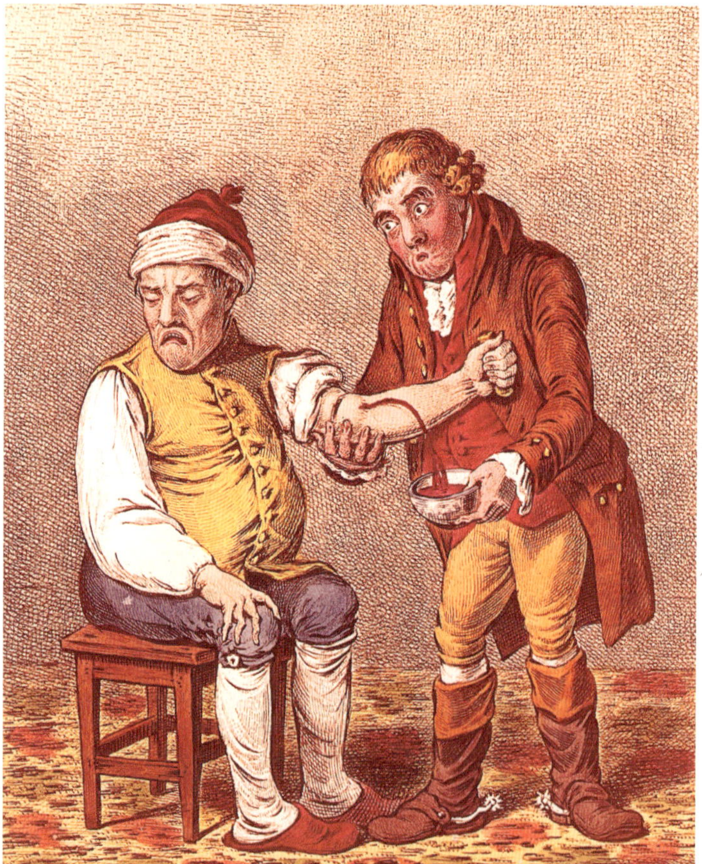

一名病人在接受放血疗法，面色十分不快。他的医生还穿着马刺（一种较短的尖状物或者带刺的轮，连在骑马者的靴后跟上，用来刺激马快跑），想必是被匆忙叫来的。

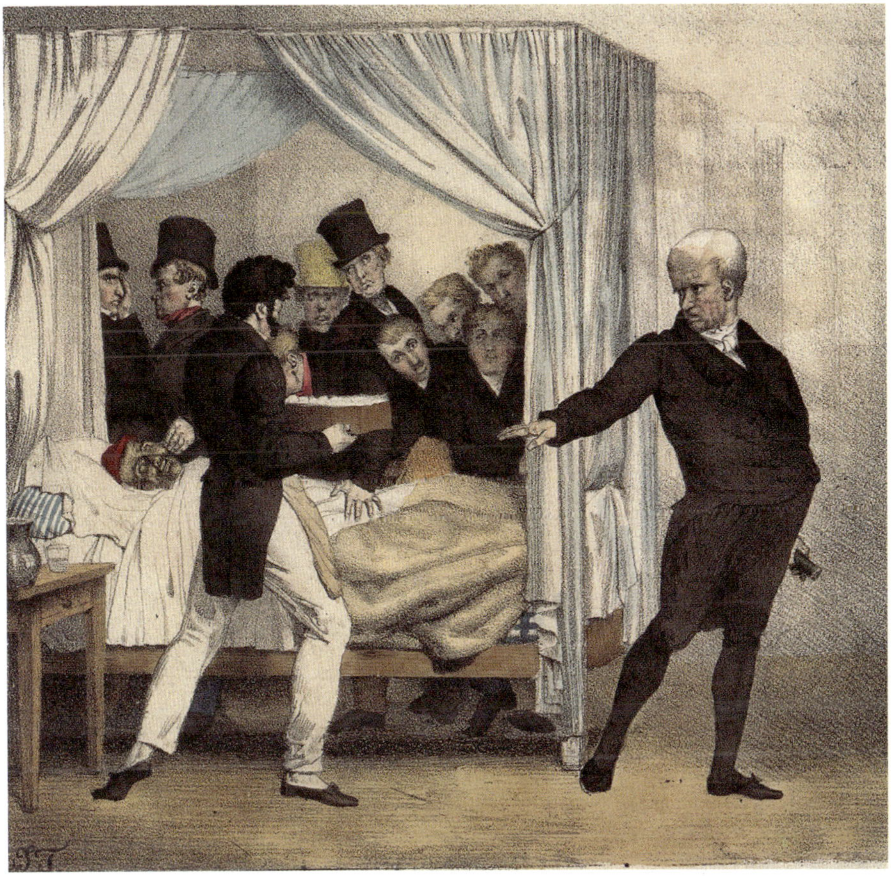

布鲁赛为他的病人开了 90 只水蛭。

于一位现代医生而言，一天内放血 2.4 升足以令人犹豫不决。然而，华盛顿身边的医生选择有限，他的喉咙肿胀到几乎闭合，他们可能希望脱水可以减轻肿胀。那时没有人听说过抗生素。其中一名最年轻的医生想尝试一种新兴手术——气管切开术（切开病人的气管），但他的想法被否决了[5]。

几十年间，放血一直是标准做法。美国第七任总统安德鲁·杰克逊（Andrew Jackson）甚至会在没有医生的情况下自己动手操作：他用的是拔罐法[6]，通过在皮肤上产生吸力来调动血液流动。

当法国医生弗朗索瓦–约瑟夫–维克多·布鲁塞（François-Joseph-Victor Broussais）在欧洲掀起“水蛭热潮”时[7]，第三种放血方法大受欢迎。使用药用水蛭吸收人体的血液并不是什么新鲜事——在埃及墓葬的壁画上也出现过类似方法[8]。但是布鲁塞对它们的使用十分狂热，以至于被称为“医学吸血鬼”[9]。1833 年，仅法国就进口了 4200 万只水蛭[10]。

但另一位法国医生皮埃尔–查尔斯–亚历山大·路易斯（Pierre-Charles-Alexandre Louis）对布鲁塞的理论进行了测试，他的研究成果于 1836 年在美国公布，震惊了医学界。在巴黎一家医院的 77 名肺炎患者中，41 名患者在住院的前 4 天内被实施了放血疗法，其他 36 人直到第 5 天或之后才被放血。那些较早放血的人往往康复得更快——如果他们能完全康复的话。但在较早放血的人中，有 44% 的人最终死亡，而之后放血的人的死亡率只有 25%[11]。路易斯寻找了可能影响结果的其他因素：是否有一组患者的平均年龄更大？是否有一组患者一开始的病情更严重？但他的结论是，放血的时间是关键。

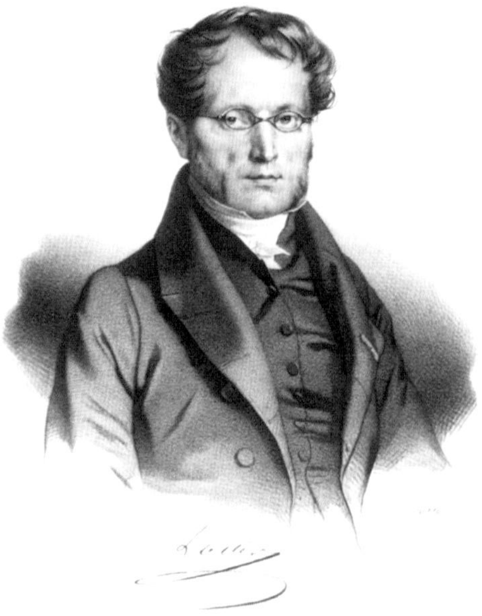
皮埃尔–查尔斯–亚历山大·路易斯开创了“数值方法”，分析放血对肺炎患者的影响。

麻省总医院的联合创始人詹姆斯·杰克逊（James Jackson）简直不敢相信这一点，于是他查阅了自己的病历，并没有发现放血能帮助肺炎患者康复的证据[12]。

路易斯和杰克逊并不是第一批尝试以证据作为行医依据的医生，这些病例被仔细记录并流传千年。但是，单个病例可能只是轶事证据，医生和患者很容易记住支持某一理论的案例，而忘记其他案例。这就是"证真偏差"。通过将病例制成表格并进行数字分析，路易斯和杰克逊采取措施，进行了更有力的统计研究，以获得更可信的证据。

21世纪的放血疗法

拔罐源自用嘴唇或角吸出毒液的民间传统，可能是最古老的放血技术。古希腊、中国和印度的医学文献中都有它的身影[13]，如今在中国、东南亚和美洲仍有人使用。在摩洛哥、阿尔及利亚和阿曼[14]，人们会使用 Hijama（意为拔罐）或湿杯吸法，而许多埃塞俄比亚人则通过刺穿皮肤放出"黑血"[15]。阿拉斯加西北部的因纽特人（爱斯基摩人）会用戳刺的方法排出坏血、脓和其他物质[16]。在 2016 年奥运会上，运动员们纷纷利用拔罐促进血液流向乳酸积聚的肌肉——尽管没有科学证据表明这种做法有效。

如今，我们知道水蛭对某些精细的整形手术很有帮助，例如断指的再植。我们也了解，放血是治疗铁过剩和其他骨髓产生过多红细胞的疾病的好方法。在当今世界的某些地方，医生仍然会使用水蛭给病人放血来治疗心脏病、关节炎、痛风、慢性头痛和鼻窦炎[17]。有关健康和疾病的新理论并不支持放血，科学实验表明它对大多疾病无效。

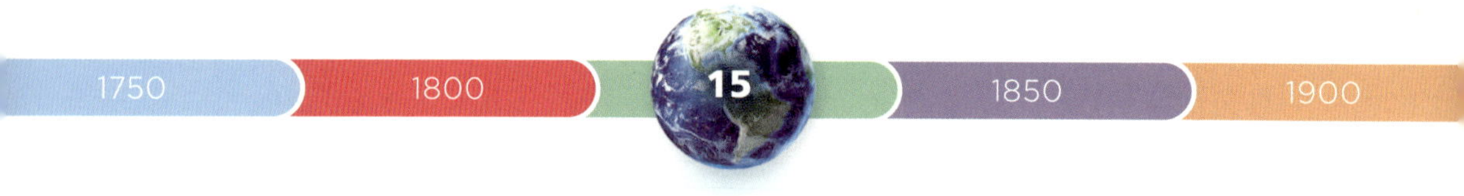

公元1816年

勒内·雷奈克与听诊器

医学史上一次非常重要的进步是孩子们在玩耍时无意中发现的。那天，勒内·雷奈克医生快迟到了，他沿着小道穿过某个院子，院子里一群流浪的孩子在一堆垃圾中玩耍。有些孩子敲打着木梁的一端，其他人则把耳朵贴在另一端倾听。那时雷奈克一定是微笑着的，他听到声音通过木材之后有所变化，音量也大了不少，觉得很有趣。但他当时正急着去为一个心脏病发作的年轻女子看病[1]。

这一切发生在1816年，欧洲的医学观念正在发生变化。古老的体液疗法效果因人而异。尽管症状相同，但不同病人的主要体液不同——有些是黏液，有些是血液，有些是黑胆汁，有些则是黄胆汁——根据体液学说，他们的医生可能会采取不同的治疗方法。如今，对身体更详细的了解也催生了更多针对疾病的治疗手段。意大利解剖学家乔瓦尼·莫尔加尼（Giovanni Morgagni）曾发问："疾病存在于身体何处？"在做了数百次尸检以后，法国医生格扎维埃·比沙（Xavier Bichat）终于找到了确切的部位，不同的疾病在受害者的心脏、肺和其他器官上都会留下独特的损伤或痕迹[2]。

然而，比沙只能在病人死亡以后才能进行解剖，病人尚在人世时，想确诊他所患的疾病是很困难的。医生看不到身体内部的情况，只能依靠其他的感觉，尤其是触觉和听觉，他们感受脉搏，听肺部发出的声音。听这一动作通常被称为“听诊”，医生们不是简单听听就能识别肺音的。雷奈克很擅长这一点，他会把耳朵贴近病人的肩胛骨和脊柱中间的部位，有时可能会听到像是肺根部传来的声音，他将其称为“支气管语音”，通常意味着病人患有严重的肺炎。有时他可能会听到“鼾音”，就像响亮的鼾声，这意味着通向肺部的通道扩大了[3]。雷奈克还会叩诊病人的胸部，听声音是否正常。他了解叩诊的艺术[4]，这一方法由医生利奥波德·奥恩布鲁格（Leopold Auenbrugger）发明，可用于诊断心脏和肺部疾病[5]。

但即使是有经验的医生也很难弄清楚肺音表达的含义，若病人身材肥胖那就更难了。为女性听诊也会让人尴尬，一位19世纪的端庄妇人绝不希望医生把耳朵贴在她的乳房之间。

那天，雷奈克的病人是个丰满的年轻女人，他不想靠在病人胸前。这时，孩子们的游戏和他所学的声学知识给了他灵感。他把纸卷成一

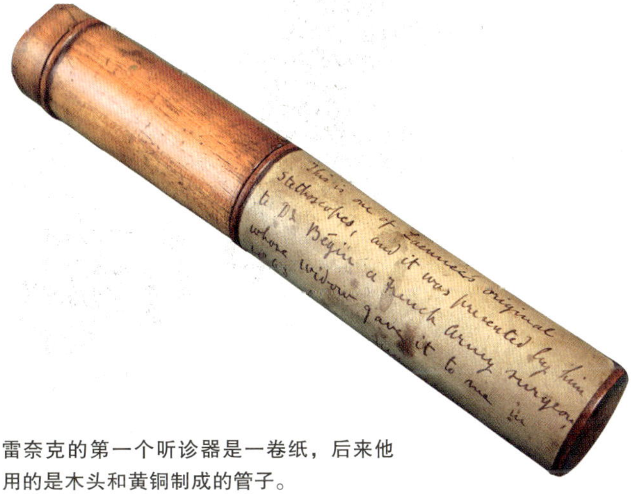

雷奈克的第一个听诊器是一卷纸，后来他用的是木头和黄铜制成的管子。

根管子，把一端放在女人的胸前，在另一端听诊。令他高兴的是，比起直接把耳朵贴在病人身上，这样反而能更清楚地听到心脏的跳动声[6]。听诊器便由此诞生了。很快，雷奈克开始用木头代替废纸制成圆筒，并于 1823 年出版了一本关于这些方法的书。

雷奈克仔细地将他从病人体内听到的信息与只有在尸检中才可见的隐匿病变联系起来。这一经验让他能在病人抱怨病情时确定病灶位置，也能发现一些病人尚未注意到的问题。因此，雷奈克成了第一个能诊断出潜在疾病的医生，这些疾病在症状出现之前就已经对人体造成损害了[7]。

由于疾病可能在未出现症状时就已经存在，所以不能用症状来定

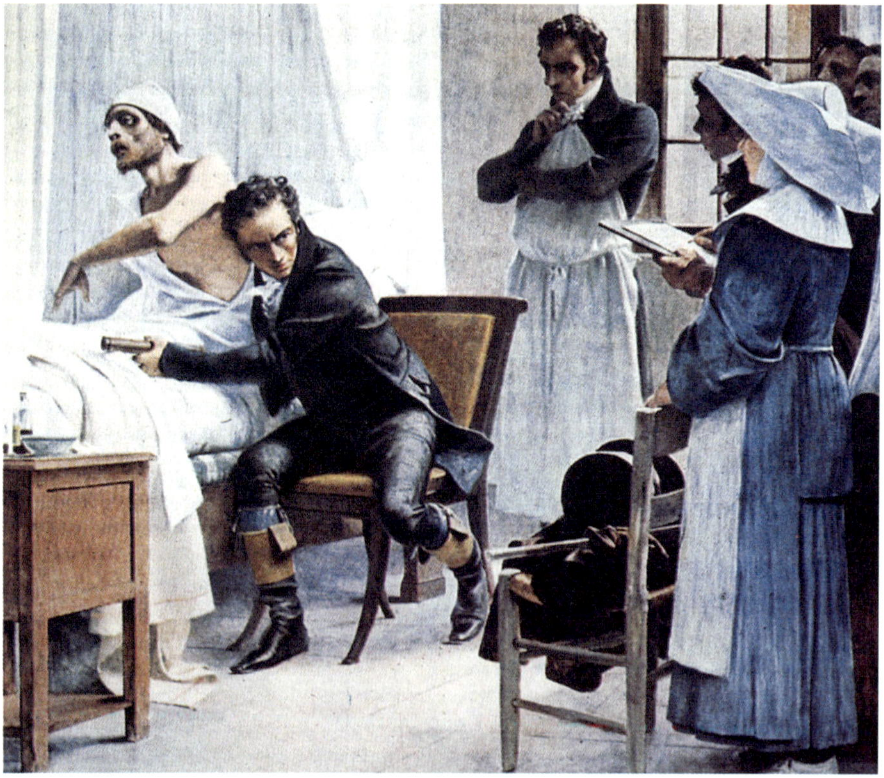

雷奈克手持自制听诊器，但仍将耳朵直接贴在肺结核患者的身侧，医学院的学生在一旁观看。

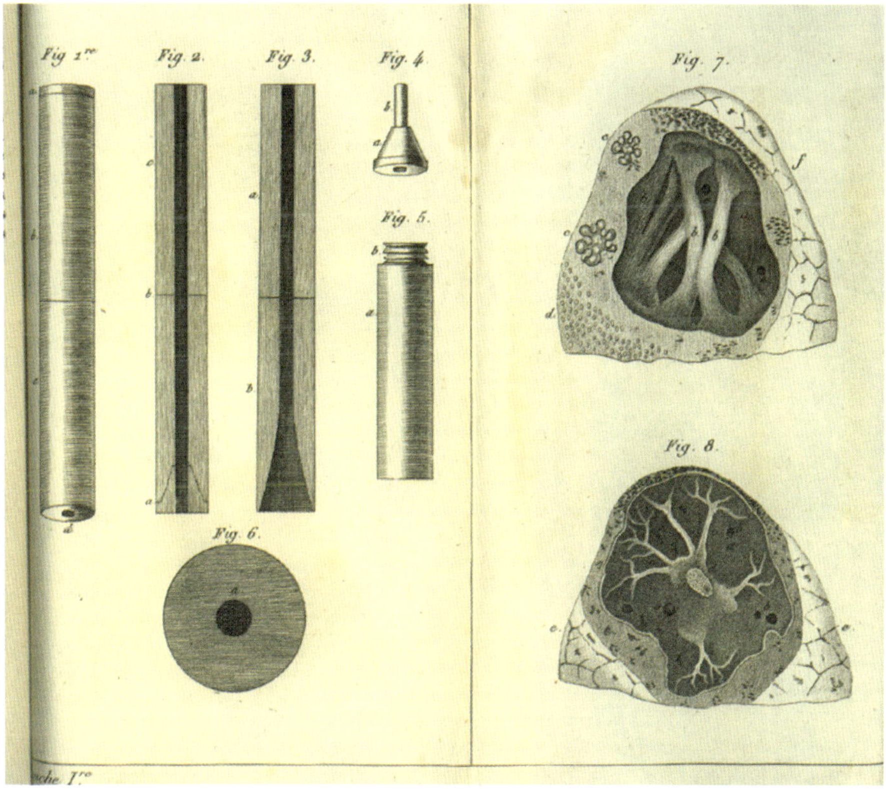

雷奈克在 1819 年出版的一本书中的图画展示了简单的听诊器设计（左）和肺的横切面（右）。那时医生已经开始将特定的疾病与尸检中发现的特定损伤证据联系起来，听诊器让他们更容易听到病人体内的损伤。

义它。基于雷奈克的研究，其他医生开始认为疾病是器质性病变的结果[8]。因此，雷奈克受到玩耍幼童的启发而临时制作的纸管帮助西医摒弃了旧的体液学说，转而关注起引发不同疾病的具体原因。正是听诊器改变了这一切。

测量脉搏

古埃及人[9]和中国人都会通过触碰病人的手腕检查脉搏情况——强或弱，规则或不规则，深或浅，快或慢[10]，“流畅如流水”还是“轻如羽毛划过皮肤”[11]。古罗马医学家盖仑就以观察脉搏进行诊断而闻名[12]，他能在一次心跳中识别出27个病症特征[13]。中世纪的阿拉伯医生伊本·西拿（Ibn Sīnā），拉丁语名阿维森纳(Avicenna)，则专注于研究不规则的心律[14]。

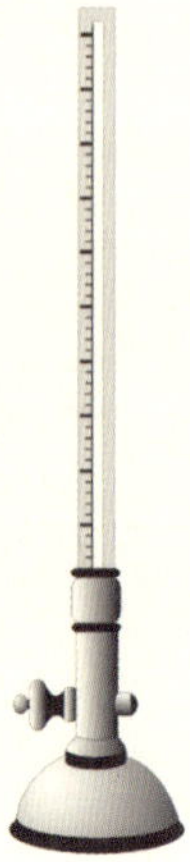

使用中的马雷脉搏记录仪。

19世纪的医生对循环系统的了解远远超过他们在古代和中世纪的前辈，但观察其在活着的病人中的作用仍然是一个问题。1831年，朱尔斯·哈里森（Jules Hérrison）发明了脉搏计，帮助医生更精确地测量脉搏的力度、规律和节奏。1860年，艾蒂安·马雷（Etienne Marey）对其进行了改进，并增加了一个具有图形记录功能的脉搏描记器[15]。他们为我们如今仍在使用的血压计或者说血压袖带的出现铺平了道路。

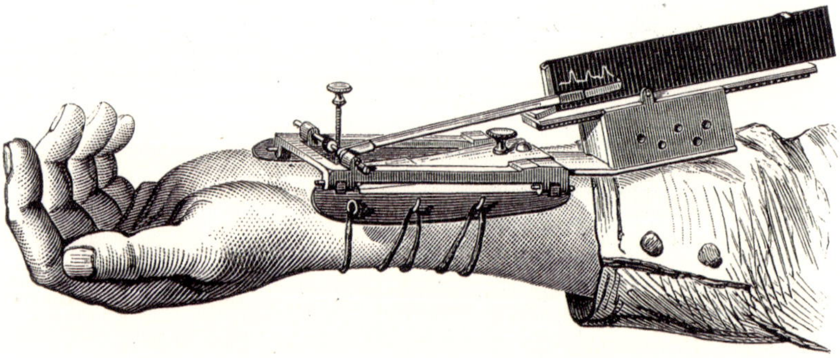

哈里森的脉搏计能帮助医生测量脉搏的力度、规律和节奏。

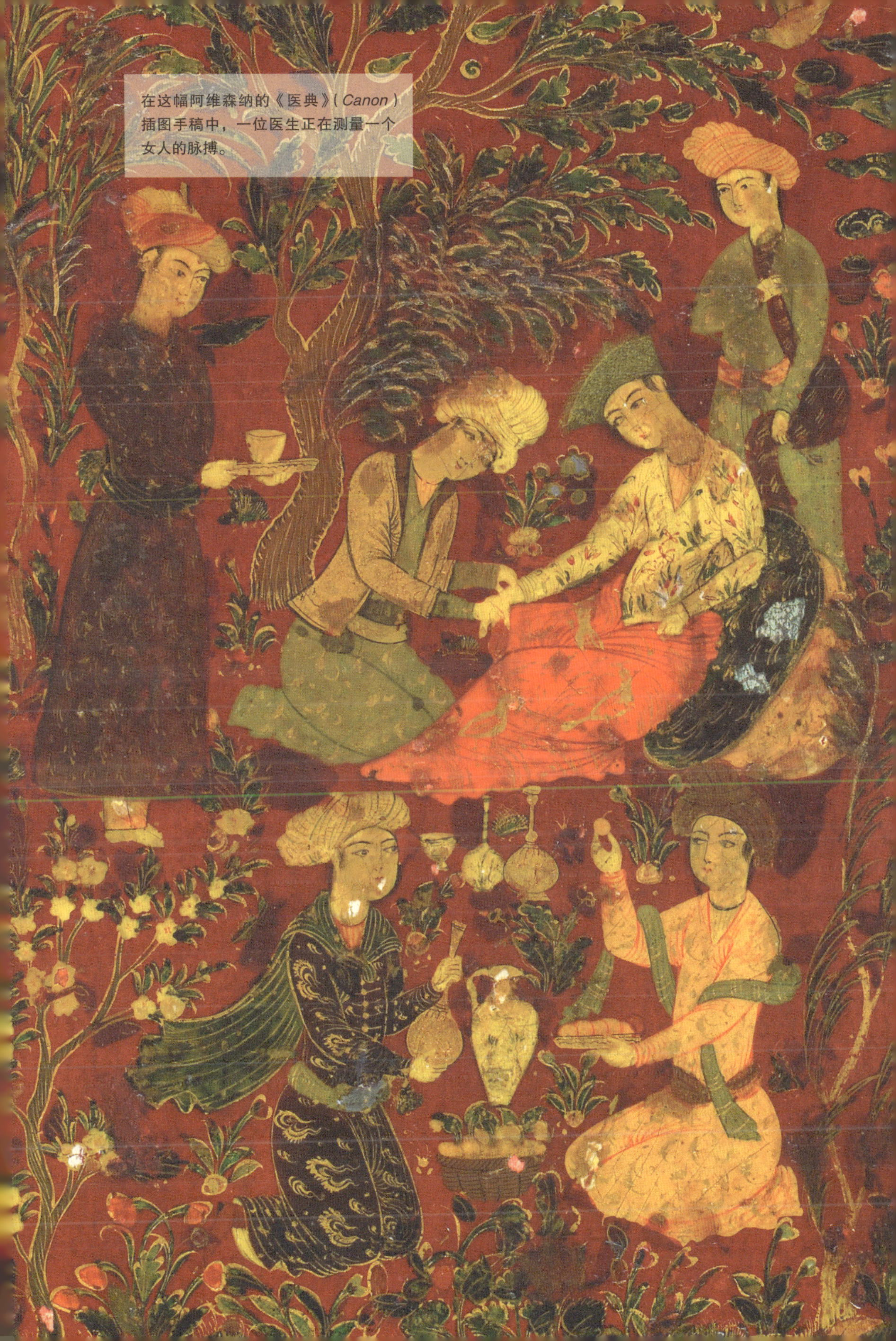

在这幅阿维森纳的《医典》（*Canon*）插图手稿中，一位医生正在测量一个女人的脉搏。

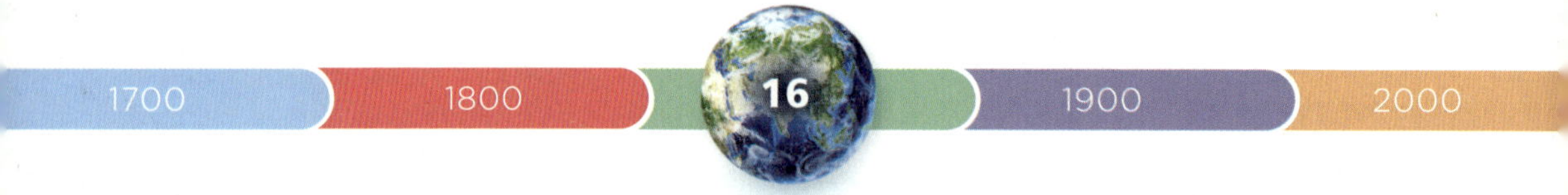

公元1828年

切除结石的漫长过程

虽然 53 岁的斯蒂芬·波拉德（Stephen Pollard）身体仍然硬朗，但他还是得前往伦敦，让一位著名外科医生的侄子取出他的膀胱结石[1]。截石术（也叫取石术）可能会导致病人死亡或不育，不过，波拉德已经有了 6 个孩子[2]，而且当时的技术创新已经让这一手术的死亡率从大约 30% 降低至不到 10%，病人通常不到 3 个月就能痊愈[3]。不幸的是，波拉德死于手术。当他的外科医生因医疗事故被公开指控，他还成了诽谤诉讼的主体[4]。

波拉德当然不是第一个被结石折磨的人，此前，人们在一具埋葬于公元前 4800 年的埃及木乃伊的骨盆中发现了一枚结石[5]。小的矿物质沉积物可以在肾脏中形成，脱落，并在排尿时刮伤尿道内部，这些沉积物一部分能顺利通过，另一部分则会导致病人因疼痛而无法静坐，尿血就是一种不好的征兆[6]。

古人会避免进行手术。在美索不达米亚，医生的方法是吞下黑色的硝石、鸵鸟的蛋壳、松节油和母驴的性器官来溶解结石[7]。在印度，医生妙闻会按摩病人的会阴（肛门和尿道周围的区域）并用掺入药物的牛奶、酥油（澄清黄油）和碱来治疗他们的膀胱。为了防止复发，他还提倡素食[8]。妙闻的方法是有效的：碱可以溶解结石，黄油充当润滑剂可以使结石滑出，而素食能减少结石的形成。他建议，只有在不得已的情况下才能手术。

《希波克拉底誓词》（*Hippocratic Oath*）禁用截石术："凡患结石者，我不施手术，此则有待于专家为之。"[9]这是什么意思？内科医生应该把手术留给外科医生，是因为外科医生更有资格吗？还是只有声名狼藉如外科医生这样的"专家"才会堕落到去做切除结石的手术？据说游医到了一个小镇之后会尽可能多地收取手术费用，直到愤怒的死者家属把他们赶出去。

但也许希波克拉底自己也尝试过截石术，他曾描写过自己把手伸进膀胱却无法"找到那块石头"的心碎经历[10]。波拉德的外科医生布兰斯

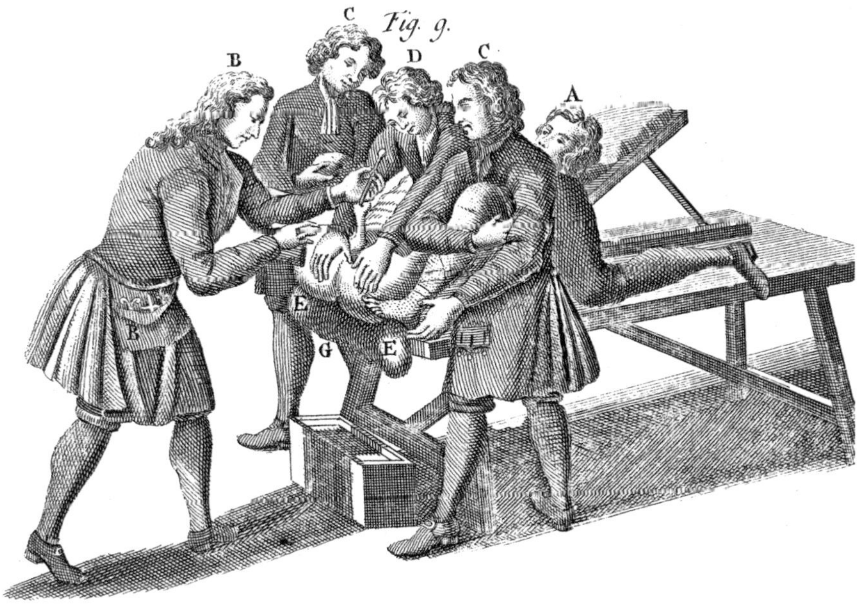

1768 年，一场取出肾结石或是膀胱结石的手术。因为没有麻醉，所以在外科医生探查时，侍从必须紧紧按住病人。

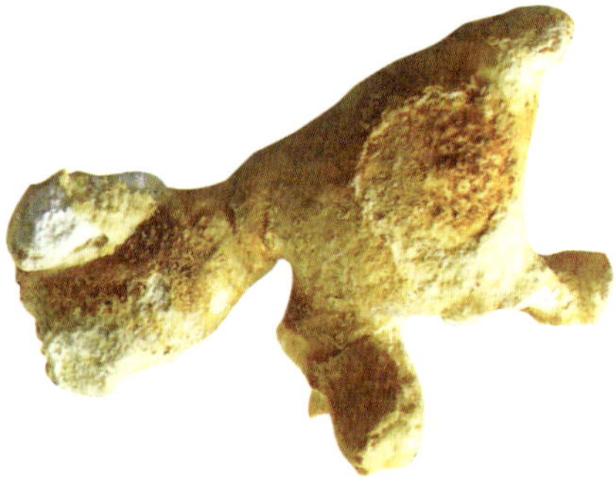

即使是一块很小的肾结石也会在通过尿道时引起剧烈疼痛。1658年，医生从塞缪尔·佩皮斯（Samuel Pepys）的身体中取出了一块2英寸（约5厘米）长的结石，自此这天就是他庆祝自己摆脱痛苦的纪念日。佩皮斯可能会失去生育能力，但至少活了下来。

比·库珀（Bransby Cooper）就是这样。波拉德被绑住，躺在一群医学院学生面前，库珀做了一个切口，用钳子摸索着，接着用刀扩大开口……他试了一个又一个工具。“他的会阴很深。”他大声说道，“我的手指够不到膀胱……噢，天啊！噢，天啊！”[11]波拉德哀求他停下来。一次典型的截石术只需要不到5分钟，但库珀挣扎了近1个小时，然后得意扬扬地把结石取了出来。波拉德“筋疲力尽地躺在床上，但几小时后又振作起来，还被用了水蛭吸血”，第2天他就死了[12]。

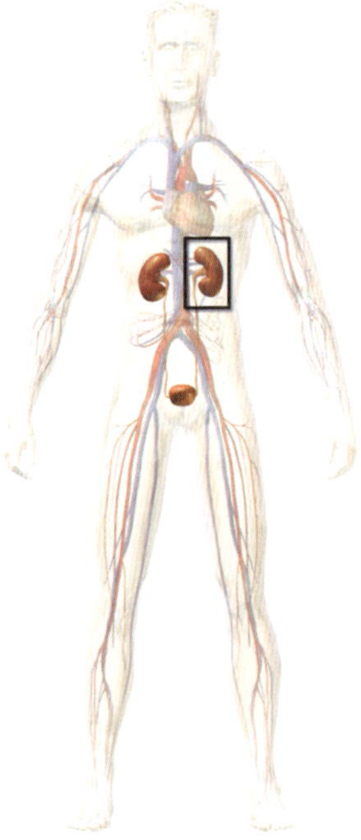

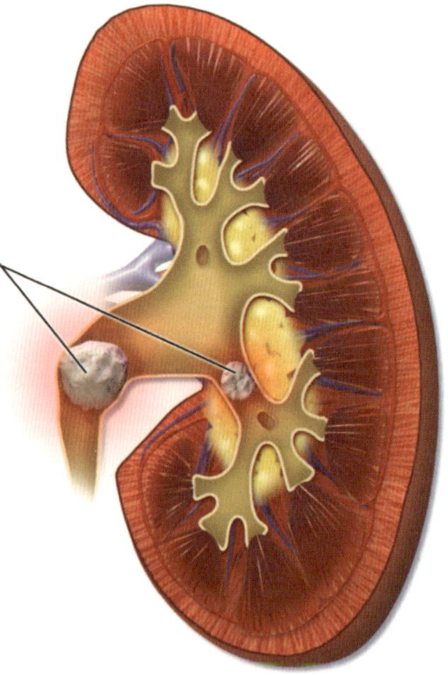

结石在肾脏形成并通过尿道，这一过程很痛苦。

千百年来，结石手术由解剖学家和外科医生不断改进。解剖学家兼外科医生威廉·切泽尔登（William Cheselden）就改进了许多，包括使用一种带槽的空心棍来引导抓钳。切泽尔登可以在1分钟内完成一场截石术，术后存活率很高，但他的发明并非万无一失。

《柳叶刀》：赶走一个不称职的外科医生

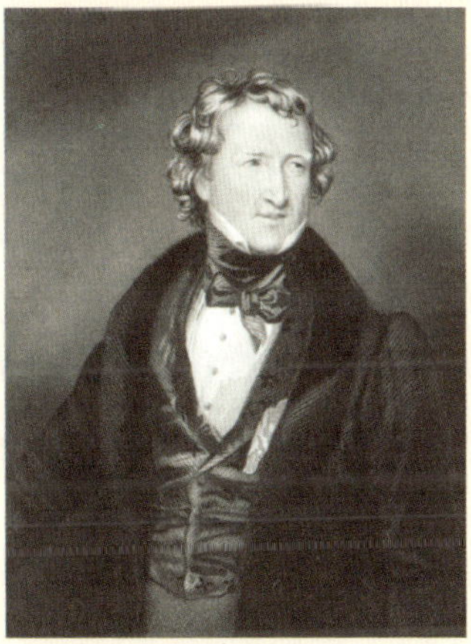

《柳叶刀》创刊编辑托马斯·韦克利，曾嘲笑布兰斯比·库珀在为波拉德进行截石术时的恐慌操作。

可怜的布兰斯比·库珀，对于外科医生来说，手术失败已经够糟糕的了，更糟糕的是一个叫托马斯·韦克利（Thomas Wakley）的激进的讨厌鬼还在一旁看着。韦克利曾接受过外科医生的培训，但与一群激进的记者和政治家结交后，他找到了自己真正的使命。1823年，他创办了《柳叶刀》（*The Lancet*），这本周刊致力于抨击医疗机构的所有弱点，倡导循证医学[13]。早在互联网出现之前，韦克利就对医生们的表现进行了评估。《柳叶刀》的每一期都刊载了来自不同医院的著名手术。他对波拉德案的报道轰动一时，以致库珀以诽谤罪起诉了他并要求2000英镑的赔偿。事实显而易见，手术真的持续了55分钟，病人也真的离世了——他的会阴并不深，并且无论库珀是否承认他的地位是由于裙带关系，他的确是治疗乔治国王（King George）头皮的外科医生的侄子。陪审团裁定库珀胜诉，但损害赔偿只有100英镑。韦克利支付了400英镑的律师费，把辩护基金剩下的钱捐给了波拉德的遗孀和孩子们，并继续监督医疗行业。

体外冲击波碎石术：一种微创解决方案？

20世纪后期，肾结石患者比以往任何时候都多，虽然患者无须再经受无麻醉的痛苦，但我们仍然应该避免进行手术，可以转而采用20世纪80年代发明的体外冲击波碎石术（ESWL）。脉冲从体外的能量源发出，通过患者的软组织将结石粉碎[14]。这似乎是一切问题的答案。在希腊语中，lithotripsy（碎石术）一词意味着“粉碎石头”，如果结石能被打碎，从而更容易通过尿道排出，就不需要手术了。

然而，随着时间的推移，问题也出现了。例如，ESWL可能会在尿道中留下结石碎片。大多数患者没有任何并发症，但约1/5的患者在残留碎石的部位会出现新的结石，因此定期复查非常重要[15]。如果ESWL失败，则更难采用经皮肾镜技术（PCNL，一种通过皮肤穿刺去除肾结石的手术）治疗患者[16]。至少在某些情况下，切除结石可能比其他方法更安全、更有效。

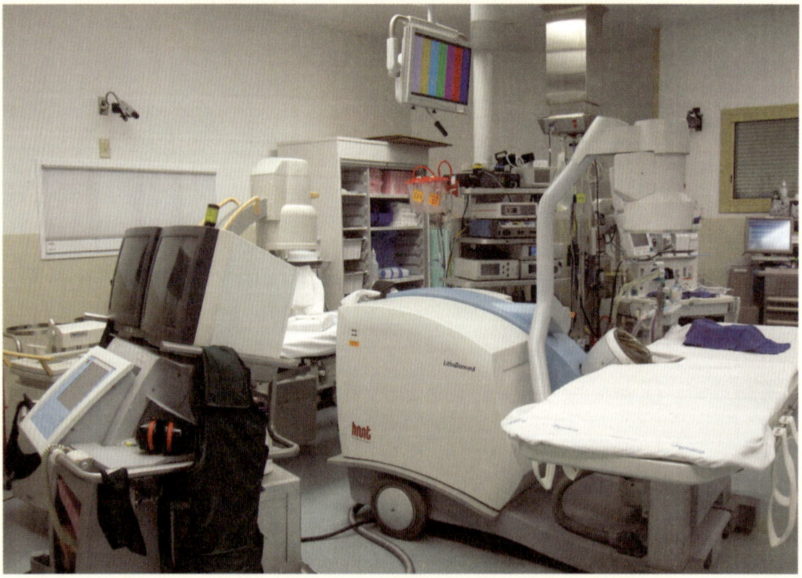

这家医院手术室的碎石机可在需要时经人推动就位，患者可以平躺在轮床上，以便体外冲击波对准肾结石。

1750 1800 17 1900 1950

公元1846年

笑气——让手术不再可怕

手术会让人疼痛，如果没有有效的疼痛控制手段，病人可能连极小的手术都想避免。最终，当他们必须手术时，会被壮汉们按在手术台上。试问，当看到外科医生手中的刀，谁能忍住不害怕到跳起来呢？医学院的学生大多听说过这样的故事，一些病人挣脱了控制，抓起刀子，攻击他们的外科医生，然后流着血逃离了手术室[1]。

当然，医生们总是试图减轻病人的疼痛。古埃及人会通过压迫动脉引起暂时性麻木，尤其是四肢[2]。希腊人和罗马人则会把风茄（曼德拉草）、颠茄和类似的药物浸泡在酒里。在中世纪，人们会把一种用鸦片和某些能减缓心率的药物浸泡过的催眠海绵放在病人的鼻孔里[3]，这种方法有时会奏效，有时则会导致病人死亡。帕拉塞尔苏斯曾使用浸泡过鸦片的药酒，这成了之后 300 年间的标准麻醉方法[4]。

但外科医生仍然必须快速手术。英国外科医生罗伯特·李斯顿（Robert Liston）被称为“伦敦西区最快的刀”，他可以在 3 分钟内截下一条腿，但如此快的速度却要以精准度为代价。有一次，他把一个助手的手指连同病人的腿一起砍掉了，因为手术太过血腥，一名围观者

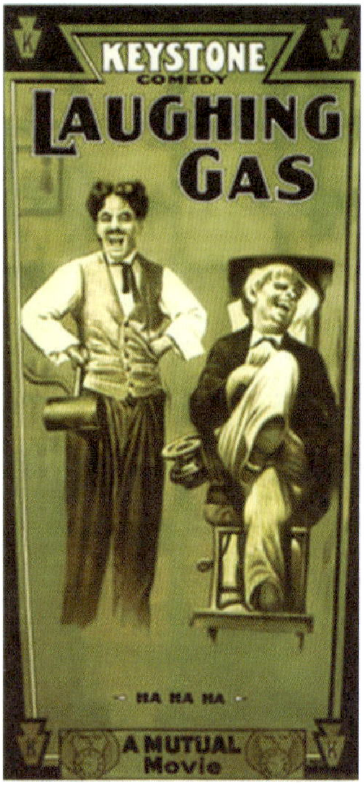

电影《奇怪的气体》海报（1914）。

受惊吓而死，术后，这位病人不幸身亡，他的助手也死于坏疽[5]。

19 世纪出现了新的可能性。1772 年，约瑟夫·普里斯特利（Joseph Priestley）首次合成了一氧化二氮（笑气）；1799 年，汉弗莱·戴维（Humphry Davy）爵士将这一气体介绍给了英国公众。这是一种多么棒的气体啊！虽然戴维认为笑气或许可以减轻手术的痛苦，但它最初是作为一种娱乐性药物被发现的。人们做了多场演示，邀请志愿者上台吸入这种气体，并在公共场合做出愚蠢的行为。和“乙醚狂欢”聚会一样，笑气派对也变得流行起来[6]。

在康涅狄格州举行的一次笑气演示中，牙医霍勒斯·韦尔斯（Horace Wells）看到一个志愿者被家具割破了胫部，他自己却没有感觉。第二天，韦尔斯自己试着吸入笑气，然后拔牙。实验成功了，于是，无痛牙科成了他的一个特色[7]。1845 年，他在麻省总医院做了一次示范，病人在手术过程中却仍在呻吟，观众对着韦尔斯大喊：“骗子！”[8]

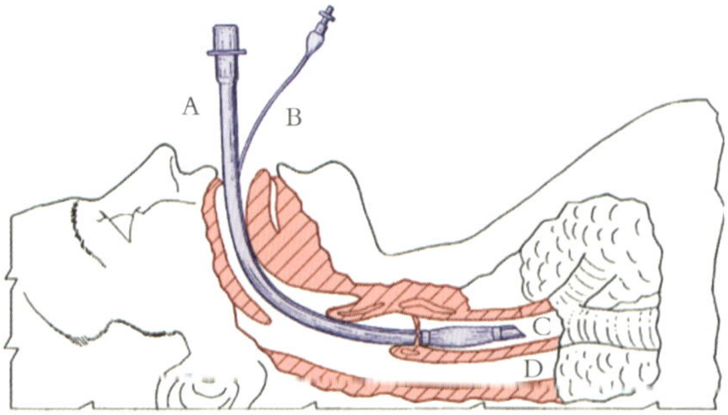

如今，为保证安全手术，要在病人的气管内放置一根呼吸管，以便其在深度麻醉后通过呼吸机辅助呼吸。

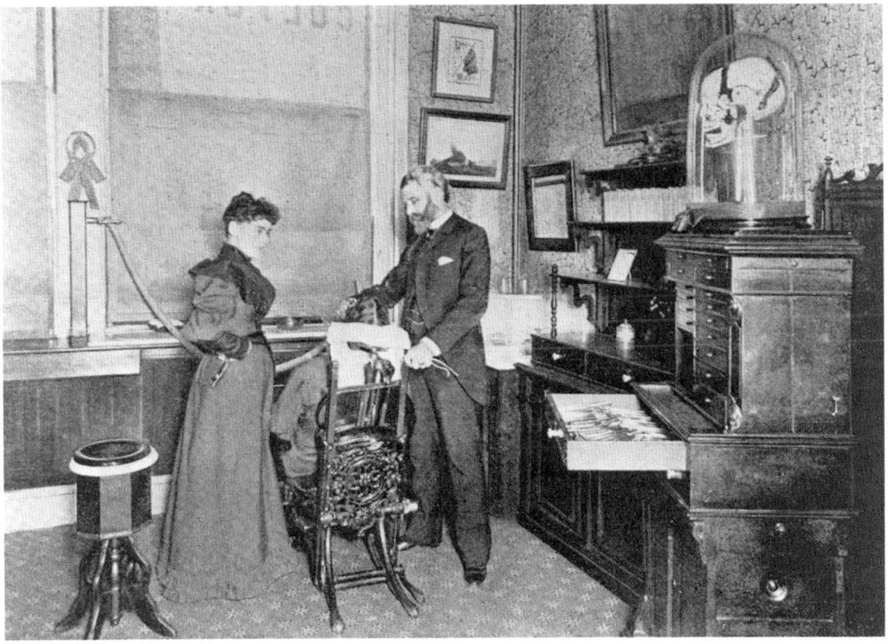

19 世纪的牙医诊所施用笑气。

但是麻醉术的发明是不可避免的。1846 年，牙科医生威廉·莫顿（William Morton）和化学家查尔斯·杰克逊（Charles Jackson）发表了他们在手术中成功使用乙醚的文章。1847 年，詹姆斯·扬·辛普森（James Young Simpson）在分娩手术中使用了氯仿进行麻醉[9]。但是这一点仍然存在争议——虽然维多利亚女王（Queen Victoria）在生产第 8 胎时也用了氯仿麻醉。但截至 1863 年，至少有 123 人因这一方法死亡[10]。

因麻醉死亡的一个原因可能是卫生条件差，另一个原因则可能是剂量过大。在当时的费城，托马斯·米特（Thomas Mütter）就一直在努力控制使用乙醚的浓度，剂量甚至会受温度的影响。1854 年，他的学生爱德华·鲁宾逊·斯奎布（Edward Robinson Squibb）完善了一种能“用蒸汽均匀输送乙醚”的装置，接着又设计出了一个“乙醚面罩”

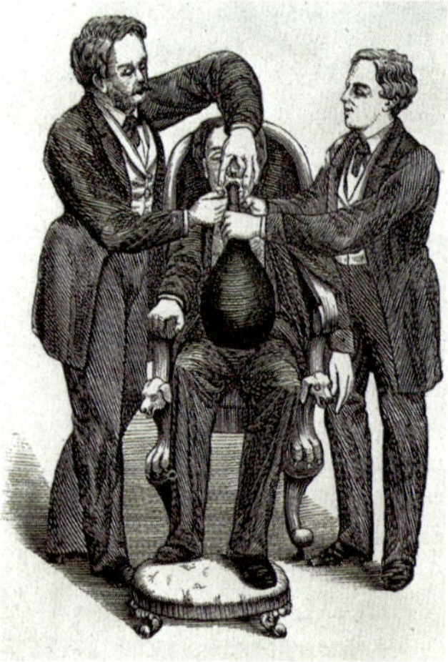

1863 年，人们正在使用笑气。

来防止医生意外吸入[11]。

可吸入或注射的麻醉剂能改变手术。由于手术压力小，外科医生能做的不仅仅是截肢和去除外部赘生物。今天，麻醉师是外科手术团队的重要成员，复杂的手术可能持续数小时。只有在研发了可靠的麻醉剂之后，脑外科手术、器官移植和其他能挽救生命的手术才成为可能。

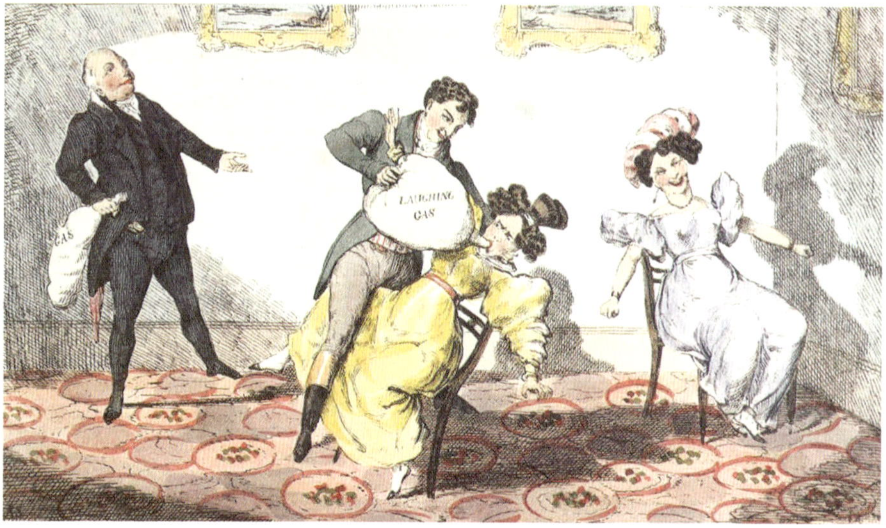

一幅 1830 年的漫画中，刻薄的妻子吸入笑气后，出现了令丈夫满意的效果。

迷幻蘑菇

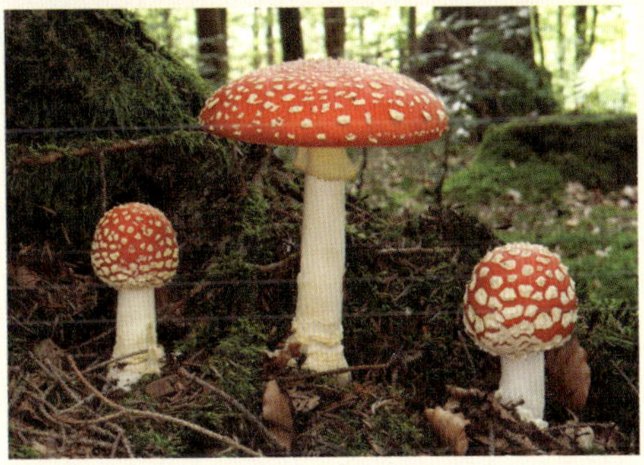

美丽的毒蝇伞虽然有毒，但很少致命，西伯利亚的萨满教巫医和其他土著文明中经常使用它。

笑气并不是人们发现的对神经系统产生影响的第一个物质。世界各地的人们都发现过一些类似的物质（通常是植物），可以改变他们的情绪和对现实的感知。例如，蘑菇不仅因能治愈疾病而知名，还能改变人们的意识状态，既能让人镇静（因灵芝有镇静效果，中医认为其十分珍贵[12]），也能让人兴奋。

许多文化都会将神圣的蘑菇用作宗教致幻剂（entheogen）——在英语中，这个词指一种“产生内在的神性”的物质。早在公元前4500年，埃及人就在墙壁和象形文字中描绘了蘑菇和其他真菌，还把庙宇的柱子建成巨大的蘑菇形状[13]。在16世纪的墨西哥，西班牙殖民者试图根除纳瓦特尔文化的宗教和疗养仪式中将蘑菇用作宗教致幻剂的用法，但在遥远的墨西哥高原上，诸多仪式和萨满教活动中仍在使用蘑菇[14]。20世纪50年代，蒂莫西·利里（Timothy Leary）和理查德·阿尔珀特（Richard Alpert）曾用含有裸盖菇素（此物质能让人改变意识状态）的蘑菇做实验。两人因此失去了哈佛的教职，结果却成了反主流文化的英雄。此后，裸盖菇素被认定为非法药物。

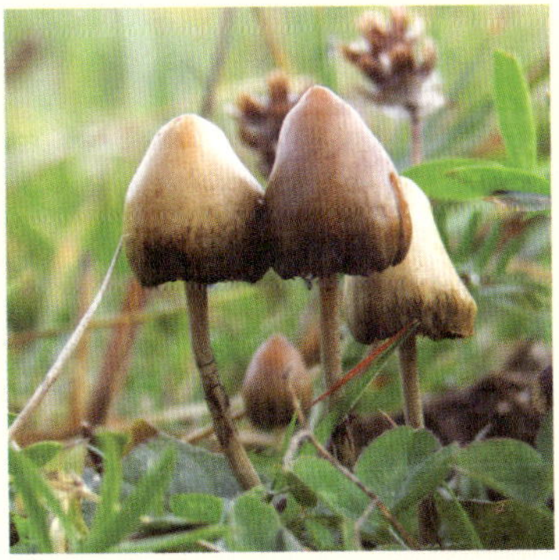

裸盖菇被用作宗教致幻剂或娱乐性药品，能给人带来快感，改变人的精神体验和感知。

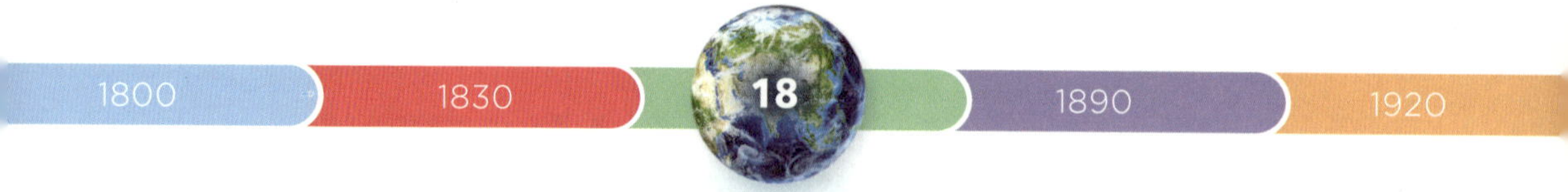

公元1847年

洗手就能降低死亡率

伊格纳兹·塞麦尔维斯很震惊，他所在的维也纳医院因产科而闻名于世[1]，但产妇却宁愿在大街上分娩，因为这样更安全[2]。在医院生产的产妇死于产褥热的更多，第一诊室的死亡率尤其高。这家医院有两个产科诊室轮流收治产妇，但每当婴儿出生后，产妇就会恳求院方将她们送进第二诊室，因为那里的死亡率更低[3]。

产褥热是19世纪医院中常见的一种细菌感染，甚至在医生协助下的家庭分娩后也很多见。它能摧毁因分娩而筋疲力尽的女性的生殖系统和血液循环系统。1843年，奥利弗·温德尔·霍姆斯（Oliver Wendell Holmes）在美国宣布这种疾病是通过医生未洗过的双手和衣服传播的，但是他的观点在很大程度上被忽视了[4]。

1847年，塞麦尔维斯也得出了同样的结论。作为约翰·克莱因（Johann Klein）教授的助手，他负责管理第一诊室，发现病人的看法并没有错。1841—1846年，第一诊室的死亡率为9.92%，而第二诊室的死亡率为3.88%[5]。是瘴气惹的祸吗？不，两个诊所在同一家医院，共用一间接待室，所有病人都呼吸同样的空气。因为人太多了？不，

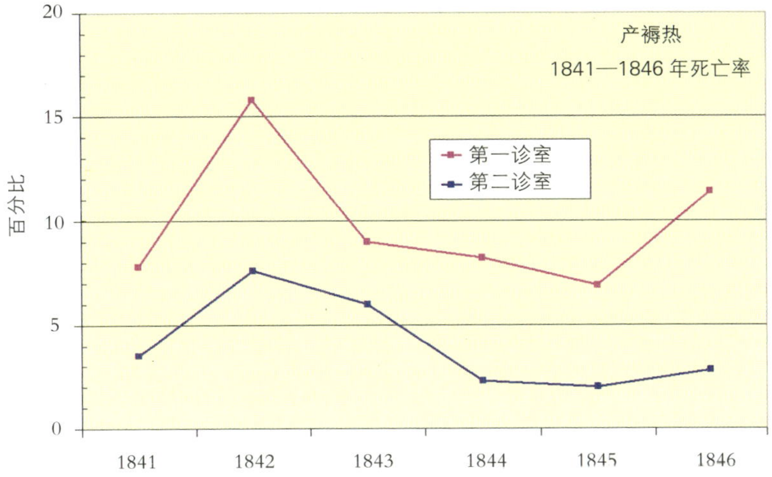

维也纳总医院第一诊室（由医学生接生婴儿）的产妇比第二诊室的产妇（由助产士接生）在产褥期死亡率更高，为什么？

第二诊室的人更多。塞麦尔维斯排除了一个又一个假设[6]。他极不情愿地断定，疾病是从太平间携带至第一诊室的。1840 年之前，这两个诊室在人员配备和死亡率方面都是一致的；1840 年之后，第一诊室由受训的医学生负责，第二诊室则由助产士负责。医学生平时会做尸检，而助产士不会。

后来，塞麦尔维斯的一个朋友在尸检中被解剖刀割伤，不幸离世，他出现了产褥热的所有症状。塞麦尔维斯推断，尸体中的一些微粒将疾病传染给了他的朋友，而教授、护理员和医学生的手上都有这种尸体上的微粒，产妇可能也是因此患病的[7]。那年 5 月，他开始要求每个人都洗手，不只是用肥皂和水，还要用漂白粉。1847 年上半年，第一诊室的死亡率为 7.82%，这一方法实行后的下半年，死亡率就下降到 3.04%。

有两起事件让他相信，活体组织的分泌物和尸体会传播发热症状。其一是那年 10 月，一位患有子宫内膜癌并有分泌物流出的女性躺在病房门口的床上，当时在病房分娩的 12 个产妇中，仅有 1 人存活。那之后，塞麦尔维斯让每个受感染的病人检查完都要经氯水消毒后再离开。第二起事件发生在同年 11 月，一个膝盖流脓的女病人不知怎的感染了整个病房。塞麦尔维斯不相信这是经护理员的手传播的，他认为传播介质一定是空气，此外，她邻床的产妇也因分娩而很容易受到感染。从那时起，他便会将有伤口且伤口有分泌物流出的病人隔离治疗[8]。

虽然塞麦尔维斯降低了医院的死亡率，但并没有影响医学界的看法。他不善于沟通，不圆滑老练，不愿发表文章或演讲[9]。他写了许多愤怒的信给著名的产科医生，谴责他们是杀人犯，因为他们不洗手。这让医生们十分恼火。

此外，医生们相信既定的理论：感染是由接触传染和瘴气引起的。塞麦尔维斯认为产褥热没有传染性，天花是传染病，接触天花病人“只会导致天花而不会导致其他疾病”，产褥热可能是“因其他疾病引起的”。这一病症也不是瘴气造成的，它通过“腐烂的动物有机质传播”，或许可以通过空气传播[10]。

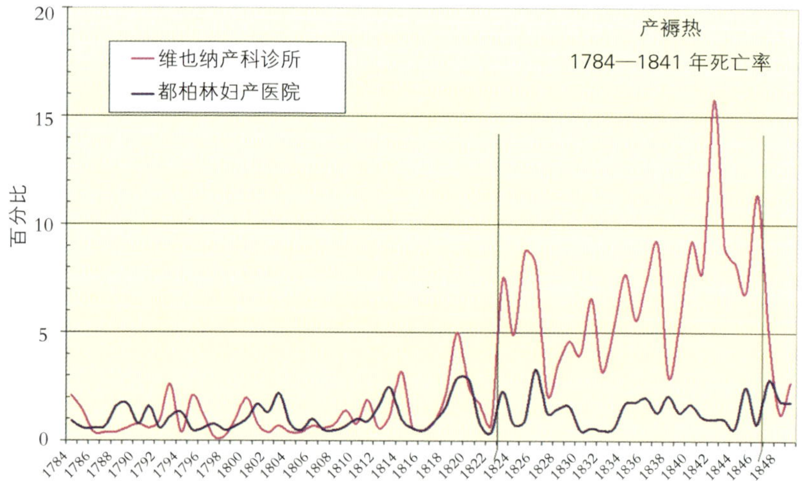

在塞麦尔维斯 1861 年出版的书中，他比较了 1784—1849 年在都柏林妇产医院和维也纳产科诊所里的产褥热致死率。维也纳的死亡率在 1823 年教学医院引入病理解剖学后急剧上升，但在 1847 年引入氯水洗手方法后下降。

历史证明塞麦尔维斯的做法是对的。1867 年，詹姆斯·扬·辛普森调查了 180 多万例分娩手术，发现产妇在医院生产的死亡率为 3.4%，而在家里生产的死亡率只有 0.47%。他的报告遭到猛烈的攻击。但是，约瑟夫·李斯特（Joseph Lister）和路易斯·巴斯德的细菌理论很快给医生们提供了解释和控制感染的新方法，情况才有所改善。

弗洛伦斯·南丁格尔与军队并肩作战

弗洛伦斯·南丁格尔（Florence Nightingale）是一名统计天才。22 岁时，她读了社会改革家埃德温·查德威克撰写的《关于英国劳动人口卫生状况的调查报告》（*Inquiry into the Sanitary Conditions of the Labouring Population of Great Britain*）。查德威克用统计数据表明，不卫生的环境会降低预期寿命[11]。因此，11 年后的克里米亚战争中，英国士兵的死亡率让南丁格尔想到了卫生情况。每 5 例死亡中，就有 4 例是由传染病引起的。斯库台的军事医院肮脏不堪，人满为患，《泰晤士报》（*The London Times*）也指责陆军医疗队玩忽职守[12]。

公众愤怒不已，南丁格尔也是如此，她为此做了一些事。1854 年，她带着 38 名护士冲到斯库台，开始对医院进行改革，但遭到主管医生的强烈反对。她指导护士给受伤的士兵洗澡，清洗伤口，换上干净的衣服，提供健康的饮食。她建立了一套系统来清除病房里的排泄物和污水，修理了管道系统和厕所，让病房的窗户保持开放，并将医院的床单煮沸以消灭虱子[13]。

她把自己所做的和看到的一切都记录下来。战后，她仍然是一支活跃的政治力量，在幕后为医院、护理和护理教育改革而努力。她利用统计数据来争取支持。在发现微生物的 20 年前，南丁格尔就倡导了许多卫生措施，如今的医院仍然在践行她的经验。

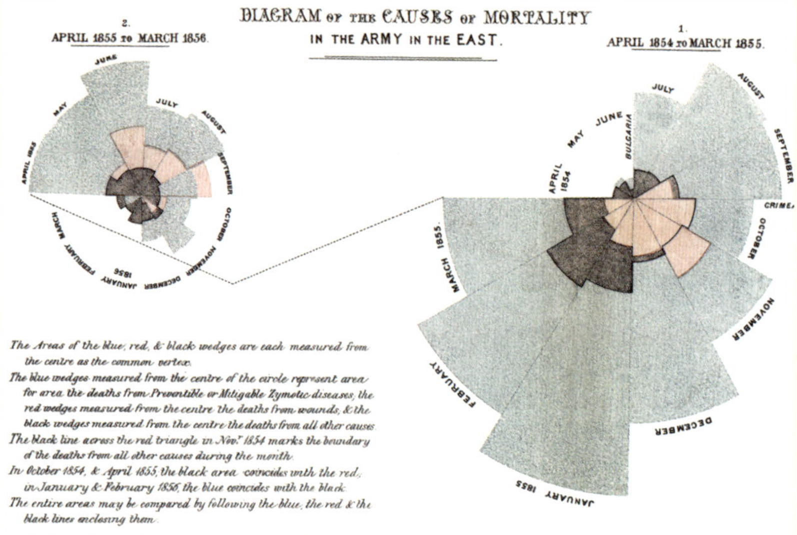

19 世纪，统计学变得越来越重要，它是科学发现的工具，也是说服他人的工具。弗洛伦斯·南丁格尔设计了这幅极坐标区域图，图表显示，死于可预防疾病（蓝色）的英国士兵比死于受伤过重（红色）或其他原因（黑色）的英国士兵要多得多。

1800 1825 19 1875 1900

公元1848年

怪物汤——公共卫生是头等大事

伦敦的臭味让埃德温·查德威克忧心忡忡。1846 年，他告诉议会：“所有的气味都是疾病。”吸入可怕的瘴气就相当于吸入死亡。如果说恶臭的空气正在杀害伦敦居民，那么拯救他们的方法显而易见。公共卫生必须从消除恶臭开始[1]。

公共卫生是查德威克一生的头等大事。他是律师，不是医生，但他更像是一个社会改革家。他花时间研究穷人的处境，然后起草并推动改善他们处境的法案。1832 年，查德威克加入了一个皇家委员会，负责更新古老的济贫法。查德威克研究了工人们的生活条件，很快就确定生存环境决定了人们的健康状况。肮脏的贫民窟使人生病，社会不得不承担他们的治疗费用，助其家属举行葬礼，赡养遗孀和遗孤。委员会的医生报告说，预防疾病的卫生设备花费更少。1848 年，议会批准了英国第一部《公共卫生法案》，这很大程度上归功于查德威克[2]。

1848 年正是革命之年，这一年颁布的《公共卫生法案》也是革命性的。法案制定后，政府机构应该全权负责从供应水和食物到清除垃圾的整个过程。查德威克被任命为卫生总署主席（1854 年离职）和首都下

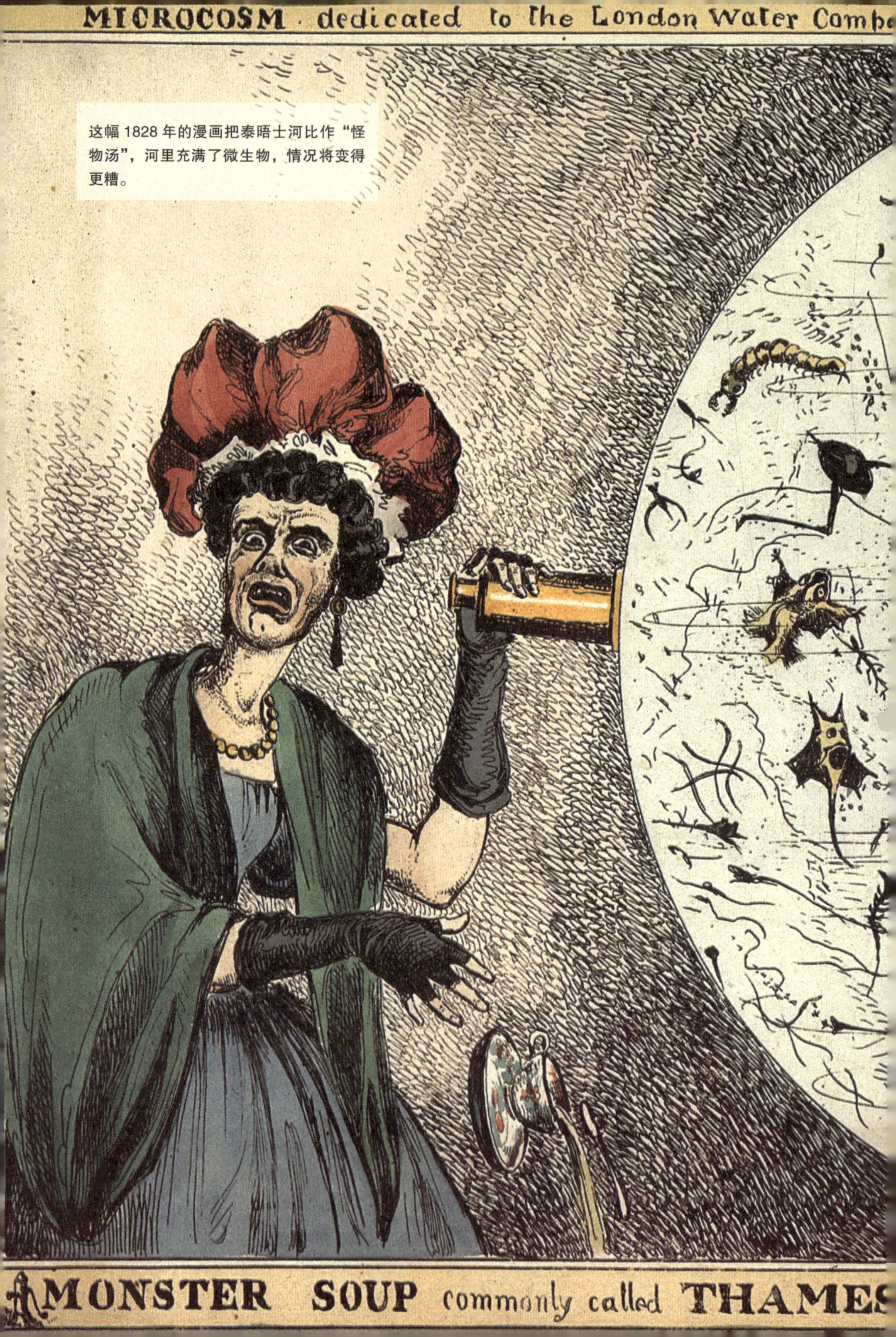

这幅 1828 年的漫画把泰晤士河比作“怪物汤”，河里充满了微生物，情况将变得更糟。

BROUGHT FORTH ALL MONSTROUS, ALL PRODIGIOUS THINGS,
HYDRAS, AND GORGONS, AND CHIMERAS DIRE. — Vide Milton

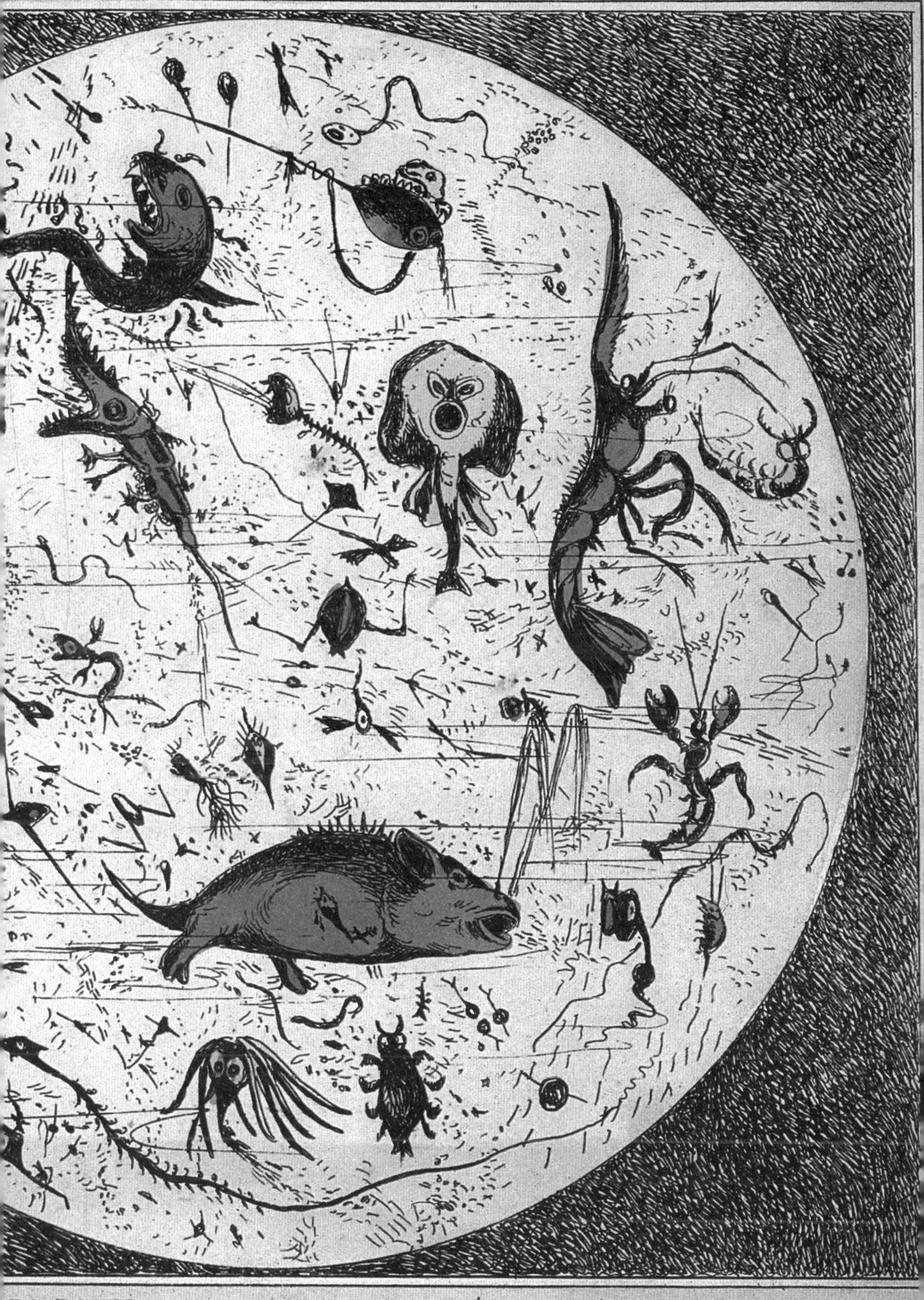

WATER. being a correct represention of that precious stuff doled out to us !!

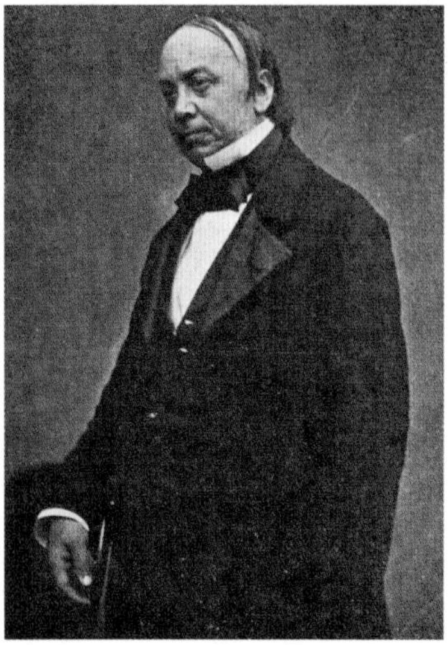

埃德温·查德威克爵士说服英国立法者通过了1848年开创性的《公共卫生法案》。

水道委员会主席（1849年离职）[3]。他决心用自己的新权力为公众谋福利。不幸的是，他的一些努力适得其反。

查德威克把气味和疾病联系在一起是有一定道理的。19世纪的城市肮脏不堪，那时伦敦已经成为世界上最大的城市。越来越多的人、马和其他动物都走上街道，街上出现了越来越多的粪便。伦敦的垃圾处理依赖于一群拾荒者，他们中既有纯粹的收寻者（收集狗屎），也有清沟夫（在河边搜寻掉落的硬币和小饰品）。在过去，下水道是用来处理暴雨径流的，而家庭垃圾则会流入污水

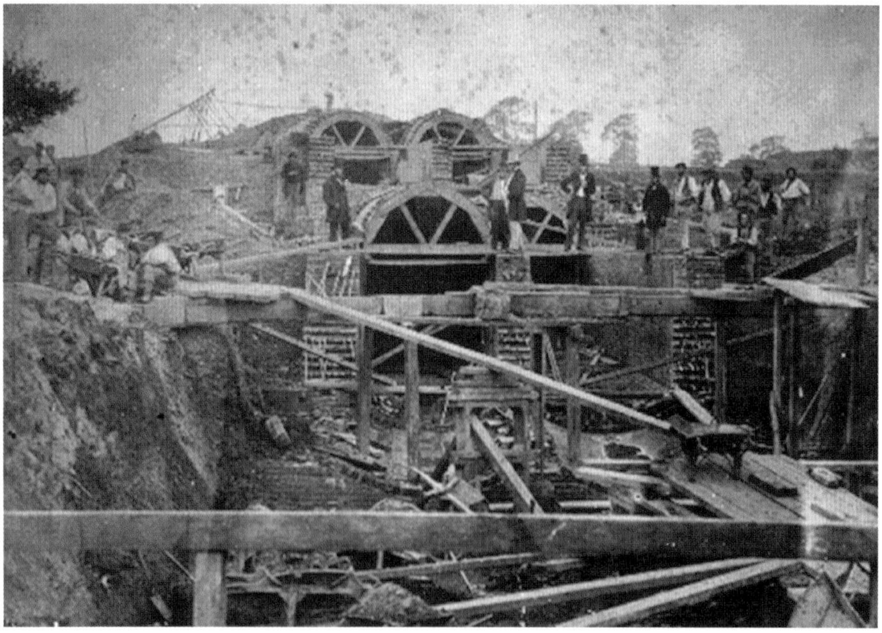

1859年，伦敦东区的下水道隧道。

池或堆放在地窖和后院中[4]，这对人们的健康极其不利。

因此，查德威克和他的盟友们拆除了 3 万个污水池，把家庭和街道垃圾都排入泰晤士河。查德威克是瘴气理论的坚定信奉者，他认为疾病是散发着腐烂垃圾气味的恶劣空气引起的。如果没有别的原因，有害气味会通过“抑制系统并使其容易受到其他原因的影响”损害身体[5]。根据这个理论，清理污水池是有道理的。但随着社区的气味开始好转，河

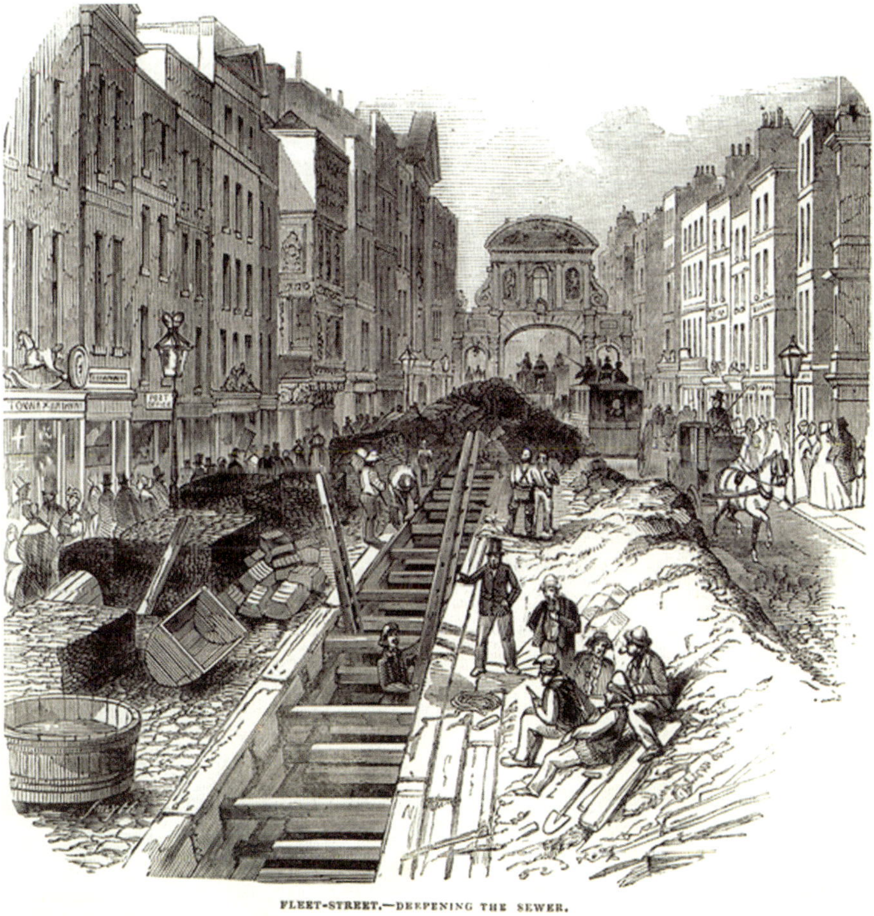

FLEET-STREET.—DEEPENING THE SEWER.

下水道和伦敦其他的小溪、河流组成了一个古老的排水系统。直到 19 世纪 40 年代，该系统仍在接受未经处理的污水和暴雨径流。当下水道被加深时，一些人很担心：1665 年瘟疫受害者的尸体会不会因此把新的传染病释放到空气中？

水的气味却更难闻了。来自家庭、屠宰场、化工厂和其他工业的未经处理的垃圾流入了城市的饮用水[6]。下水道排水口下游的社区所遭受的污染比空气污染更严重，酒精甚至是比泰晤士河水更安全的饮料[7]。

瘴气理论是错误的，但它与强大的公共卫生基础设施的目标相一致，后者往往会随着时间的推移降低死亡率。不幸的是，它导致查德威克更多地关注干净的空气而不是干净的水，从而导致了霍乱（一种通过水传播的疾病）在1849年和1854年流行。议会没有更新《公共卫生法案》，查德威克于1854年被迫下台。但在很大程度上，由于他的努力，我们现在得以理所当然地认为，政府应该在铺路、清洁用水、垃圾清理和污水处理方面发挥作用。

瘴气学说相关性与因果关系

19世纪80年代之前，人们一直相信古老的瘴气理论，直到细菌理论为疾病提供了更好的解释。瘴气的概念从直觉上讲是有道理的，因为生活在卫生条件差的肮脏地区的人患病的风险确实更高——难闻的气味总是与疾病有关。

但是相关性并不是因果关系，如果X和Y是强相关的，那么X有可能导致Y，但也有其他可能性。Y可能导致X吗？X和Y可能都是由Z引起的吗？这种相关性可能是巧合吗？

当人们认为瘴气（X）会引起疾病（Y）时，他们就会在晚上避开沼泽。这并不是一个坏主意，因为蚊子（Z）很可能会在晚上的沼泽里叮咬人畜，让人感染疟疾（疟疾的英文malaria就是“坏空气”的意思）和其他危险的细菌。

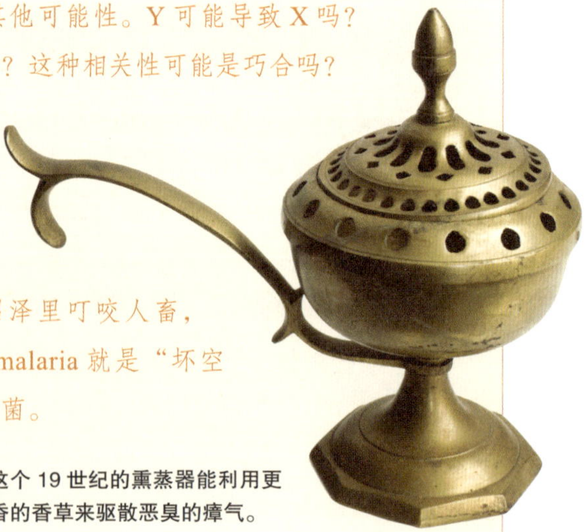

这个19世纪的熏蒸器能利用更香的香草来驱散恶臭的瘴气。

青铜时代的公共卫生

在查德威克生活的伦敦，室内管道和抽水马桶都不是工人的标准操作设备。但在公元前2600年～前1900年，哈拉帕文明正值鼎盛时期，印度河流域的水资源管理和城市规划蓬勃发展。考古学家在那里发现了建在巨大人工梯田上的城镇[8]，基本物品和服务，包括蓄水设施和公共洗浴设施，被安置在洪水位之上。在梯田下面的居民区，街道两旁排列着一层或两层的砖砌建筑。

供水来自大型水库[9]或私人和公共水井组成的垂直网络[10]，房屋配有浴室和厕所。屋顶、厨房和浴室的废水被排入有盖的街道排水沟中[11]。公共厕所的排水设施很好，排水沟经过精心设计和维护，以防止堵塞[12]。通常，废水和垃圾会被倾倒在城市的内墙和外墙之间。在一些可以通过管道将废水排放到墙外的城市，可以将其给周围的农田施肥。

哈拉帕人可能是史前最好的水资源管理者，但他们并非唯一。在公元前3000年～前2000年，米诺斯人、亚述人和巴比伦人也有复杂的下水道及排水系统、赤陶管道、干净的流水、喷泉、浴缸和冲水马桶[13]。然而直到1596年，约翰·哈灵顿（John Harington）爵士才发明了英国的第一个冲水马桶。

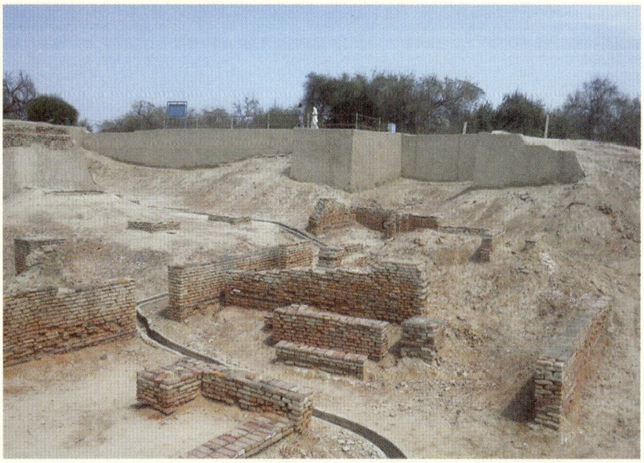

这是一张拍摄于2014年巴基斯坦哈拉帕考古挖掘现场的照片，图中是一个古老的下水道。

20

公元1854年

霍乱与流行病学

1854 年，曾在 1849 年导致超过 1.4 万伦敦居民死亡的霍乱[1]再次肆虐[2]。这一年的死亡病例集中在苏豪区，国家卫生委员会派出了一批委员进行调查。他们有一长串要检查的东西，首先要检查的就是成堆的排泄物。调查人员被要求去各个家庭嗅闻格栅，检查地下室，观察房间的拥挤和通风情况[3]。这份清单的本意是找到导致霍乱的危险因素，却揭示了委员会的先入之见：他们希望能证实瘴气理论。

为了了解流行病，19 世纪的医生们使用了新的研究方式，如统计、地图和其他图表。然而，他们却仍会根据旧的理论来解释数据。刘易斯 · 贝克（Lewis Beck）博士绘制了 1832 年流行病在北美河流和运河上的发展轨迹，并否定了霍乱是介水传染病这一明显结论。他总结道，霍乱患者大部分是穷人，因为穷人最有可能道德败坏，因此容易受到瘴气的影响。（举的例子是一家救济院中的贪吃者们狼吞虎咽地吃着黄瓜和其他蔬菜[4]。）

在伦敦，官方的死亡率统计数据由埃德温 · 查德威克（见第 19 章）的同事、伦敦统计学会的早期成员威廉 · 法尔（William Farr）负责。数据显示，一些社区在1849年的疫情远严重于其他社区。在分析了8个解释变量后，他得出结论：海拔是重要变量，住在高于瘴气的地方更安全[5]。法尔的分析遭到了医生约翰·斯诺的质疑。

斯诺是一名麻醉师（他曾被要求在维多利亚女王分娩时给她注射氯仿），他对气体的了解让他对瘴气理论持怀疑态度，他怀疑霍乱是通过水传播的。到1849年8月，伦敦南部地区的死亡人数（死亡率为7.96‰）比其他地区的死亡人数总和还要多（死亡率为2.4‰）。斯诺的解释是：南部地区的水来自泰晤士河下游的下水道[6]。法尔不同意这一观点，但他持续给斯诺提供数据。

1854年，疫情在斯诺的办公室附近爆发。他绘制了街道地图，仔细地标记出当地的水泵分布。在没有室内管道的情况下，人们用这些水泵来做从饮用到洗衣服的所有事情，甚至还有自己最喜欢的水泵——宽街水泵因水质优良而闻名[7]。

斯诺和当地牧师亨利·怀特黑德（Henry Whitehead）采访了83名出现死亡病例地区的居民。据这些居民说，有73名死者住得离宽街水泵更近，其中61人对宽街水泵的喜爱是出了名的[8]。汉普斯特德（Hampstead）只有一起死亡病例，也与宽街有关，死者非常喜欢宽街水泵，甚至在她搬走后，家人还会给她送过去这里的水[9]。但令人惊讶的是，在靠近宽街水泵的拥挤的济贫院和啤酒厂中，几乎没有人死亡，这是因为济贫院用的是自己的水井，而啤酒厂的员工则更喜欢每天定量供应的麦芽酒[10]。

之后，人们说斯诺仅靠偷走宽街水泵的把手就阻止了流行病的蔓延[11]，当然这并不是事实。他确实说服了当地官员关闭水泵，但当时死亡人数已经在下降了。疫情因一个患霍乱的婴儿的尿布污染水泵而爆发，但在有人根据斯诺的发现而采取行动之前，疫情几乎已经结束了[12]。

斯诺留给人类的遗产是流行病学——系统地绘制和追踪病例的方

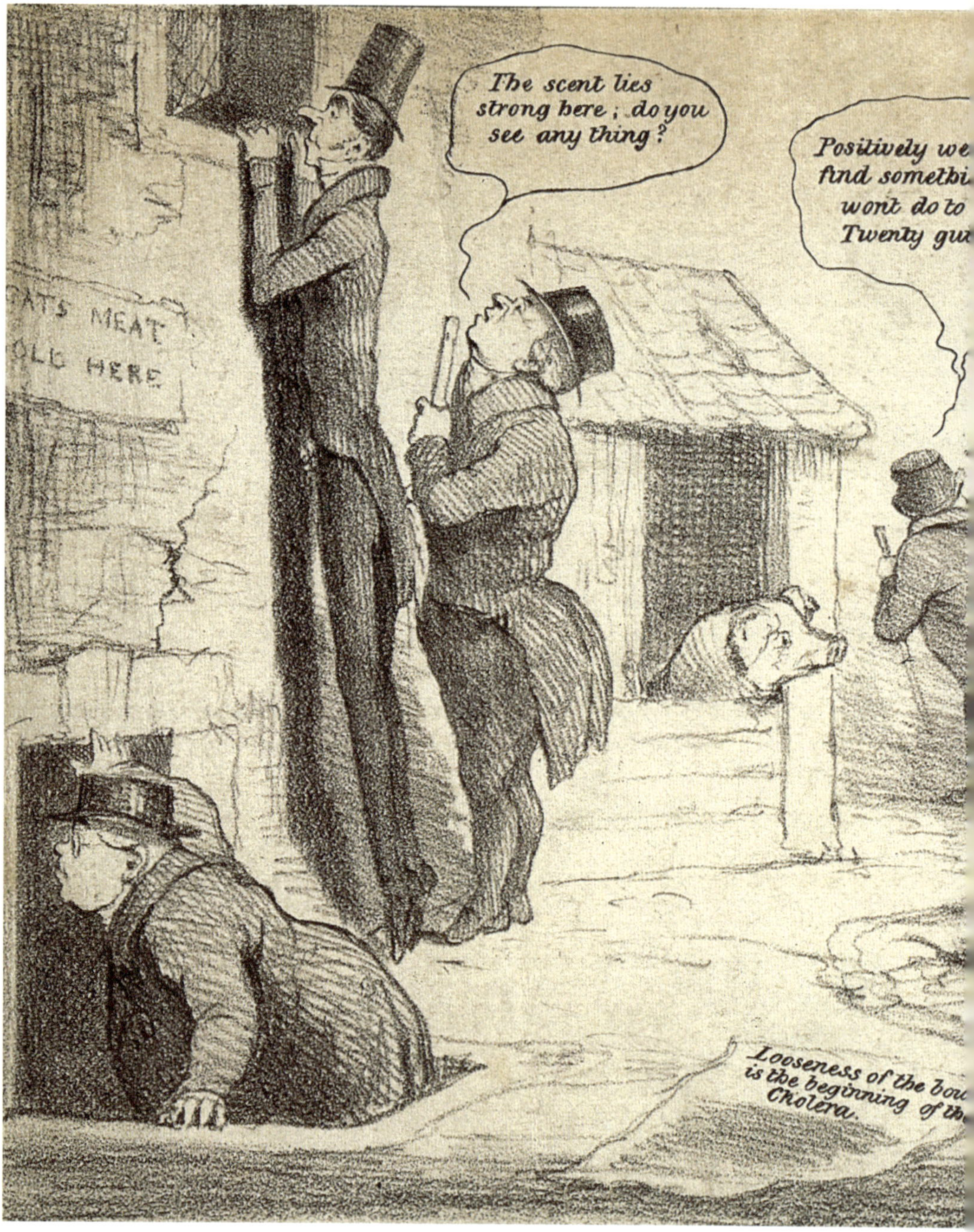

卫生委员会派了一批委员去检查霍乱肆虐的苏豪区，他们奉命检查通风问题、排泄物和气味。

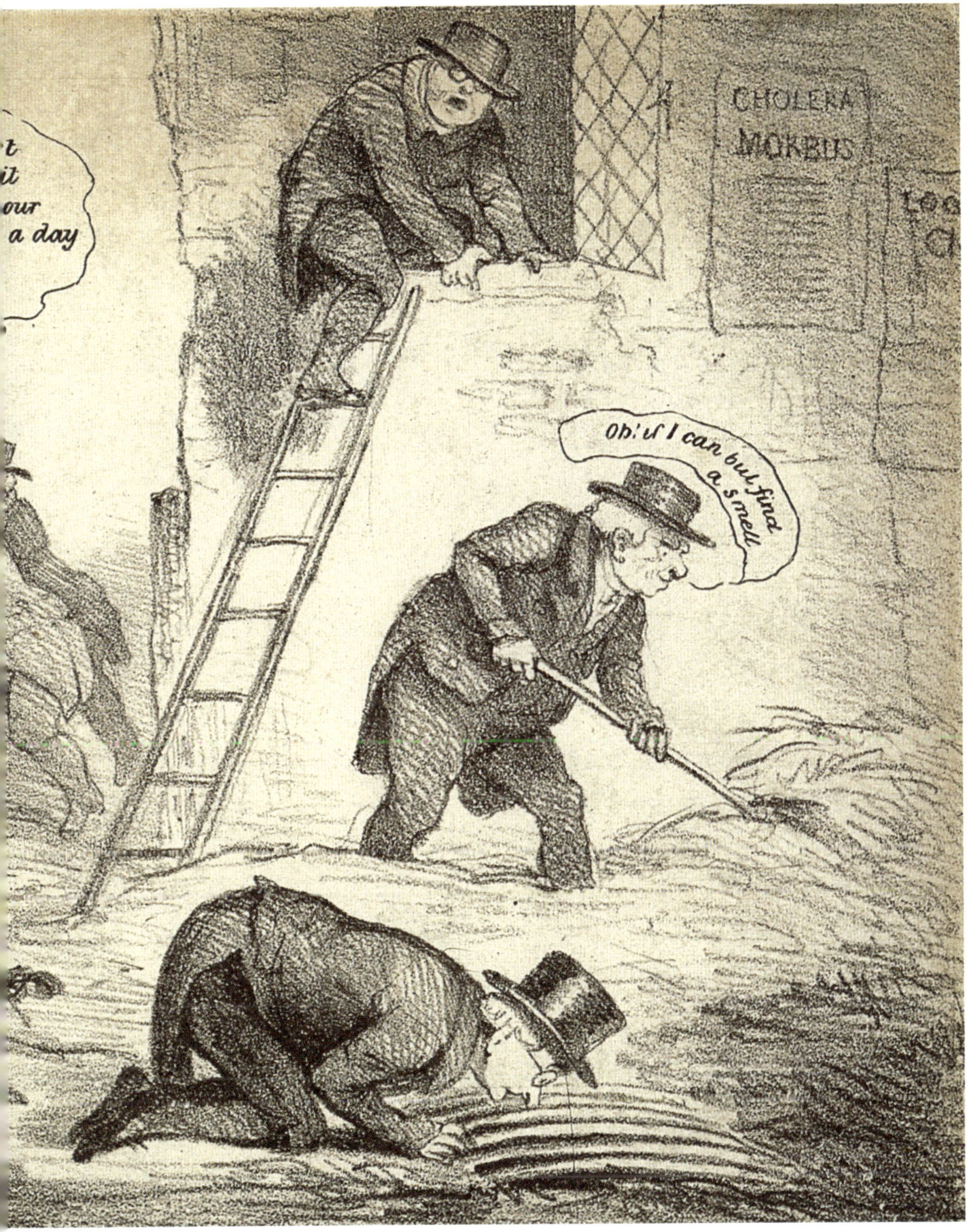
CHOLERA MORBUS
Oh! if I can but find a smell

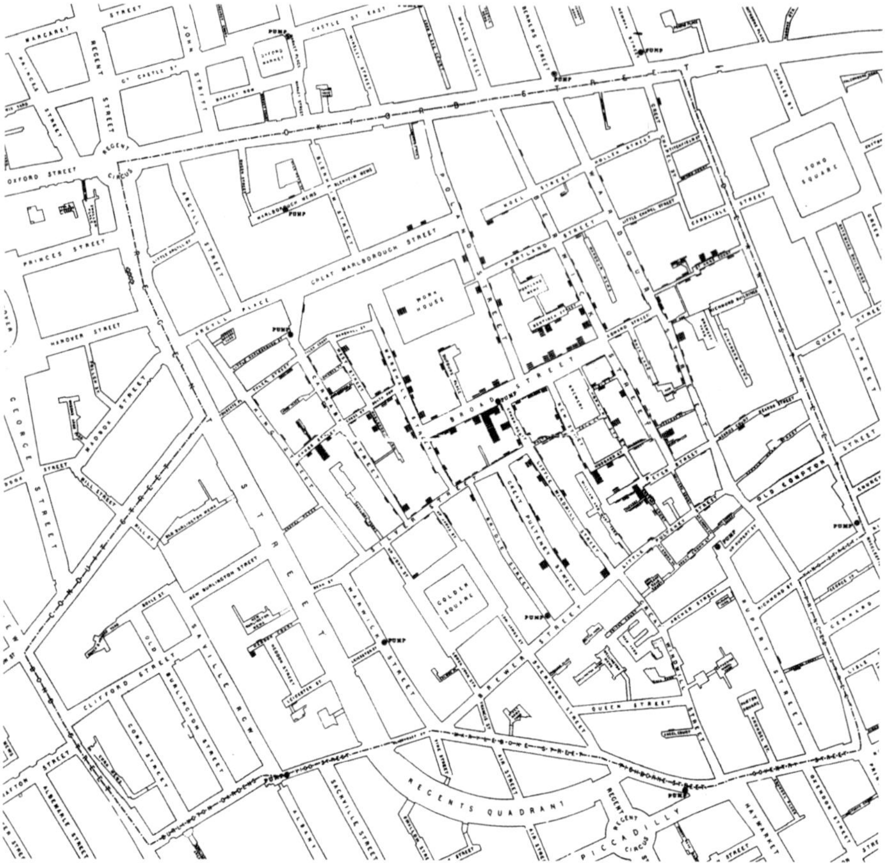

约翰·斯诺于 1854 年绘制的原始地图，用黑色突出显示霍乱病例。

法，今天，人们利用这种方法追踪世界各地的流行病[13]。他提出的关于霍乱的水传播理论，虽然在他自己的时代不受欢迎，但在 19 世纪 80 年代，路易斯·巴斯德和罗伯特·科赫的研究成果问世之后，斯诺的理论变得更加可信。

霍乱的发现与消失

约翰·斯诺的结论是对的，霍乱确实是通过水传播的。他是在流行病学家的地图上而不是实验人员的实验室设备的基础上得出这一结论的，那时，其他科学家还没有准备好接受它。

这并不是唯一一个被发现又被遗忘的霍乱相关理论。1832年，苏格兰医生托马斯·拉塔（Thomas Latta）给15名垂死的霍乱患者静脉注射了生理盐水，其中5人得以幸存。他被指责没有使用已批准的治疗方法，如放血、催吐和使用泻药等导致脱水的“英雄”疗法。此后，补液疗法在19世纪90年代才终于开始流行。

霍乱弧菌呈逗点状，是导致人类感染霍乱的病原体，由菲利波·帕西尼（Filippo Pacini）于1854年发现，但是他的论文《霍乱的显微观察和病理学推论》却几乎无人理会。1884年，罗伯特·科赫再次宣称发现了霍乱弧菌。

第三世界的霍乱

自1817年以来，7次霍乱疫情从海港沿着内河蔓延至世界各地[14]。病人会出现呕吐和腹泻症状，且很快会出现水样便，1854年，临床医生将其命名为“米泔水样便”，因为病人的粪便里有小肠脱落的白色斑片，形如大米。如此，病人很快就会脱水，体内循环的血液量直线下降，嘴唇变蓝，器官衰竭。

在今天，霍乱仍然是一个很严重的问题，每年约有300～500万人感染霍乱，约10万人因此死亡。大多数病例发生在缺乏安全饮用水的地方。

霍乱弧菌通常存活于恒河、孟加拉湾，甚至切萨皮克湾等潮汐河口。当水温上升，雨水将营养物质冲到下游的河口时，地方性霍乱就会季节性爆发。那里的浮游生物大量繁殖，滋养微小的桡足类动物，而这些动物又反过来成为霍乱弧菌的宿主。当气候条件适宜时，流行病就会爆发。虽然沸水可以杀死细菌，但受感染的人往往买不起木头来烧水。

孟加拉国的村妇有一种廉价的民间解决方案：她们用一种折叠了4～8次的旧纱丽来过滤水。研究人员发现，以这种方式折叠纱丽可以形成一个20微米（1微米是1‰毫米）的过滤器，小到足以清除浮游生物、桡足类动物和超过99%的霍乱弧菌。他们比较了使用纱丽过滤器、尼龙过滤器和无过滤器的效果，发现用纱丽或尼龙过滤器过滤水，可以将霍乱发病率降低一半。

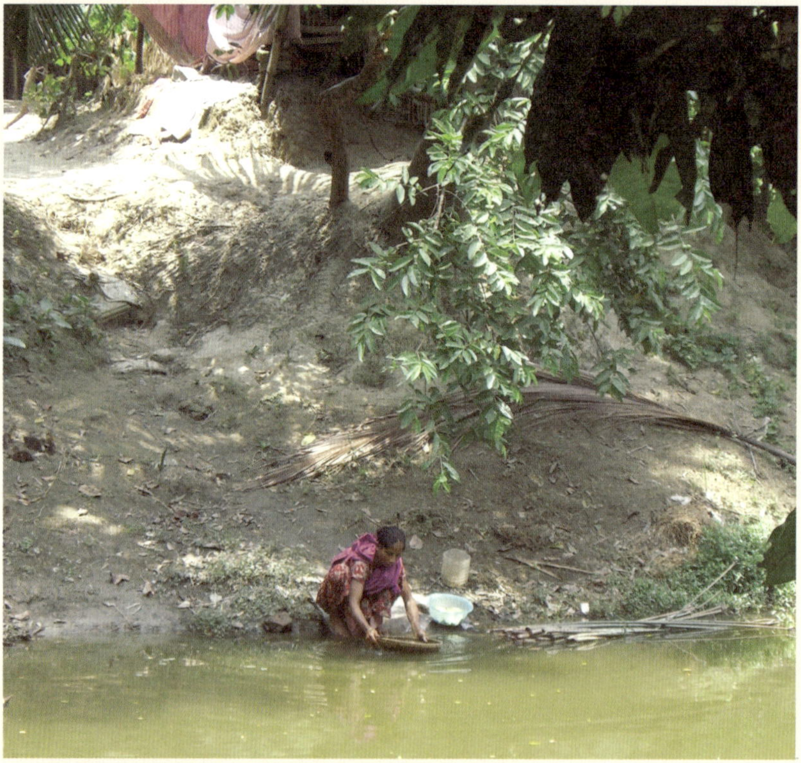

孟加拉国的一个村庄里，村民正在洗衣服。

1800 1830 21 1890 1920

公元1867年

孟德尔与遗传性状

“遗传学之父”格雷戈尔·约翰·孟德尔从没有使用过“基因”这个词——早在 1865 年，他就解释了性状是如何代代相传的，但他的见解极为超前，以至于那时还没有“基因”这个词。他不得不用“离散的、颗粒般的因子”指代[1]。当他的论文《植物杂交实验》发表时[2]，听众们几乎没有讨论就走开了[3]。孟德尔去世之后，他于 1866 年发表的论文才被认为是“生物学史上最重要的三大作品之一”[4]。

排名前三的还有一部作品，出版于 1859 年的查尔斯·达尔文（Charles Darwin）的《物种起源》（*On the Origin of Species*），达尔文的研究依据是地质时期[5]。达尔文的理论是关于物种层面上的遗传：如果一个物种中某些个体的特性能更好地适应环境，那么其成员就能活得更久，并拥有更多后代。那么个体是如何将特性传递给后代的呢？孟德尔是农民的儿子，富有选择性育种经验，也有能力进行调查[6]。

孟德尔是一位才华横溢的年轻人，却饱受抑郁症的折磨[7]。1843 年，他加入了学术气息浓厚的奥古斯丁修道院。他十分羞怯，不能胜任教区的工作，也没有通过教学考试，但在修道院院长的支持下，他得以继续

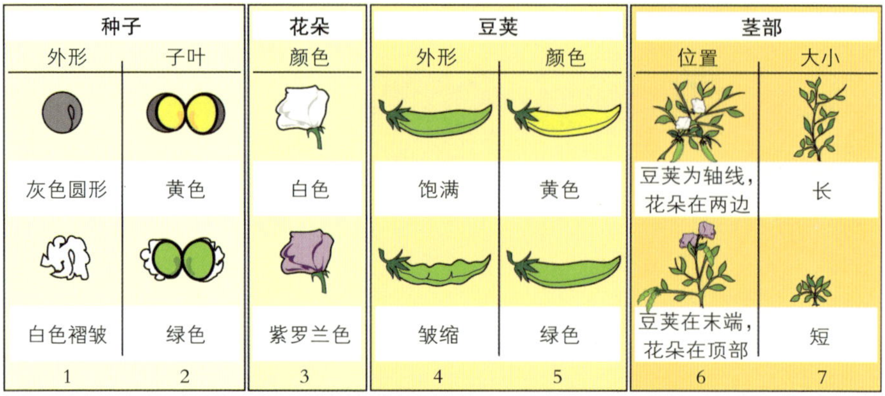

孟德尔的豌豆杂交实验确立了 7 种遗传性状的显隐性。

从事科学工作[8]。院长给他提供了一个温室——修道院的花园，帮助他进行实验。

孟德尔确实需要帮助——他研究了 30000 多颗豌豆和豌豆植株[9]。1854—1855 年，他测试了 34 个品种的豌豆种子。1856—1863 年，他在它们之间进行了异花传粉，每次测试 1 种性状的遗传性，而后 2 种，最后 3 种。在花朵未成熟时，他会除去雄蕊，用骆驼毛刷把花粉覆盖在柱头上，并在上面绑一个袋子，防止昆虫携来不同的花粉[10]。孟德尔共杂交了包括种子圆滑和皱缩、高茎和矮茎在内的 7 个性状。

亲本之一的性状会在第 1 代（f1）中表现出来。例如，将结绿色种子和结黄色种子的豌豆杂交时，它们的后代都结黄色种子。但在第 2 代（f2）中，一些结黄色种子的豌豆后代会出现结绿色种子的植株。加入更多豌豆的情况进行分析后，他发现 f2 代中结黄色种子的和结绿色种子的豌豆的比例接近 3 ∶ 1。注意到这一点，孟德尔称黄色为种子颜色的显性性状，绿色为隐性性状。用其他性状重复实验，他得到了同样的结果。在 f1 代中，隐性性状会消失，但在 f2 代中，大约每 4 株豌豆中会出现 1 株呈现隐性性状的植株，或者说每 20000 株豌豆就会出现 5000 株呈现隐性性状的植株。

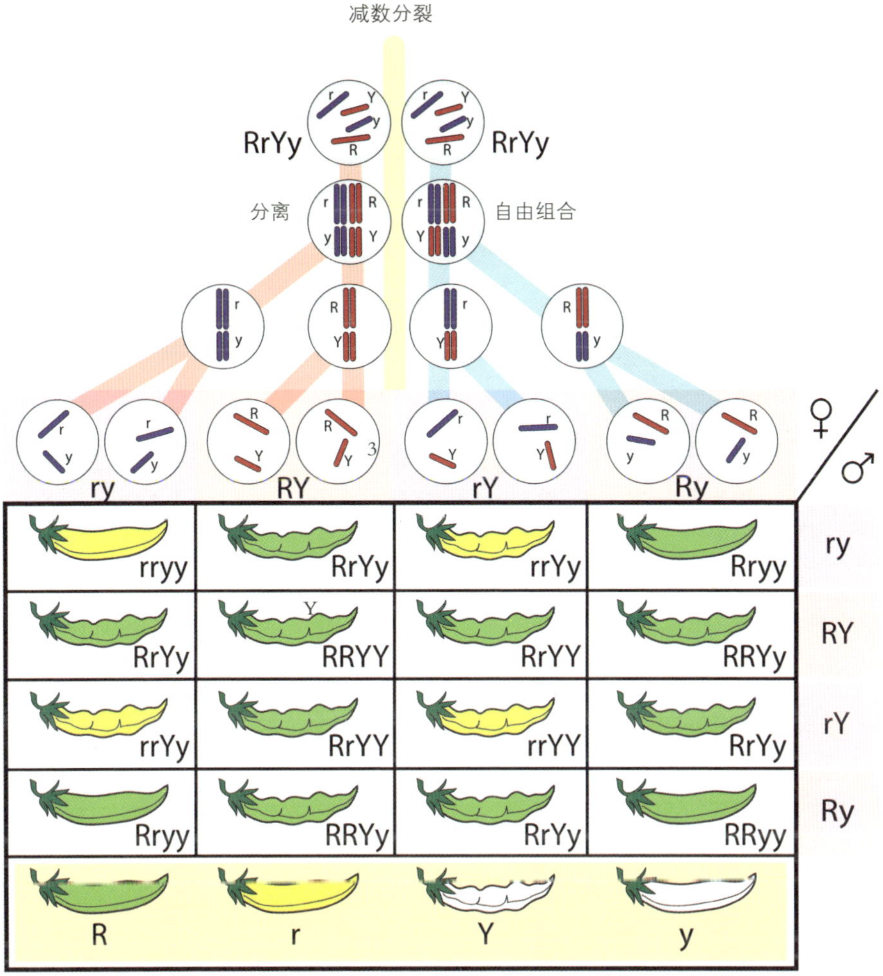

孟德尔的分离定律是，对于每一种性状，个体从父母双方都得到一套指令（一个等位基因）。黄色种子的等位基因是显性的，所以 f1 代的所有杂交植株都结黄色种子——但是它们也携带隐性的绿色种子基因。f2 代的植株有 1/4 的机会遗传到两个均表现为绿色种子的等位基因。

孟德尔解释了他的观察结果，他提出，发育成熟的性状是通过在所有个体中成对存在的离散的、颗粒般的因子遗传而来的。他了解植物的受精过程，他推断，为了繁殖，每一个个体都会形成自己的生殖细胞，每种性状只对应一个离散的因子。他称这些生殖细胞为“配子”。因此，在双亲各提供一个配子的情况下，后代就会从配子中获得

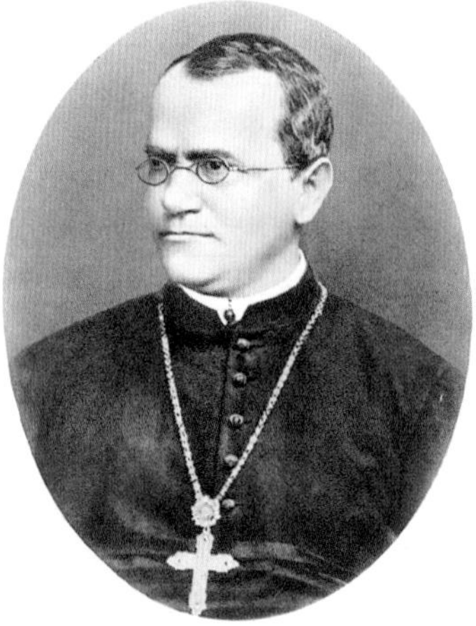

孟德尔是农民的儿子、数学天才、奥古斯丁修道院的修士，一位从研究科学转向行政管理的修道院院长。直到他死后几十年，世人才认识到他的发现与达尔文的研究有关。

一对因子——一个来自母亲，一个来自父亲。

他的观察也使他得出另一个结论：每一对离散的因子分别独立地分离进入花粉或卵细胞，这个结论后来被称为“自由组合定律”[11]。豌豆可以表现为高茎紫花，也可以表现为矮茎紫花；可以表现为高茎白花，也可以表现为矮茎白花。观察到的性状越多，它们可以重新组合的方式就越多。

孟德尔研究过概率（当时的一门新科学），他知道自己需要大量的数据才能得到一个可靠的比率。毫无疑问，他是第一个将概率应用到遗传理论研究中的人[12]。20 世纪 30 年代。新一代科学家，包括罗纳德·费希尔（Ronald Fisher）爵士、J.B.S. 霍尔丹（J.B.S. Haldane）、休厄尔·赖特（Sewall Wright）等，在他的工作基础上发展出了对群体遗传学的新理解，并建立了关于遗传和性状的全新术语。

镰形细胞性状：孟德尔的遗传理论与达尔文的自然选择

镰状红细胞贫血是一种痛苦的遗传病，从字面上看，它是一种与红细胞有关的遗传性血液病——一种血红蛋白紊乱导致的疾病[13]。它折磨着全世界数以百万计的人，使他们痛苦不堪，寿命缩短，即使在富裕国家，镰状红细胞贫血患者的预期寿命也只有40～60岁。患有镰状红细胞贫血的美国儿童比他们的同学更有可能在学龄前被摘除脾脏，并且是急诊室的常客。

那么，如果达尔文的进化论倾向于淘汰可能导致早夭的遗传特征，为什么世界上5%的人仍携带导致血红蛋白紊乱的基因？因为镰状细胞携带者在某种程度上可以抵御一种更致命的威胁：疟疾（一种由蚊

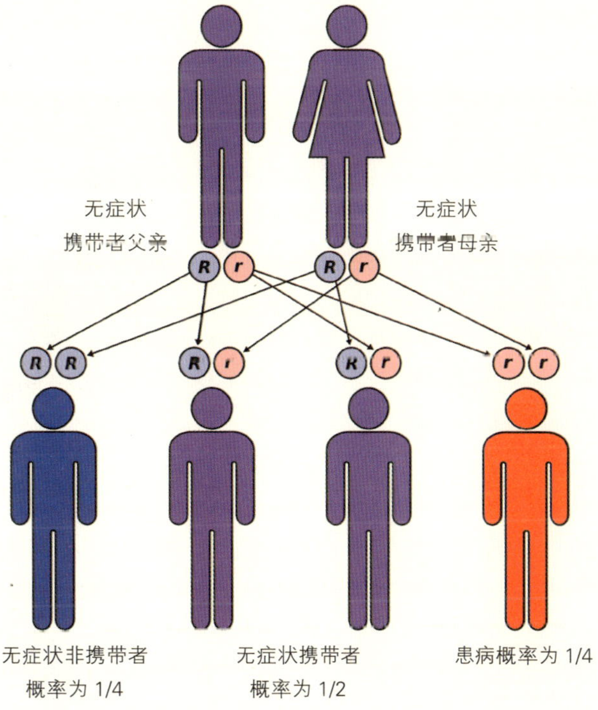

镰状红细胞贫血属于隐性遗传病，它能预防疟疾，因此在疟疾流行的人群中更常见。

子传播的虫媒传染病），疟原虫会在健康的红细胞中肆无忌惮地生长。2015年，约有43.8万人死于疟疾，其中30.6万人还不到5岁[14]。

1949年，遗传学家J.B.S.霍尔丹预言，血红蛋白紊乱疾病可能有助于人类抵御疟疾。他的推理是：（1）恶性疟原虫会让人感染一种高度致命的疟疾，它被认为已经感染了人类数百代，这足以促使进化；（2）疟疾死亡病例在儿童中最常见，他们尚未生育，这就为一种防止过早死亡的性状提供了进化优势；（3）疟原虫的大部分生命过程都在红细胞中，因此红细胞的异常可能会创造一个使疟原虫更难生存的环境[15]。

事实证明，具有镰形细胞性状的健康携带者仍会感染疟疾，但他们的红细胞被感染的数量更少，他们患脑型疟疾或严重贫血的可能性更小，也不太可能致死[16]。遗传了两个镰状细胞等位基因的兄弟姐妹面临双重危险，因为镰状红细胞贫血和疟疾都会导致贫血。但是平均来说，身为携带者的新生儿应该是患有隐性遗传疾病的新生儿的2倍——从数字上讲，镰形细胞性状对疟疾患者来说是一种优势，而不是劣势。

遗传学的语言

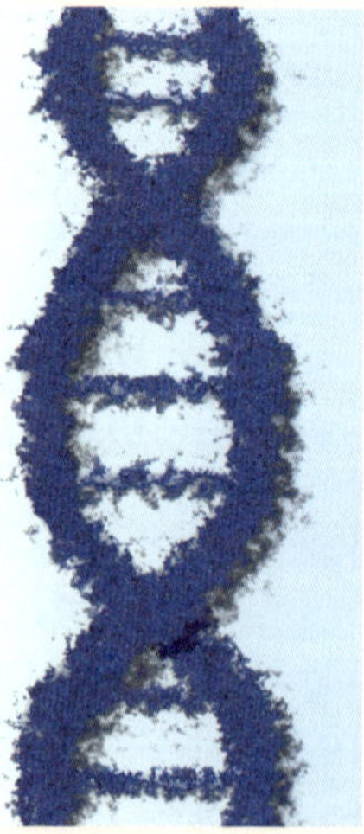

自从孟德尔所在的时代以来，为了谈论他的科学研究，一种全新的语言逐渐演变出来，包括1909年出现的“基因”一词。自20世纪30年代以来，“等位基因”一词一直被用来表示同一基因的另一种形式。孟德尔假设豌豆中每个基因都有两个副本，这一假设是正确的，但他没有这样合适的词来描述这个概念。如今，我们可以说豌豆植株在每个基因位点都有两个等位基因，这使它们成为二倍体。每个基因只有一个等位基因的细胞（如配子）则是单倍体。

对于一个生物体而言，某个特定基因的等位基因如果是相同的，那么它就是纯合子；如果不同，那么它就是杂合子。携带绿色种子隐性等位基因的结黄色种子的豌豆就是杂合子，健康的镰状细胞隐性基因携带者也是如此。就像中世纪的阿拉伯翻译家拯救了希腊科学并在此基础上将其发扬光大一样，现代科学家也一直都需要精确、简洁的词汇。

1800 1830 22 1890 1920

公元1870年

古代的颅骨外科手术

为什么史前人类的颅骨（头骨）上有那么多整齐的圆孔？可能是因为被剑刺伤，或是被坠落的岩石所伤，又或者是死后被甲虫和啮齿动物啃咬头骨。对此，保罗·布罗卡（Paul Broca）有不同的解释：这些圆孔是人还活着的时候进行手术所留下的。即便在石器时代，人们也会进行一种叫作头部穿孔（又称颅骨穿孔术或环锯术）的手术，就是在患者的头骨上钻一个洞。

布罗卡是一位以研究大脑而闻名的法国医生。他知道大脑的不同部位有不同的功能，并发明了一种利用头骨上的标志来定位大脑不同部位的方法。当一名患者因闭合性头部损伤无法说话时，布罗卡找到了问题所在，他在患者的头盖骨上开了一个洞，将颅内脓肿引流。他于 1876 年报告了这个病例，这是第一个“基于大脑皮层功能定位说的神经外科手术”[1]。

因为布罗卡也是一位著名的人类学家，所以如果有人想了解对史前头骨的其他看法，很自然地会求助于他。伊弗雷姆·乔治·斯奎尔（Ephraim George Squier）正是这样做的，他想让布罗卡帮忙解决他在秘鲁获得的一个头骨引起的争议。斯奎尔认为，这个头骨上的洞是古代美洲外科医生在患者生前挖的，纽约医学会的成员则认为这是死后造成的。于是在 1867 年，斯奎尔请布罗卡帮忙检查这个头骨[2]。

布罗卡的结论是，患者在死前一两周做过手术，且头骨已经开始愈合。为什么要这样做？斯奎尔认为这可能是因为头部有创伤，头骨上没有明显的裂缝可以证实这一观点。这个头骨是否有闭合性颅脑损伤（指硬脑膜仍完整的颅脑损伤，虽然头皮和颅骨已有开放性伤口，但颅腔内容物并未与外界沟通）呢？也许印加的外科医生做这个手术是为了缓解患者的颅内高压，就像布罗卡做的那样[3]。

这块秘鲁头骨让法国人类学家兴奋不已，很快他们也在法国发掘出了一些古代头骨。布罗卡的朋友 P. 巴泰勒米·普吕尼埃（P. Barthélemy Prunières）发现了许多有大开口的头骨，在这些头骨旁边，他还发现了一些圆形的被打磨过的头骨碎片，形状像护身符。布罗卡

公元前 3500 年，这个女孩在头骨被钻孔后活了下来。

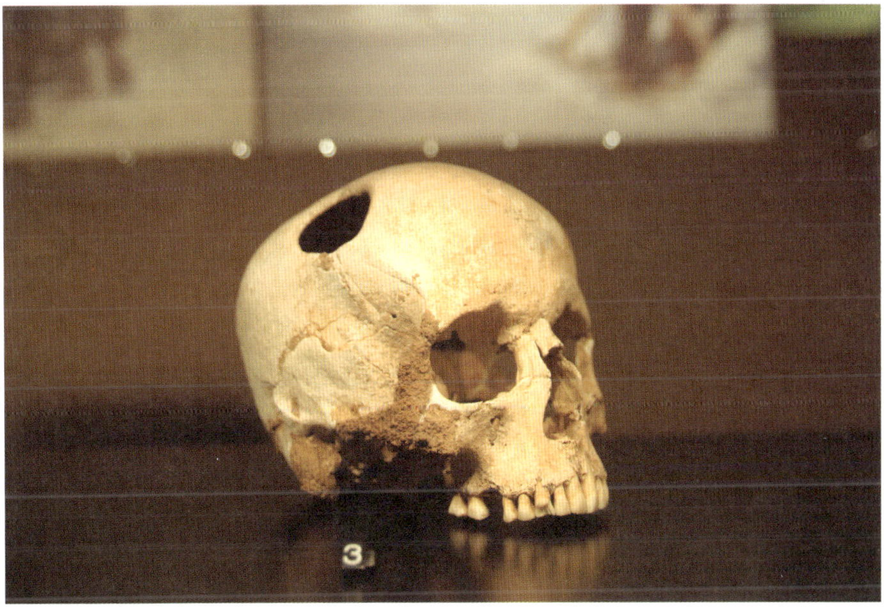

开始相信，新石器时代的人已经开始利用环锯术解决一些病症，尤其是在孩子身上，他认为这些圆形碎片“与原始宗教信仰有关”[4]。许多研究人员接受了布罗卡的观点。如果新石器时代的人认为癫痫是由从洞里逃出来的恶魔引起的，也许他们会认为幸存下来的孩子是神圣的，用孩子们的头骨做成的护身符拥有力量。这也是一种理论。

自布罗卡生活的时代以来，世界各地的人类学家已经发现了数百个有孔的头骨。一些欧洲发掘出的头骨已经有1万多年的历史了，而北非的则更古老[5]。布罗卡认为颅骨手术可以追溯到石器时代这一观点是正确的。

他是对的吗？答案可能因文化而异。有些环锯术可能意在减轻头部的疼痛或压力；在古代秘鲁、丹麦和中国，头骨上的孔有可能是右撇子的敌人猛击战士的左侧头骨造成的[6]；在今天的肯尼亚，古西人还会在头部外伤后取出骨折的骨头[7]。

古希腊和古罗马的文献中都出现过用环锯术治疗头部创伤的建议，无论是否出现骨折[8]。现在我们认为，在头部钻孔是释放颅骨下积血或脓液的正确方法[9]。环锯术可能是人类第一次被发现的外科手术。

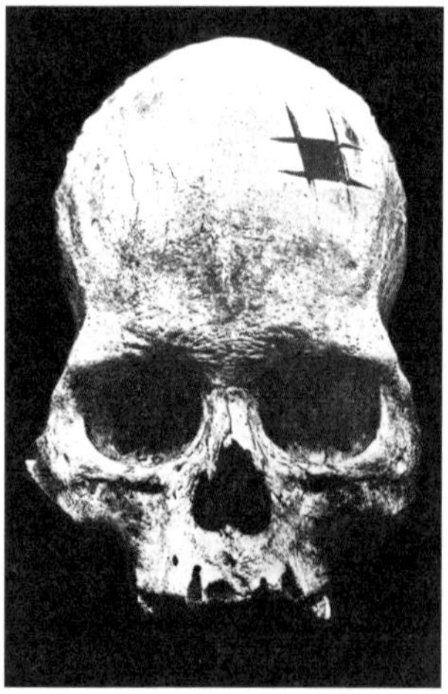

斯奎尔认为这个古代秘鲁人头骨上的洞是人为造成的，他画的素描显示，这个洞是用专门工具切割的。

保罗·布罗卡研究了早期病例，开创了医学研究的新领域：古病理学，也就是对古代疾病的研究。布罗卡是一名医生、解剖学家和人类学家，相比之下，今天的古病理学家掌握了更多学科的知识——从DNA测序到对远古人类遗骸进行CT扫描，他们利用诸多研究工具，为古老的问题找到了新答案。

传说中的华佗与曹操的头痛病

在中国古代，华佗被称为中国的“医学之父”[10]，他以擅长诊断和治疗各种疾病而闻名于世。华佗自创的麻药——麻沸散非常强大，用了这种药，患者可以在手术中睡着，感觉不到疼痛。麻沸散可能是把煮过的大麻溶解在酒里制成的，不过也有人认为其中还有其他的传统原料。

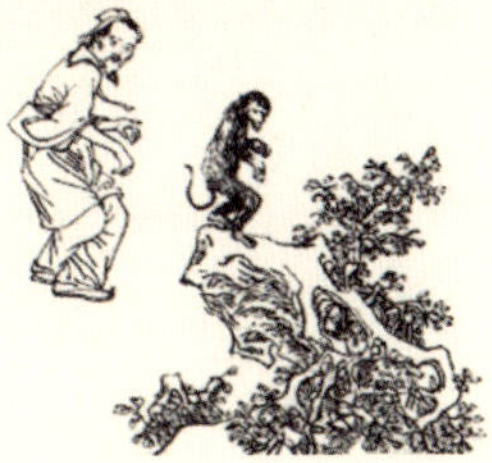

据说华佗的锻炼体系是以古代学说和对动物运动的观察为基础的，这张图就是他在模仿猴子的姿势。

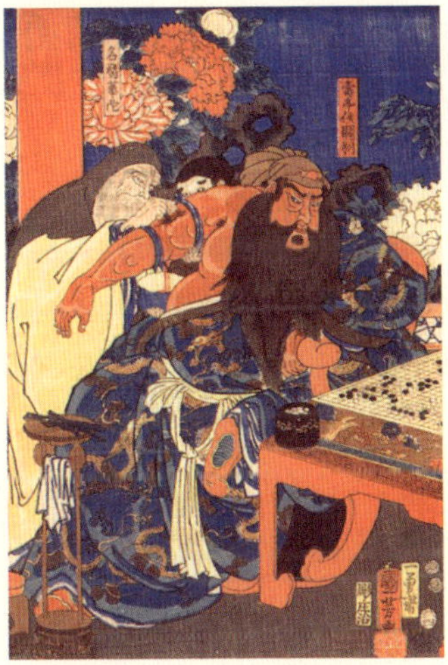

尽管华佗被认为是外科手术中使用麻醉药的先驱，但在14世纪的一本书（《三国演义》）所描写的一段传奇故事中，武圣关羽拒绝使用止痛药，华佗给他刮骨疗毒时，他仍在下棋。

相传，曹操头痛难忍，便向华佗求救。华佗认为，头痛是由颅内空气和液体的压力造成的。为了减轻曹操的痛苦，华佗必须麻醉他并打开他的头骨。但曹操怕被暗杀，竟然处死了华佗。

华佗的医学秘密没能流传下来，据记载，他有一本书，是从一个山洞里的神秘老人那里得到的，他离开后，山洞就倒塌了。显然，这位老人并非凡夫俗子。不论这本书里写的是“神仙的秘诀”还是华佗自己的行医经验，它都价值连城。他把这本书留给了善良的狱卒，但狱卒的妻子却把它烧了——或许她觉得成为一名伟大的医生很可能会招致杀身之祸。

1700 1800 23 1900 2000

公元1881年

自然发生说与细菌致病理论

细菌致病理论在现代已经是常识，几乎所有人都相信传染性疾病是由小到看不见的生物体引起的。但直到 19 世纪末，科学家和医生还在抵制这一观点，因为这与他们所知道的疾病的传播和生命的本质相矛盾。亚里士多德认为，有些植物和动物是从类似的植物和动物的种子（或胚芽）生长出来的——小麦有小麦的种子，猪有猪的受精卵，而另一些则是自然发生的[1]。因此，人们相信蛆虫生于腐肉，跳蚤来自尘土。

之后，意大利医生弗朗西斯科·雷迪（Francesco Redi）通过实验证明腐肉生蛆是由于蝇类产卵。他把生肉和死鱼分别放在有盖和无盖的罐子里，结果只有在无盖的罐子里才会滋生蛆虫。如果只在罐子口盖上纱布，让苍蝇能闻到肉的味道却无法落在肉上，纱布上就会生出蛆虫[2]。1668 年，雷迪公布了他的发现，并引用《圣经》的内容来支持他的结论。

列文虎克（见第 10 章）在 1675 年看到了雷迪的著作，虽然不懂拉丁文，但他观察到的所有生物（包括跳蚤和鳗鱼）都是由同类生物

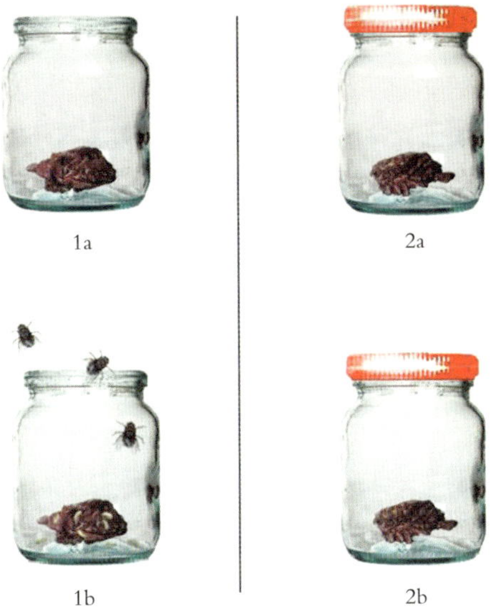

雷迪设计了一个简单的实验，帮助他推翻了自然发生说。在几次实验中，他将生肉或死鱼放入罐内，一些罐子敞着口，一些盖上细纱布，另一些盖上羊皮纸。不管他怎么做这个实验，敞口的罐子里都会长出蛆虫和苍蝇，盖着的罐子则没有。

繁殖而来[3]。但是微生物呢？列文虎克称之为“animalcules”——微小的动物，人们对它们知之甚少。

1750年，罗马天主教牧师约翰·尼达姆（John Needham）发表了一项实验结果，似乎能证明自然发生说确实合理——至少对微生物来讲是这样的。他把肉汤倒进一个有软木塞的小瓶里，在热灰中加热，以杀死所有的虫卵或生物，静置几天，结果他发现瓶子里充满了微生物。是否有一种“生长力”作用于肉汤，使其产生微生物[4]？还是尼达姆加热的时间不够长，抑或温度不够高？1769年，意大利天主教牧师拉扎罗·斯帕兰札尼（Lazzaro Spallanzani）做了一系列实验，结果表明，如果把肉汤煮沸超过1小时后密封，就不会有任何微生物滋生。他认为，微生物能在空气中移动，运用煮沸的方法可以将其杀死。但是尼达姆认为斯帕兰札尼的工作证明不了什么，他的方法破坏了“生长力”或“空气弹性”。自然发生说仍然存在争议[5]，即使斯帕兰札尼没有把微生物和疾病联系起来[6]。

法国科学家路易斯·巴斯德研究的是酵母。酵母是一种能将糖发酵成酒精和二氧化碳的活性微生物，在不生长酵母的地方，酒精就不会发酵。为了证明酵母不是自然生成，而是来自日常空气中的微生物，巴斯德在 1859 年使用鹅颈烧瓶做了一个实验，这种烧瓶可以收集空气中掉落的微小颗粒，以防煮沸的肉汤被污染[7]。汤汁一直都是澄清的，直到他将烧瓶倾斜，空气中的微生物和液体混合之后，肉汤就变浑浊了。巴斯德的显微镜比列文虎克的更强大，他观察到葡萄酒、啤酒和醋中某些特定的微生物负责正常或是异常的发酵过程。

可见，酵母不是自然生成的产物，那么从伤口或病变组织中分离出来的微生物呢？这些微生物是导致组织退化的元凶，还是因为组织退化才出现的？

1876 年，罗伯特·科赫证明了炭疽（一种对牲畜伤害极大的传染病）是由微生物引起的[8]。巴斯德也对炭疽做了研究，并在 1878 年宣布自己“证明了传染性疾病的根源在于……微生物的存在”[9]。尽管在

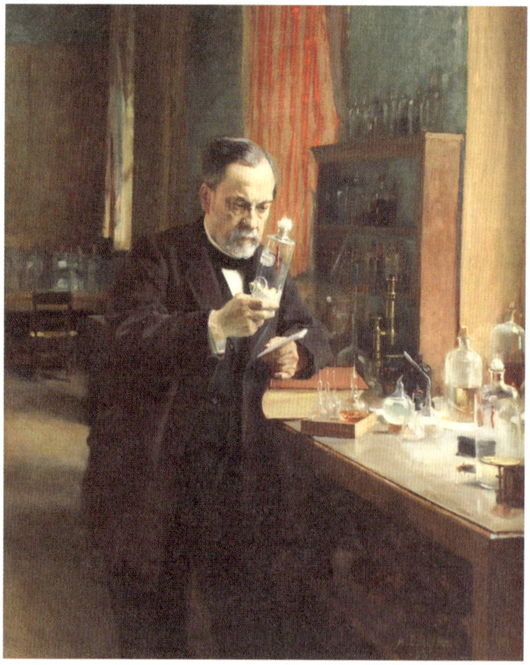

巴斯德的发现为细菌致病理论的发展做出了重要贡献。

当时免疫系统仍然是个谜，巴斯德还是研究出了预防炭疽和鸡霍乱的疫苗，并在1881年发表了他的细菌致病理论[10]。

当巴斯德和科赫给健康动物注射患病动物血液中的微生物时，它们被传染了同样的疾病和同一种微生物。炭疽来自炭疽，霍乱来自霍乱，它们对宿主的身体有着可预见的影响。这一发现带来了新的希望：一旦确定了病因，这种疾病就可能被征服。

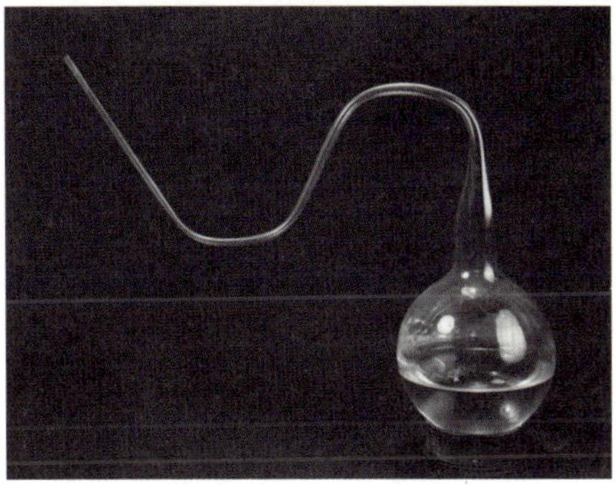

巴斯德用鹅颈烧瓶把煮沸的液体与空气隔离了几个月，只有当他倾斜烧瓶使其接触空气时，液体中才会出现微生物。

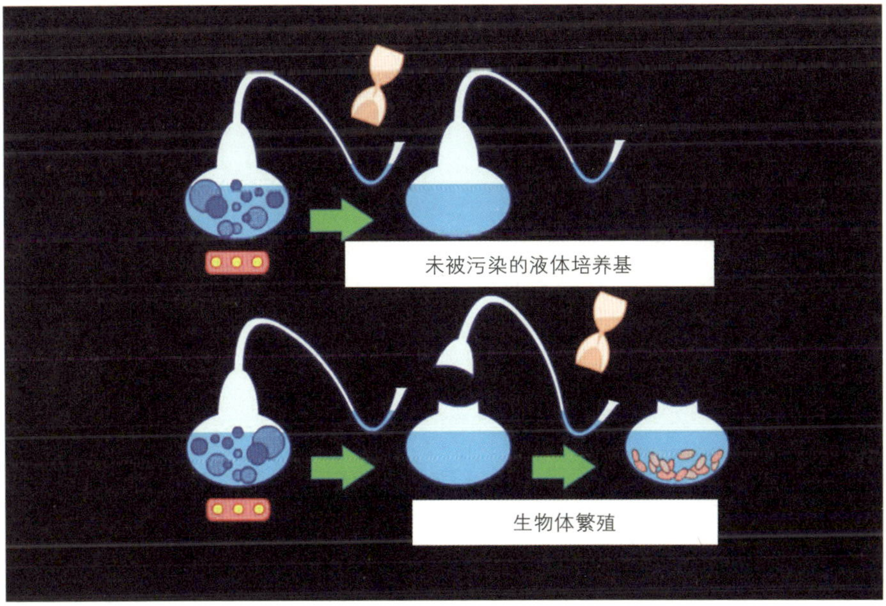

巴斯德用鹅颈烧瓶实验来验证自然发生说。

约瑟夫·李斯特将细菌致病理论应用于外科手术

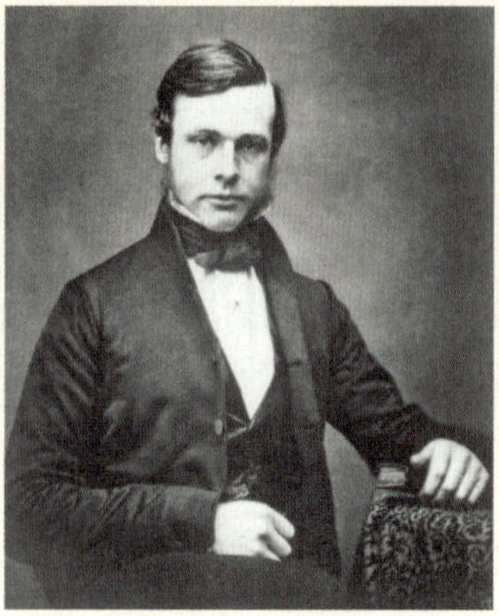

1855 年，约瑟夫·李斯特观察到一名病人的伤口竟然在没有化脓的情况下愈合了，于是他告诉朋友："我此生的目标就是找到怎样让所有的伤口都能如此。"

当约瑟夫·李斯特成为一名外科医生时，医院那"恶臭、令人作呕的气味"和高死亡率一样稀松平常[11]。病人的伤口在这样的环境下腐烂、化脓、发臭，经常因感染而死亡[12]。麻醉的出现使外科医生能进行更长时间的手术，更深的伤口也会因此暴露于污染物（比如医生未清洗的双手和手术器具）中[13]。

李斯特通过显微镜检查受损的组织，寻找化脓的原因，他志在让所有的伤口都不化脓[14]。1865 年，在听闻巴斯德发现空气中的微生物引起了发酵后，李斯特突然有了灵感。他推断化脓类似于发酵，也可能是由微生物引起的。开放性伤口几乎总是会化脓（感染），而不伤及皮肤的骨折则不会。那么，通过保护伤口免受空气中的微生物的污染，就能防止伤口腐烂吗？

他开始用锡箔纸覆盖伤口敷料以隔绝空气，此外，由于苯酚（石炭酸）经常被用来消毒污水，李斯特也试着用石炭酸浸泡敷料[15]。随着时间的推移，他改进了石炭酸溶液的配比，并引入了其他消毒方法：术前给病人剃须、消毒皮肤，并对缝合材料进行消毒。他是第一个将细菌致病理论应用于防止手术部位感染的人。后来，其他医学家增加了更多的我们今天使用的预防措施：外科手套[16]、医用口罩和现代通风系统。虽然塞麦尔维斯早在几年前就提出了类似的疾病传播理论（见第 18 章），但与他不同的是，李斯特与人相处融洽，而且很有说服力，他的出版物和演讲带来了许多消毒措施的转变，而且他一直相信巴斯德。

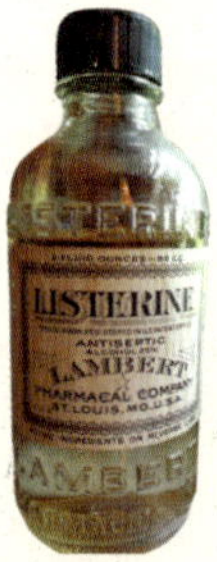

以约瑟夫·李斯特命名的抗菌漱口水于 1879 年研发成功，至今仍被普遍使用。

科赫法则

1884年，罗伯特·科赫提出了一套指导方针（或称法则），用以证明某种特定的有机体会导致某种疾病：（1）研究人员能在所有病例中发现这种生物；（2）研究人员能在宿主体外（如试管中）培养这种生物；（3）研究人员能利用培养的生物感染新宿主[17]。

科赫意识到这些法则不是一成不变的。第一条法则最初认为在健康的生物体中不会发现传染性微生物，但后来他发现，看似健康的人可能患有伤寒、肺结核或其他疾病，并不是每个携带病菌的人都会患上其可能引起的疾病。尽管科赫法则已经随着多年来的新发现被不断修正，它仍然是疾病研究人员的“试金石”[18]。

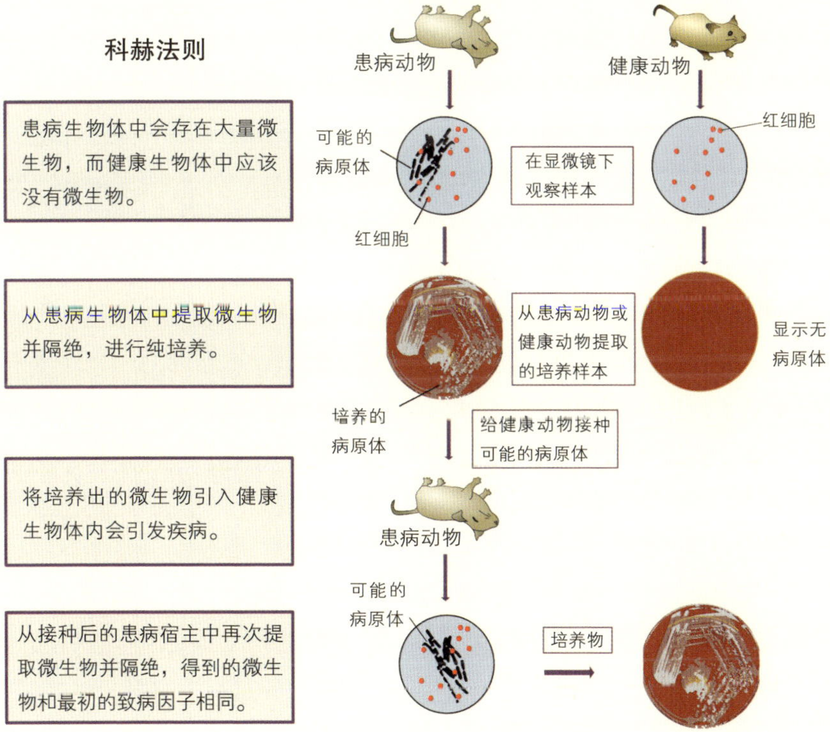

1800 1830 24 1890 1920

公元1882年

从瘴气中出现的结核病

如果你生活在 1800 年左右的英国伦敦或德国汉堡，与一些年轻人或穷人相识，就会知道一些因结核病而死的人。如今我们称之为“TB”，从前它被称为“肺痨”，或是“白色瘟疫”，那时每年每 10 万城市居民中就有 1000 人死于此病[1]。直到 20 世纪，它仍是美国人死亡的主要原因[2]。

得了结核病的人，随着时间的推移，病情会越来越严重。希波克拉底认为这种疾病“主要侵袭 18～35 岁的人”的肺部[3]。1900 年浪漫主义者认为，这些脸色苍白的年轻患者有一种注定要死去的、精神上的美感。死亡临近时，他们会咳出鲜血。盖仑崇尚新鲜空气、牛奶和海上航行[4]，但工业革命让工人涌入城市，伦敦的一些社区每个房间甚至有 5 名住户[5]。只要有人咳嗽，每个人都会吸入细菌。

由于 19 世纪 70 年代的人还不知道细菌的存在，所以结核病的传播是一个谜。它可以潜伏在体内数月甚至数年而不引起症状[6]。古希腊[7]和意大利文艺复兴时期[8]的思想家们可能已经猜到了它的传染性，但仍持怀疑态度。19 世纪，南欧人普遍认为它具有传染性；北欧人将其归类为遗传病[9]，但也认为生活方式和环境与患病的风险有关[10]。卫生工作者们（包括弗洛伦斯·南丁格尔）则强调需要良好的通风和饮食。

科学家们逐渐了解到更多。1819年，勒内·雷奈克明确指出，无论结核病表现在肺部还是身体其他器官，都是同一种疾病。他的见解很有可能是对的，因为他解剖了许多尸体[11]。1865年，让-安托万·维尔曼（Jean-Antoine Villemin）的实验证明结核病具有传染性。他的发现受到了世人在情感方面和科学方面的抵制。赫尔曼·皮杜（Hermann Pidoux）认为，如果人们相信维尔曼，结核病患者就会“像麻风病患者一样被隔离”[12]。

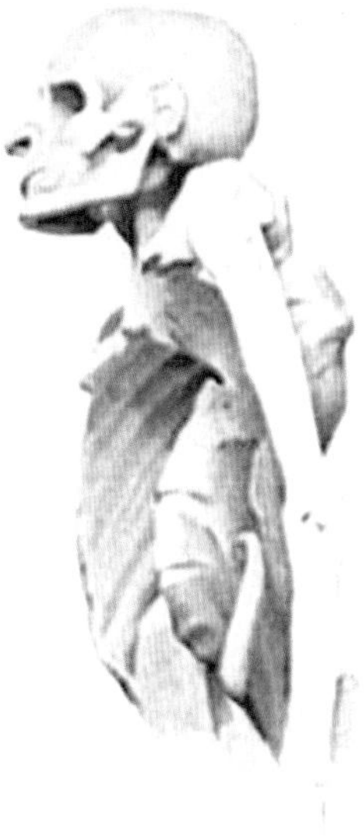

这具埃及木乃伊的胸椎因生前患有脊柱结核（波特氏病）而畸形。

那些负担得起的人已经被隔离了。19世纪50年代，一种新型医院出现了——疗养院。在那里，出现结核病早期症状的患者可以通过新鲜干燥的空气、锻炼、休息和良好的营养来治愈——这正是盖仑所要求的[13]。疗养院通常位于山区，人们认为那里的海拔或冷空气会对结核病的疗养有所帮助。无论是住进疗养院还是在疗养院外，患者都必须接受“充满规章制度的生活”[14]。有些人已经治愈，或者至少有所好转；还有一些人则得到了填充式手术的帮助，在这种手术中，医生会用乒乓球大小的树脂球使肺部萎陷，目的是给它足够的时间自行愈合。由于每次手术都有风险，所以有时会将球留在原位，只有在出现并发症时才会将其取出[15]。

1882年，罗伯特·科赫确定结核杆菌（结核分枝杆菌）是引起结核病的主要病原菌，但他的发现并没有带来什么灵丹妙药。这一发现推进了禁止随地吐痰的立法[16]，这说明公共卫生工作的重点从基础设

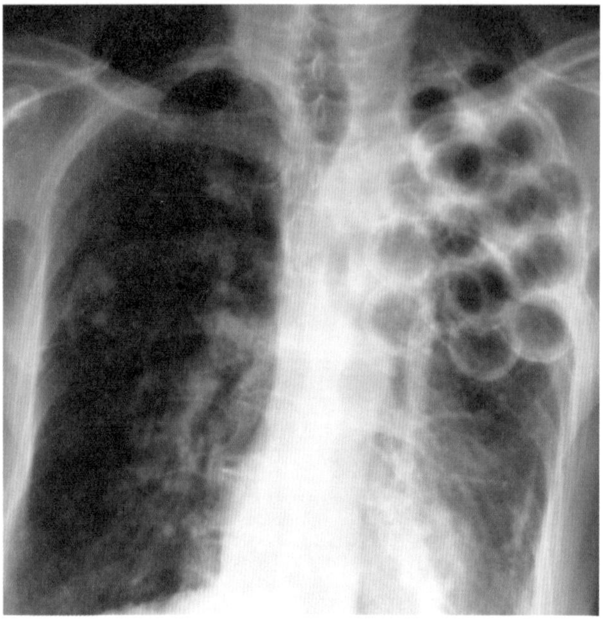

在 1951 年的一次手术中，医生使用树脂球令这名女性的左肺萎陷，以促进结核感染的愈合。

施转向了个人行为，但它也滋生了对疾病受害者或对他们所处的社会阶层的歧视（就像皮杜担心的那样）[17]。得益于科赫的发现，1921 年，阿尔伯特·卡尔梅特和卡米尔·介兰发明了一种疫苗；链霉素、异烟肼、利福霉素等强力抗生素也相继被发现[18]。但还没有什么方法是完全有效的。直到 2014 年，全球仍有 960 万人罹患结核病，150 万人死于结核病[19]。

然而，在 1882 年之前，英国的结核病死亡率就开始下降。虽说抗生素起了一定作用，但事实上在工业化国家，这种流行病已经开始消退[20]。早在 16 世纪，弗拉卡斯托罗就猜测结核病是由看不见的细菌传播的，但对那些因体质或环境因素而抵抗力减弱的人造成了伤害。他的猜测是否正确？如今，感染艾滋病病毒的人比其他人更容易感染结核病[21]。科赫因他的发现获得了 1905 年的诺贝尔奖，但我们还需要发现更多。

绝望疗法：皇室的触摸和焚烧吸血鬼的心脏

如何治疗一种原因不明的不治之症？在中世纪的欧洲，病人会乞求国王触摸自己；在19世纪的罗德岛，据说得找到吸血鬼的心脏，烧掉它并喝下灰烬。

在中世纪，法国和英国的国王本身并不像埃及法老和罗马皇帝那样被视为有权力的神，但他们声称自己是由神任命的。这给了他们一种超自然的力量，可以通过触摸治愈瘰疬（颈部分枝杆菌淋巴结炎，也就是颈部淋巴结肿大，通常由结核病引起）。人们成群结队地去治病，英国的查理二世（Charles Ⅱ）甚至接触过92102人[22]。

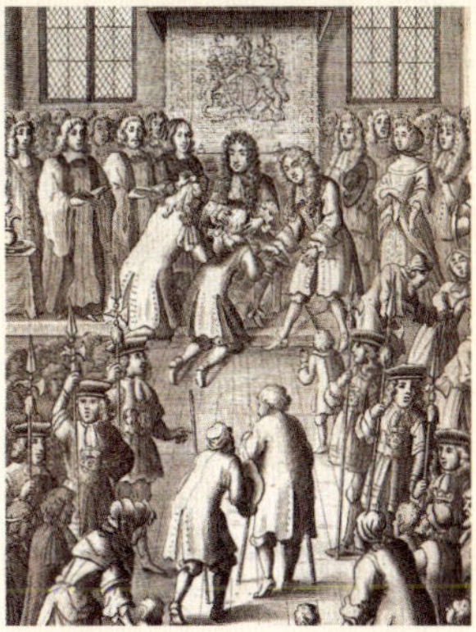

1660年，英国内战结束，查理二世登基，在他22年的统治生涯中，他一共触摸了92102个瘰疬患者。

它起作用了吗？可能起了。众所周知，瘰疬可以自行痊愈[23]，而安慰剂效应也可能起到一定作用。

新英格兰的一种民间疗法就没有那么成功了。在一户人家中出现多起结核病死亡病例后，邻居们怀疑罪魁祸首是吸血鬼。他们认为，死者会在晚上回来吸取活人的生命，解决办法是挖出死者，寻找一颗仍然含有“新鲜”血液的心脏。这件事发生在1892年3月，邻居向罗德岛居民乔治·布朗（George Brown）施压，要求他挖出女儿默西（Mercy）的尸体，烧掉心脏，以挽救自己儿子埃德温（Edwin）的生命。埃德温喝下了有心脏灰烬的水，但在2个月后离开了人世[24]。

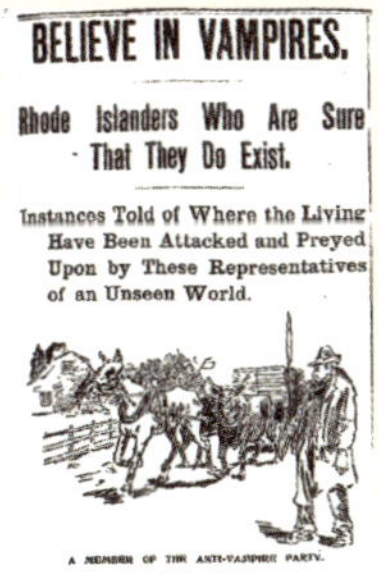

BELIEVE IN VAMPIRES.

Rhode Islanders Who Are Sure That They Do Exist.

Instances Told of Where the Living Have Been Attacked and Preyed Upon by These Representatives of an Unseen World.

A MEMBER OF THE ANTI-VAMPIRE PARTY.

1896年，《波士顿环球报》（*Boston Daily Globe*）报道了罗德岛附近对吸血鬼的恐惧：当家庭成员一个接一个患上结核病时，会不会是其中某个死者在吸食活人的血？

科赫发现的结核杆菌比吸血鬼更为致命，但在他发现这一细菌的10年后，默西·布朗的心脏仍无法免于焚毁的厄运。这段往事可能是最后一次与结核病有关的挖掘事件。但是，如果科学发现没有提供迅速、明确的治疗方法，民间信仰很可能会继续存在。

公元1894年

一桶蛇与一种抗毒素

1891 年，年轻的阿尔伯特·卡尔梅特写信给他在法国的父母，告诉他们一个好消息：他得到了一桶眼镜蛇，这种蛇在英属印度每年能杀死 21000 人！为了躲避洪水，这些蛇侵入了一个越南人的村庄，咬伤了 40 人，其中 4 人当场死亡。一个“既是耍蛇者，也算半个巫师”的山里人捕获了 19 条蛇，有 14 条到了卡尔梅特手里。他从它们的腺体中提取毒液，并期待着“非常有趣的实验”。在此之前，从未有科学家“在如此有利的条件下”得到这么丰富的毒液[1]。

卡尔梅特是会因得到一桶蛇而开心不已的医生。在皇家海军，他研究过亚洲的疟疾和非洲的昏睡病。1890 年，他在巴斯德研究所修了一门细菌学课程[2]，后来他在西贡（胡志明市的旧称）建立了一个巴斯德前哨站，提供公共卫生服务和研究[3]。自 1880 年以来，科学家们已经学会了通过削弱导致禽类霍乱、炭疽、结核病和狂犬病的致命病原体来制造疫苗的方法[4]。人类可以战胜细菌，为什么不能战胜毒蛇？

研究人员发现，毒蛇对自身的毒液具有天然的免疫能力，即便是无毒蛇也有免疫力，而注射了不断增加剂量的毒液的鸽子也能产生抗性——尽管不是免疫[5]。卡尔梅特也尝试过增加剂量的策略，他曾试图用化学物质“中和”毒液。还没有人能对毒液产生真正的免疫力[6]。

而后，一种新型的治疗方法诞生了：治疗血清。血清是血液凝固时分离出来的液体，科学家们将其作为疫苗的基础。例如，动物接种了白喉或破伤风血清后，可以从其血液中提取血清制成白喉或破伤风疫苗。

卡尔梅特认为疾病的毒素和蛇毒是相似的，如果血清对其中一种有效，那它能不能对另一种有效呢？在埃米尔·鲁克斯（Emile Roux）的帮助和建议下，卡尔梅特成功地使动物对毒液免疫。然后，他用免疫动物的血清使其他动物也产生免疫力[7]，1894 年，他公布了第一种针对人类的抗蛇毒血清疗法[8]。不久，巴斯德研究所就开始生产用于治疗印度眼镜蛇咬伤的血清，世界各地的其他研究人员也在开发针对性抗毒素来对抗特定毒蛇咬伤的情况[9]。

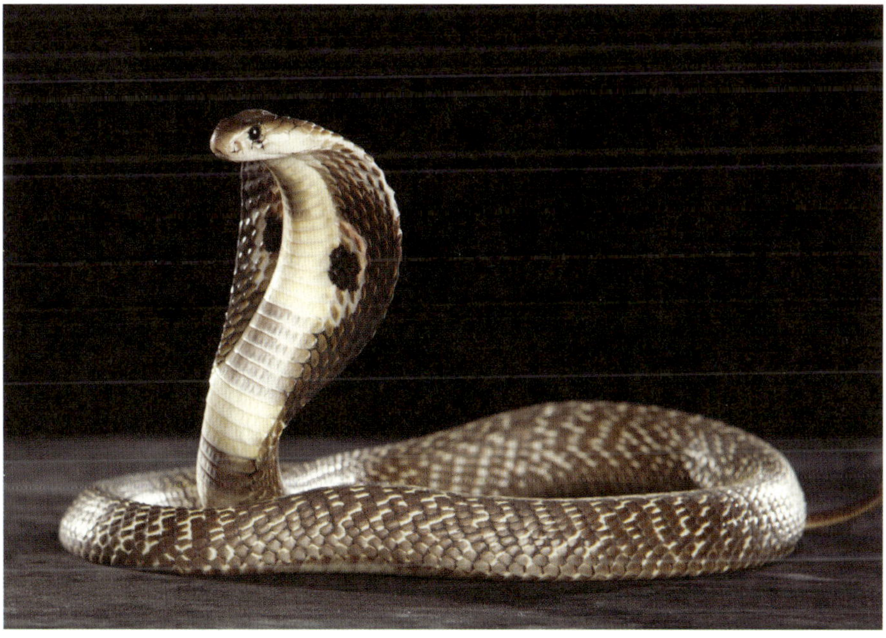

眼镜蛇是印度的毒蛇之一。

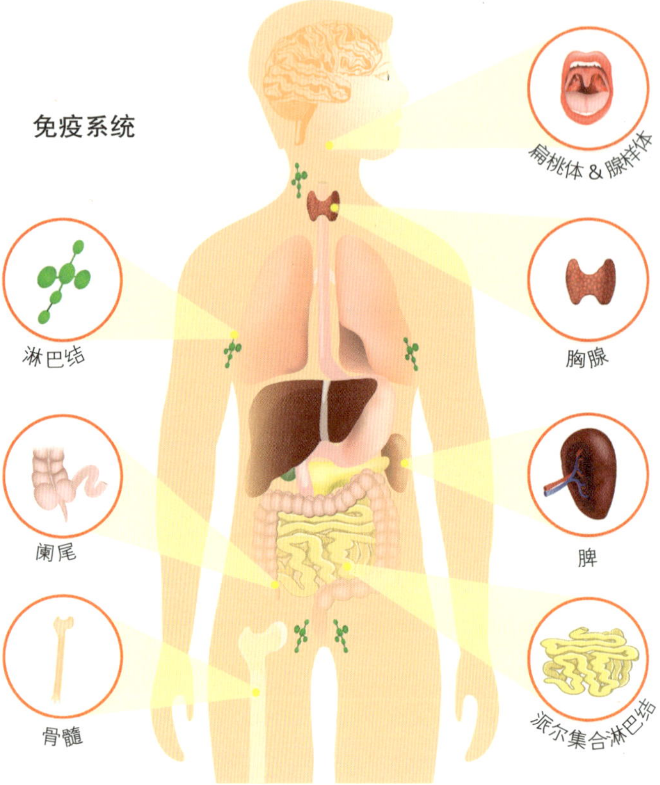

免疫系统的器官。骨髓产生白细胞，胸腺、脾脏和其他特殊器官在需要时释放白细胞以对抗感染。

那时，科学家们正在研制有效的疫苗和抗毒素，但他们并不知道确切的起作用的机制。随着免疫相关理论的发展和检验，一门新的科学——免疫学诞生了。疫苗似乎能激起人体对疾病、感染甚至毒液的防御，但这一切是如何起作用的呢？卡尔梅特是它的发现者之一。

现在，我们知道了人体的组织和器官可以产生、储存和携带白细胞。当诸如细菌和毒液之类的抗原入侵时，白细胞就会产生抗体。一些抗体用来破坏抗原，还有一些则使白细胞更容易摧毁抗原[10]。

但为了有效抵抗它们，每一种抗体都必须与它正在对抗的抗原相匹配。每一种抗原都有一个独特的形状，为了中和它，白细胞会产生与这个形状相匹配的抗体。卡尔梅特的血清来自对眼镜蛇毒液免疫的马，如果在被眼镜蛇咬伤后能及时注射该血清，马的抗体就能帮助人类抵抗毒液。如今，抗毒素仍被用于治疗蛇咬伤、狂犬病、肉毒中毒、肝炎和其他一些疾病。

这当然不是全部。1908 年、1919 年、1972 年、1984 年、1987 年和 2011 年的诺贝尔奖都授予了免疫学方面的研究成果，而我们对这一领域的认知还在不断更新中。这是一种源自亲身实践的理解，一种在挽救生命过程中的研究。

科学也是一种竞争

卡尔梅特并不是 1894 年唯一发现抗蛇毒血清的人。在巴黎，博物学家塞萨尔·菲撒利斯（Césaire Phisalix）采用另一种方法得到了同样的发现[12]。科学是一项不断积累的努力，每一个新发现都会引出新的问题，所以不同的研究团队经常同时有新的发现也就不足为奇了。

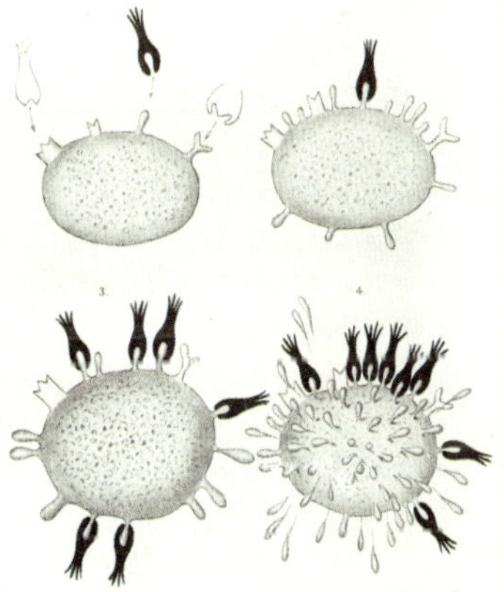

保罗·埃利希用这些图来说明他的侧链理论。埃利希认为血细胞可能会把毒素误认为营养物质，并通过侧链与其结合。当一种毒素无法满足其营养需求时，细胞就会产生额外的侧链，多余的侧链会脱落，成为抗体并中和毒素[11]。

科学家们通常是竞争对手。路易斯·巴斯德和罗伯特·科赫之间的竞争是由民族主义驱动的：当时法国和德国处于战争状态。19 世纪后期，也出现了鼓励竞争的奖项——卡尔梅特就很想获得英国政府颁发的治疗毒蛇咬伤的奖项[13]。国家科学院也会颁发声望很高的奖项，1901 年开始又有了诺贝尔奖。当有竞争力的研究人员争先恐后地提出重大发现时，追踪谁先公布了结果变得更为重要。

科学界规定，最先发表论文的人才是发现者。

1908 年的诺贝尔生理学或医学奖由两个竞争对手共同获得，他们关于免疫系统的发现似乎存在冲突：伊拉·梅契尼科夫（Ilya Mechnikov）和保罗·埃利希（Paul Ehrlich）[14]。与巴斯德研究所关系甚密的自然学家梅契尼科夫首先在海星幼虫中发现了吞噬细胞[15]。在人类体内，吞噬细胞是一种白细胞，梅契尼科夫认为它们会通过吞噬和消化传染性病原体来保护人体[16]。与此同时，曾与罗伯特·科赫合作的化学家埃利希推测，抗原与特定抗体之间肯定存在密切的化学联系，它们就像“锁和钥匙”一样[17]。埃利希的理论基于入侵细胞和人体自身防御细胞——抗体之间的物理匹配。双方的理论都至少有一部分是正确的[18]，他们相互对立的见解使 20 世纪和 21 世纪医学的一些重大发现成为可能。

古代的抗毒故事

米特拉达梯六世（Mithridates Ⅵ）一直在提防暗杀。他在父亲被暗杀后登上了本都王国的王座，在位 80 多年。有人说他的长寿归功于后天培养的免疫力。他会定期服用一种毒药，每次只服一点点，剂量不足以杀死他，这使他对所有毒药都有了抵抗力。塞尔苏斯、老普林尼（Pliny）和许多罗马帝国的医生都声称拥有米特拉达梯六世的“万能解毒剂”的配方，以防止中毒[19]。

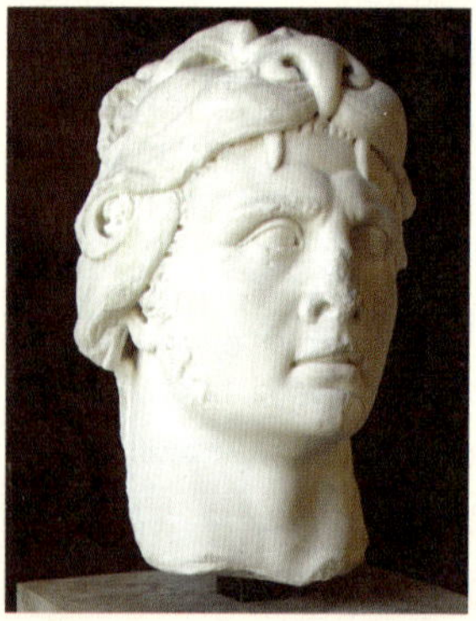

图中的米特拉达梯六世被塑造成赫拉克勒斯的样子，他活到了 90 多岁，一些人认为是日常服用的毒药让他如此长寿。

公元1896年

X射线的发现

威廉·伦琴小时候并不是一个好学生，在19世纪60年代早期，他被荷兰的一所技术学校开除，因为他拒绝透露一名在黑板上画漫画讽刺老师的同学的名字[1]。不过，他在1869年获得了博士学位，并成为一名顶尖科学家。1888年，他被任命为维尔茨堡大学物理研究所所长，在那里他发现了X射线，这一发现令他名垂青史。1901年，他第一次获得诺贝尔物理学奖[2]。

X射线的发现似乎在一瞬间——黑暗的实验室中意外出现一道荧光，伦琴突然因此而顿悟。但是，正如巴斯德所说，机会总是青睐有准备的人。尽管有人在伦琴之前就已经发现了这种荧光，但没有对其进行探究，而伦琴则进行了深入的研究。

自1869年以来，科学家一直在用克鲁克斯管观察阴极射线。克鲁克斯管是真空管，里面含有可以产生高电压的两个电极，从而产生能被磁铁弯曲的直射线。确切来讲，这些射线是什么呢？在19世纪，有些科学家认为它们是带电荷的原子，有些则认为它们是一种被称为“以太”的承载光的介质中的振动。菲利普·莱纳德（Philipp Lenard）

那时甚至能在没有可见光的情况下使管外 2.54 厘米以内的深色照相底片感光。阴极射线可以穿透玻璃，这可以证明它们是由波而不是原子组成的吗[3]？但是，实验给出了相反的结果。1895 年秋天，伦琴对此产生了兴趣，从而开始了他的研究[4]。

11 月 8 日，伦琴用黑色硬纸板包裹住放电管，接着用一种化学物质——氰亚铂酸钡处理小纸板，这样处理后的纸板如果受到阴极射线的照射，就会发出荧光。伦琴用这样一个荧光屏重复了莱纳德的研究，接着，他在另一个 1 米远的工作台的屏幕上发现了荧光，这是阴极射线难以到达的距离[5]。

这个发现让伦琴很兴奋，他意识到克鲁克斯管正在发射另一种射线，因为这种射线是未知的，他称其为“X 射线”。他不眠不休地致力于发现 X 射线的属性，他把能在实验室里找到的任何东西放在克鲁克斯管和屏幕之间，发现光线穿过书本和纸张时，几乎没有变暗，但金属物质则会阻挡这种射线。此外，X 射线还能在屏幕上将这些东西与伦琴手骨的形状勾勒出来。

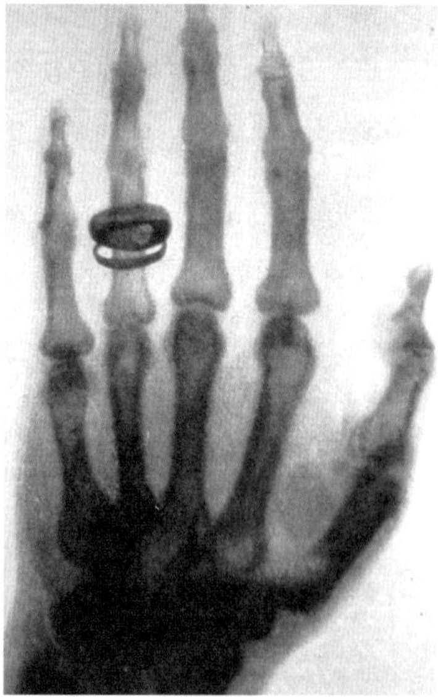

伦琴在 1896 年 1 月 5 日的一次会议上展示了他的新发现。图为伦琴夫人手骨的 X 光片。

伦琴认为，新的射线“X”是以直线传播的，不受磁场影响，并能穿透阻挡普通光线的材料。他记录了 2 次辐射和其他 X 射线现象。1895 年 12 月 28 日，伦琴向维尔茨堡物理医学学会提交了关于“一种新型射线”的详尽报告[6]。

化学已经彻底改变了 19 世纪的医学，也成了物理学的转折点。在短短几个月内，X 射线就被用来检测异物、诊断骨折或患病的骨骼，

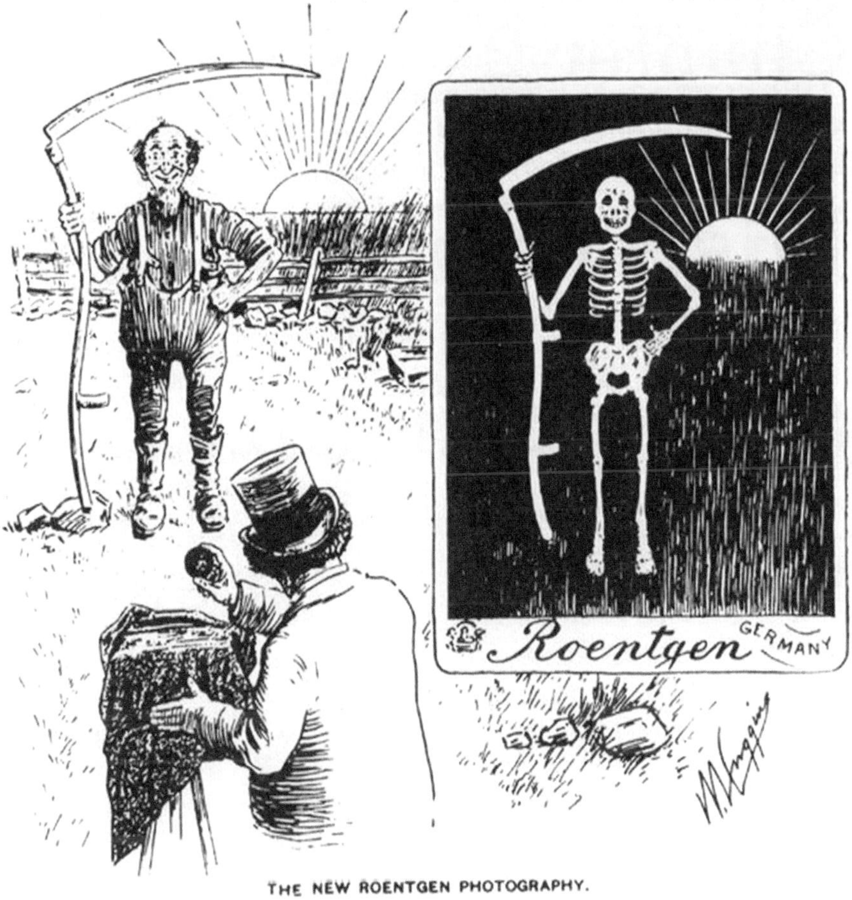

THE NEW ROENTGEN PHOTOGRAPHY.
"LOOK PLEASANT, PLEASE."

伦琴的重大发现在大众媒体中迅速传播开来，这幅 1896 年 2 月的漫画出自《生活》(*Life*) 杂志，展现了人们当时对这种新射线的普遍担忧。

以及观察未出生的婴儿，甚至还被尝试用于乳腺癌的放射治疗。1898 年，病人甚至可以通过服用碱式硝酸铋，用 X 射线对其胃肠道成像。不仅如此，X 射线还可以用于结核病病例的早期诊断和隔离。随着科学的进步，这种检测的价格越来越低廉，因此也有越来越多的人进行 X 光检查[7]。

那时还没有人知道辐射给人体带来的危害，但在 1896 年，脱发和

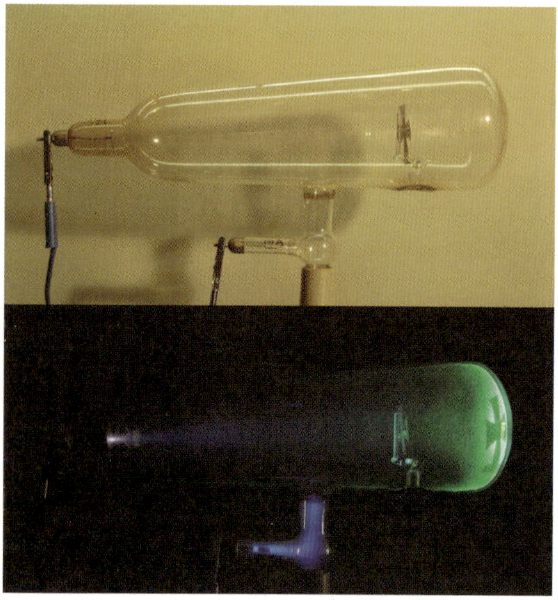

在黑暗中，克鲁克斯管由自发的荧光照亮。在伦琴之前的研究者已经注意到了这些杂散光，但伦琴假设存在一种新的射线，并用实验验证了他的假设。

皮肤癌的病例引起了社会广泛关注，约瑟夫·李斯特猜测，穿过身体的 X 射线可能会对内脏造成影响，但是不知这种影响是好是坏。随着辐射科学和技术的先驱们因各种癌症离世，才证明了 X 射线的不良影响[8]。在今天，治疗剂量会受到严格限制，医务人员也会采取防护措施，以避免反复暴露于 X 射线中。

公元1898年

与鼠疫的生死战斗

1898 年，一名在巴基斯坦（当时还是印度的一部分）工作的法国医生前往捕捉一些小型猎物：老鼠和跳蚤。在卡拉奇的一户人家，他抓住了一只爬满跳蚤的病鼠，接着，他又在居住的旅馆中发现了一只身上爬着更多跳蚤的猫[1]。这次狩猎是需要勇气的，如果保罗－路易·西蒙德的猜测是对的，那么这些跳蚤可能会夺走他的生命。他用长镊子夹起一只老鼠，把它扔进一个纸袋里，然后将袋子放入温肥皂水里[2]。为了安全地取出跳蚤，他在水中将袋子切开，把跳蚤放在显微镜下，这才是西蒙德真正的猎物。

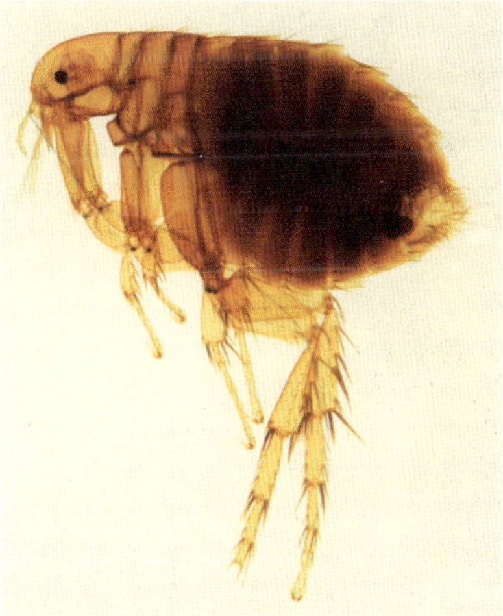

这是一只从老鼠身上取出的充满血液的跳蚤，它在没有老鼠的情况下会以人血为食，如果它的上一餐血液中有鼠疫杆菌，被它咬过的人类宿主很快就会染上鼠疫。

西蒙德一直在卡拉奇与鼠疫作斗争，就像 14 世纪肆虐欧亚大陆的黑死病一样。1894 年，这种新的流行病来到了中国的多个港口城市，它能轻而易举地蔓延到每个大陆。这让整个世界都为之恐慌，奥地利、埃及、英国、德国、意大利和俄罗斯的科学家们纷纷来此研究这一情况[3]。法国的巴斯德研究所将亚历山大·耶尔森（Alexandre Yersin）派往中国香港，他在那里分离出了造成那次鼠疫的细菌——一群“圆柱状、看起来都一样的微生物”[4]。曾与巴斯德的竞争对手罗伯特·科赫一起做过研究的北里柴三郎（Shibasaburo Kitasato）也独立分离出了这种微生

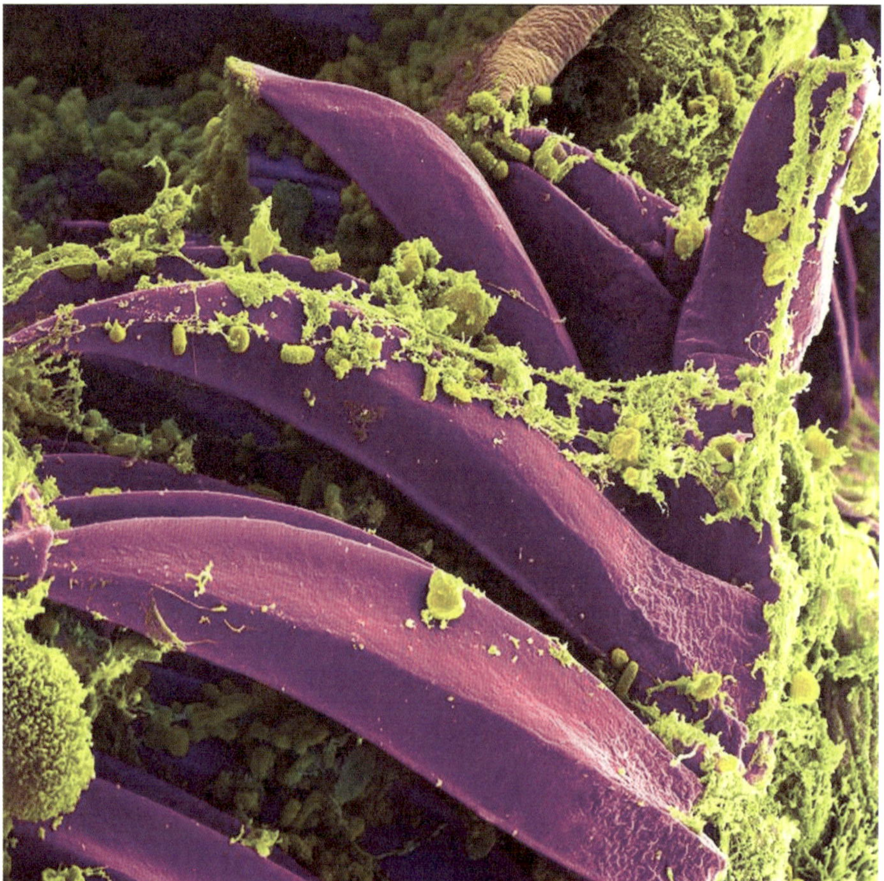

这张电子显微照片显示，鼠疫杆菌（绿色）阻塞了跳蚤的食道和胃之间的刺（紫色）。跳蚤感染鼠疫后总是很饿，正是因为它的消化道被阻塞了。

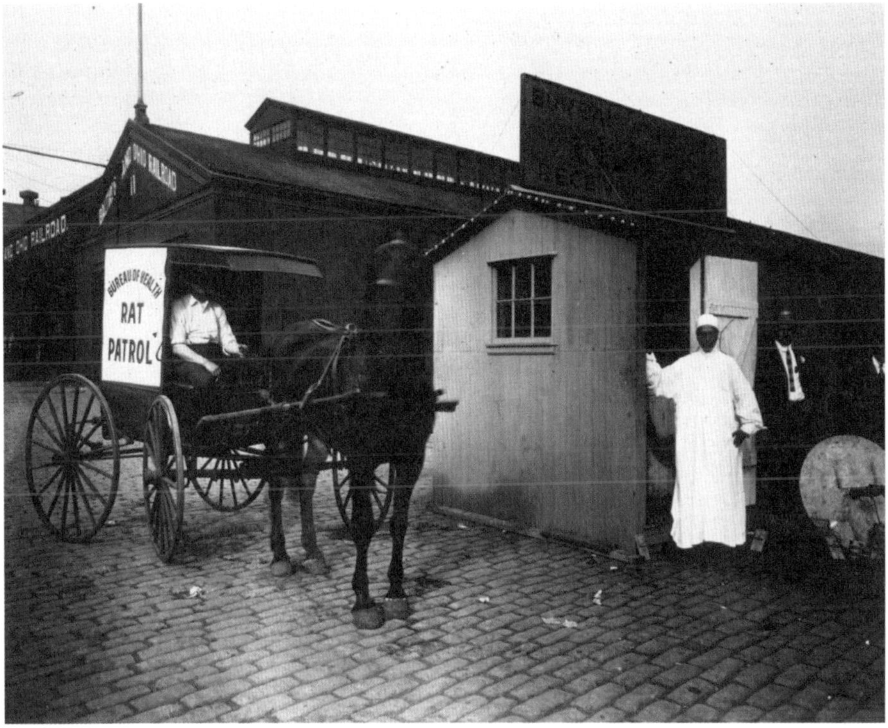

1914 年，捕鼠人将死去的老鼠运送到卫生局的老鼠接收站，实验室工作人员会检测其是否携带鼠疫杆菌。

物[5]。虽然我们已经知道了敌人是谁，但这只是艰苦战斗的第一步。

鼠疫的致死率是惊人的，在印度至少有 1200 万人死于这种疾病。1897 年，巴斯德研究所的细菌学家沃尔德马·哈夫金（Waldemar Haffkine）在印度研制出了第一种鼠疫疫苗，并在自己身上进行了实验[6]。与此同时，该研究所也研制出了一种实验性血清，并将其与西蒙德一起送到亚洲。西蒙德可以拯救那些已经患病的人吗？

西蒙德在努力治愈病人的同时试图弄清楚鼠疫是如何进行传播的。耶尔森注意到这种疾病在老鼠中的死亡率很高[7]，成堆的死老鼠意味着一场疫情即将来临——这是普通人也知道的常识[8]。科学家怀疑鼠疫是通过混有灰尘的空气、食物或粪便进行传播的，也许老鼠和人类都是被含有感染源的土壤传染的。

医生在检查鼠疫患者时，注意到他们的脚和腿上经常有细微的损伤，与鼠疫的其他症状相比，这些几乎引不起注意。一般来说，鼠疫患者的腺体会异常肿胀，这些肿块就是“腺鼠疫”名字的由来。这些患者中有些会患上败血症，当他们的皮肤和其他组织坏死时，手指、脚趾和鼻子就会变黑；有些人则患上肺炎，无法呼吸[9]。小伤口可以说是最小的问题了，但西蒙德发现鼠疫杆菌会在这些损伤处大量繁殖，而且伤口都恰好在踝关节——跳蚤能够咬到的高度。跳蚤可以把病鼠的血液注入人体吗？在酒店房间里，西蒙德通过显微镜观察淹没在肥皂水中的跳蚤。果然，它们的肠子里充满了鼠疫杆菌。

西蒙德随即开始进行实验。首先，他将一只健康的老鼠悬挂在一个网笼中，在它下方的玻璃罐里有一只垂死的病鼠。这两只老鼠彼此不能接触，但是当下方的老鼠死亡时，寻找口粮的跳蚤就会跳到健康的老鼠身上。很快，健康的那只老鼠也因鼠疫而死亡。西蒙德再一次在没有跳蚤的情况下重复实验，惊人的现象出现了，那只健康的老鼠仍然活蹦乱跳。1898 年 6 月 2 日，西蒙德写道：“一想到自己弄懂了一

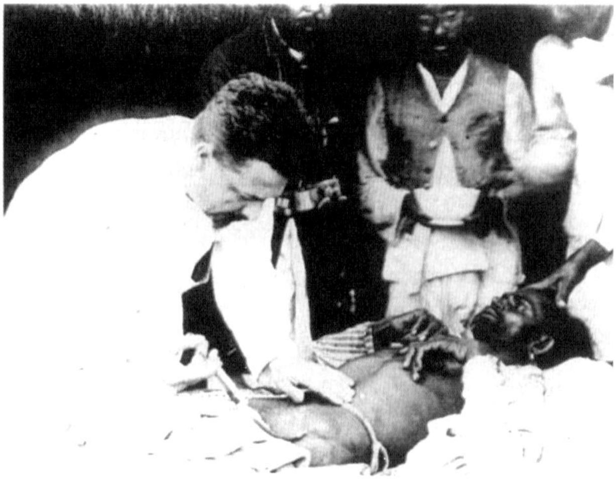

西蒙德用巴斯德研究所的实验血清治疗鼠疫患者。

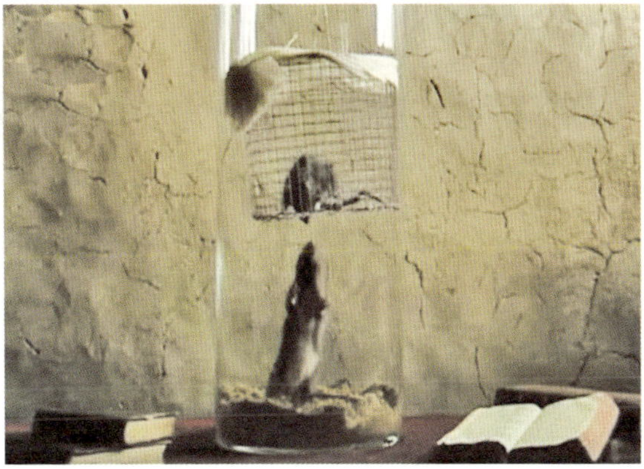

西蒙德把一只健康的老鼠悬挂在一只已感染瘟疫的老鼠上方的笼子里，这样两只老鼠就无法直接接触，但被感染的跳蚤可以自由通过网笼。只有病鼠身上有跳蚤时，健康的老鼠才会感染鼠疫。

个自瘟疫出现以来一直折磨着人类的秘密，我就有一种难以言喻的感觉。”[10] 为了阻止瘟疫的传播，必须消灭跳蚤，也就意味着要消灭老鼠。

科学家们一开始对西蒙德发现的这个现象持怀疑态度，因为他的实验是在一间设备简陋的旅馆房间里完成的，实验环境并不完美。他是否排除了旧的瘴气理论？如果跳蚤可以穿透网笼，那么空气也可以，因此昆虫可能携带疾病的想法仍是一个未经证实的新理论。但在 1903 年，其他研究者效仿了西蒙德的研究结果，很快控制老鼠的数量与疫苗一样成为人类抗击鼠疫的武器。

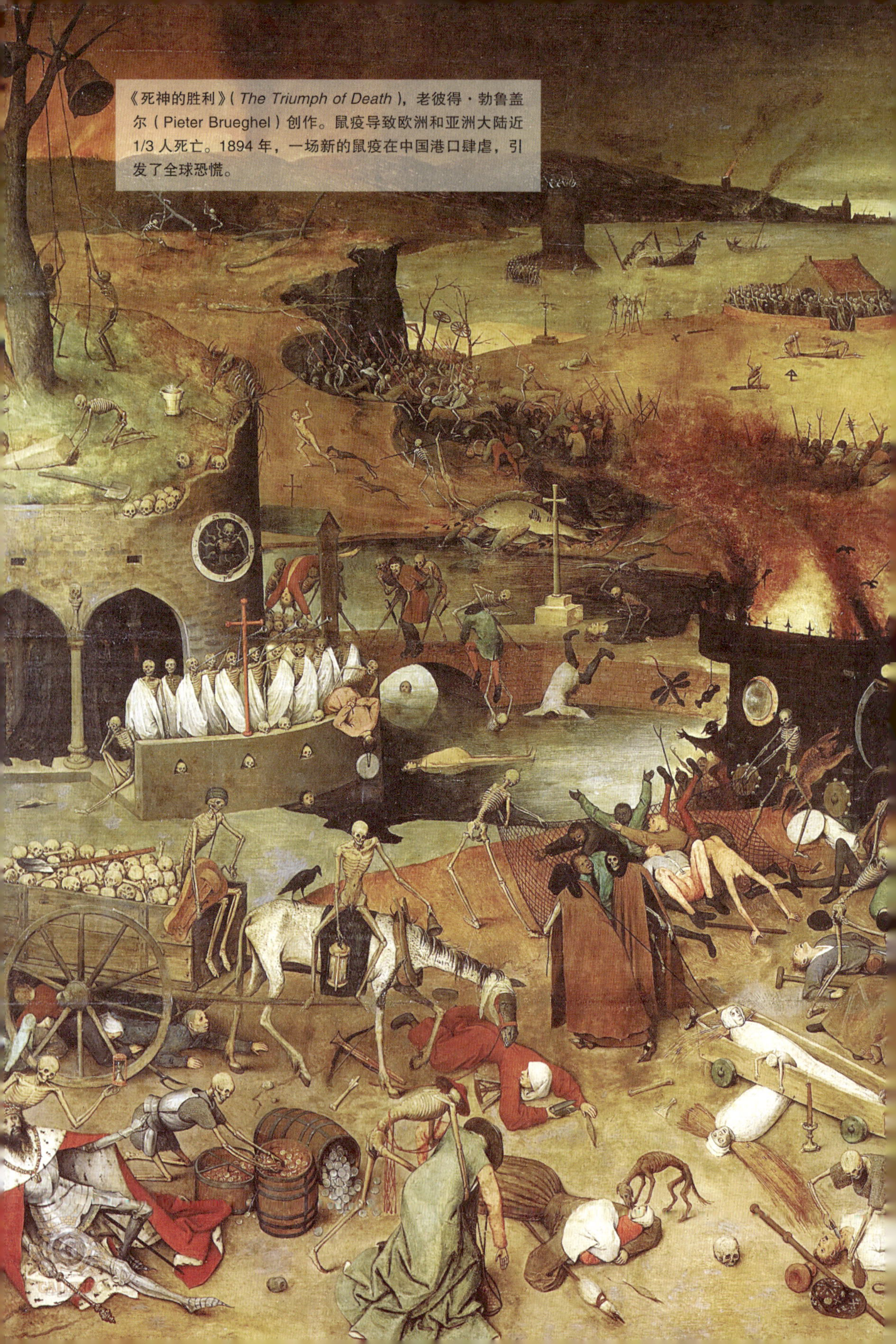

《死神的胜利》(*The Triumph of Death*)，老彼得·勃鲁盖尔 (Pieter Brueghel) 创作。鼠疫导致欧洲和亚洲大陆近 1/3 人死亡。1894 年，一场新的鼠疫在中国港口肆虐，引发了全球恐慌。

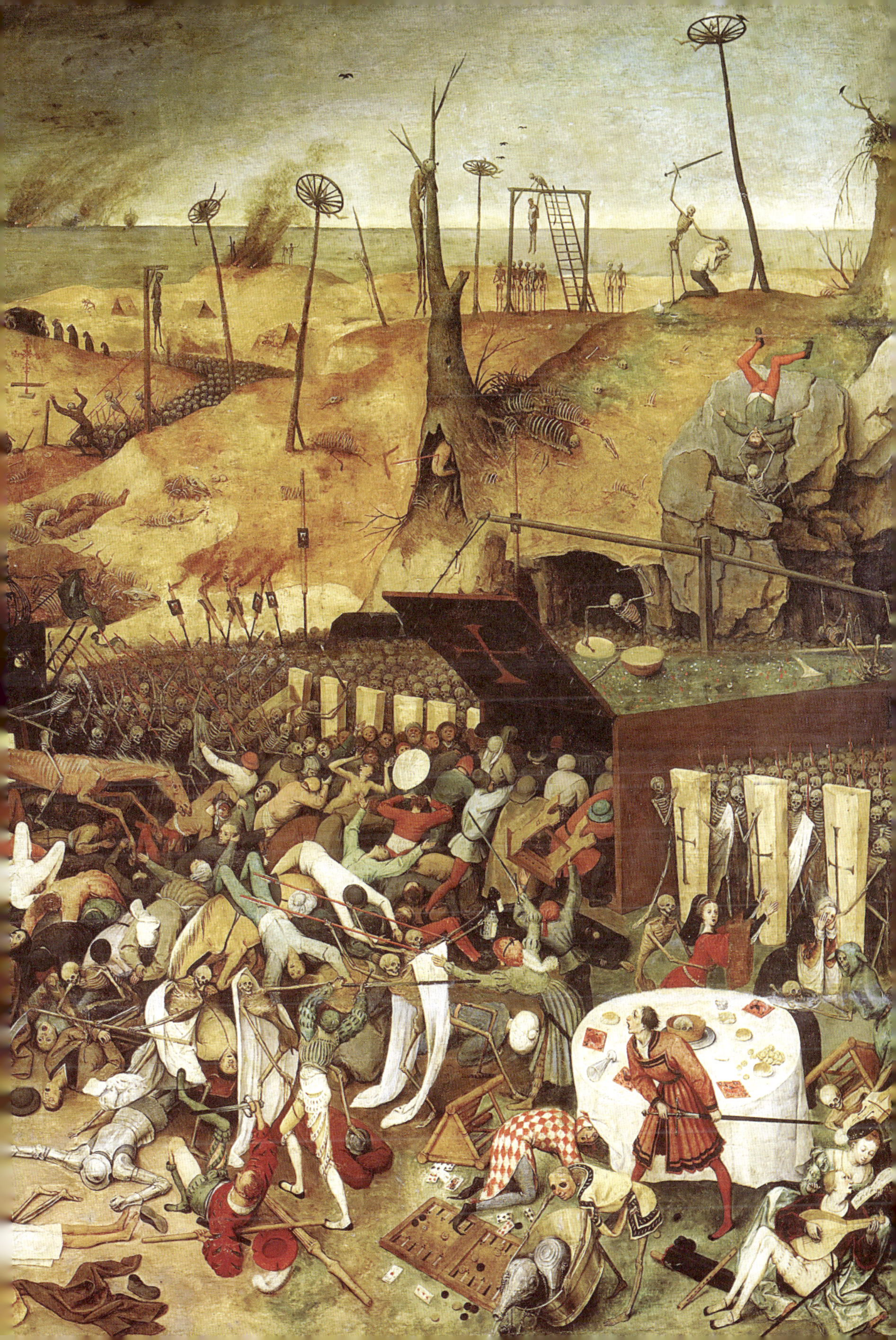

鼠疫耶尔森菌真的会导致黑死病吗？

541年，查士丁尼瘟疫由埃及蔓延到近东，最后在整个欧洲肆虐，造成整个地区人口急剧减少，以及因农民数量不足而导致粮食供应短缺，一些庞大的帝国因此轰然倒塌。更可怕的是，直到750年，不同的流行病还会每隔几年就卷土重来[11]。

在14世纪，黑死病在亚洲肆虐，并席卷欧洲大陆。到1350年，它已经使欧洲大约1/3的人丧生[12]。在1750年之前，这个“杀人凶手”每隔几年都会卷土重来[13]。

长期以来，历史学家认为查士丁尼瘟疫和黑死病与19世纪90年代在中国爆发的瘟疫是同一种疾病。古代和中世纪的目击者描述的症状（比如腹股沟淋巴结炎）似乎符合现代鼠疫的症状。但是，像野火一样在欧亚大陆蔓延的历史性流行病是否真的与19世纪90年代传播较慢的鼠疫一样？那些持怀疑态度的人发现了历史描述和现代瘟疫之间的差异[14]。他们质疑，中世纪的欧洲是否有足够的老鼠传播这样的流行病[15]？欧洲的温度是否可以让携带鼠疫的跳蚤存活[16]？

对于这些问题，来自法国的考古学家和微生物学家团队试图在14世纪的乱葬坑中寻找答案。幸运的是，他们发现了证据：在被推测为鼠疫遇难者的牙髓中找到了鼠疫耶尔森菌DNA。类似的考古证据也将鼠疫耶尔森菌与查士丁尼瘟疫联系起来[17]。

DNA研究表明，鼠疫耶尔森菌在传播过程中不断进化，进化而来的新菌株是引起三种瘟疫报告的症状差异的原因[18]。除了鼠疫耶尔森菌，研究人员还在中世纪的法国坟墓中发现了人们感染五日热巴通体的证据[19]。五日热巴通体是战壕热的病原体，由虱子传播。如果鼠疫患者同时感染战壕热和鼠疫，那么是否可能是虱子同时携带两种病原体造成的？作为载体的虱子可以解释瘟疫怀疑论者指出的一些不一致性，例如中世纪欧洲老鼠和跳蚤是稀缺的，而鼠疫在人与人之间的传播、感染的速度是迅速的，死亡率也很高。

公元1898年

病毒从烟叶和人类身上获取生命支持

1884 年科赫提出的科赫法则（见第 23 章）很快成为证明特定微生物引起特定疾病的标准规则。科学家们相信“所有传染病都是由原虫、真菌、细菌或螺旋体引起的”[1]，通过过滤器对受感染的液体进行过滤，检查留下的微生物。1892 年，德米特里·伊万诺夫斯基（Dimitrii Ivanovsky）的实验表明，烟草花叶病是由一种“可过滤的东西”引起的，这种病原体太小，无法在过滤的过程中获得[2]。

1898 年，马蒂纳斯·威廉·拜耶林克（Martinus Willem Beijerinck）提出，看不见的病原体可能是一种完全不同的东西。用它感染的物质可以经过过滤并储存 3 个月，在此期间没有细菌生长的迹象，但仍然会感染健康的烟草植株。这种病原体只能在活细胞中繁殖。无论它是什么东西，都会成为植物新陈代谢的一部分，它本身无法代谢或繁殖——拜耶林克描述的是一种病毒。正如伊万诺大斯基所说，这是一个“大胆的假设”，起初并没有多少人接受[3]。

为了研究病毒，科学家必须改进科赫法则[4]。病毒只能在活细胞中培养，如受精卵，并非所有人类病毒都能感染实验室里的动物[5]。像

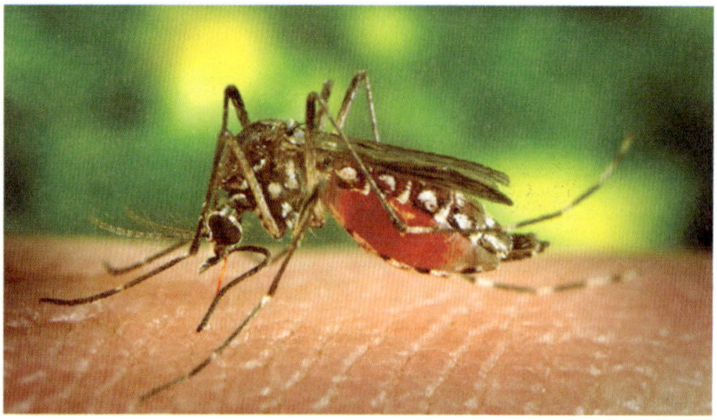

埃及伊蚊会在房子周围繁殖，它们只需要吸取一个感染者的血，潜伏几天，然后在易感人群中进行传播，就可以让黄热病传播开来。

细菌一样，病毒并不总是会引起疾病，一些宿主会成为无症状携带者。科学家找到了一些新方法来证明病毒不仅与疾病有关，而且是导致疾病的原因[6]。今天，鉴定病毒的一种好方法是对其进行 DNA 测序[7]，但是在 19 世纪 90 年代，DNA 依然是个谜。

第一个被鉴定出来的人类病毒是黄热病病毒，黄热病是一种无法治愈的疾病，死亡率超过 50%[8]。1881 年，古巴医生卡洛斯·芬莱发布报告说它是由蚊子传播的，沃尔特·里德在 1901 年证实了这一点[9]。杀虫剂、蚊帐和其他公共卫生措施限制了流行病的蔓延，使巴拿马运河的建设成为可能[10]，但是制造疫苗需要数年。1921 年，野口英世（Hideyo Noguchi）进行了相关实验，却基于错误的感染原。1927 年，洛克菲勒研究所的一个团队分离并培养出了真正的病毒，他们中有人在这个过程中感染了黄热病，其中有 6 人死亡，包括野口英世。

1937 年，经过多年的努力、各种问题的出现和突破，马克思·泰累尔（Max Theiler）终于研制出一种有效的黄热病疫苗[11]。即便如此，问题仍然存在。1941—1942 年，美国新兵接种了 700 万剂疫苗，接种疫苗后的数月内，超过 25000 人患上了黄疸。原因是制作疫苗时所用的人类血清中，有少量血清被另一种病毒——乙型肝炎病毒感染。

目前已知能感染人类的病毒至少有 219 种，每年还会新发现 3～4 种[13]。有些会引起流行性疾病，如流感、天花、脊髓灰质炎、埃博拉和艾滋病，而其他疾病看起来却很温和。它们发展得很快，新的流感病毒意味着每年都要研制新的流感疫苗。但从进化的角度来看，理想的病毒不应该太快杀死宿主，因为病毒需要宿主才能生存。

毕竟病毒只是包裹在蛋白质包膜中的 DNA 或 RNA。它无法生存、复制或执行生物体的任何功能，除非它侵入并占用宿主细胞的资源。宿主最好的防御手段是产生针对独特蛋白质包膜的抗体，这些蛋白质被识别成外来物。蛋白质包膜的外来特性通常被称为抗原，因为它使宿主产生抗体。

与细菌不同，病毒并不是活着的[14]。这一点至少在 1945 年以前似

1793 年，为了躲避肆虐的黄热病，乔治 · 华盛顿总统领导下的美国政府逃离当时的首都费城。

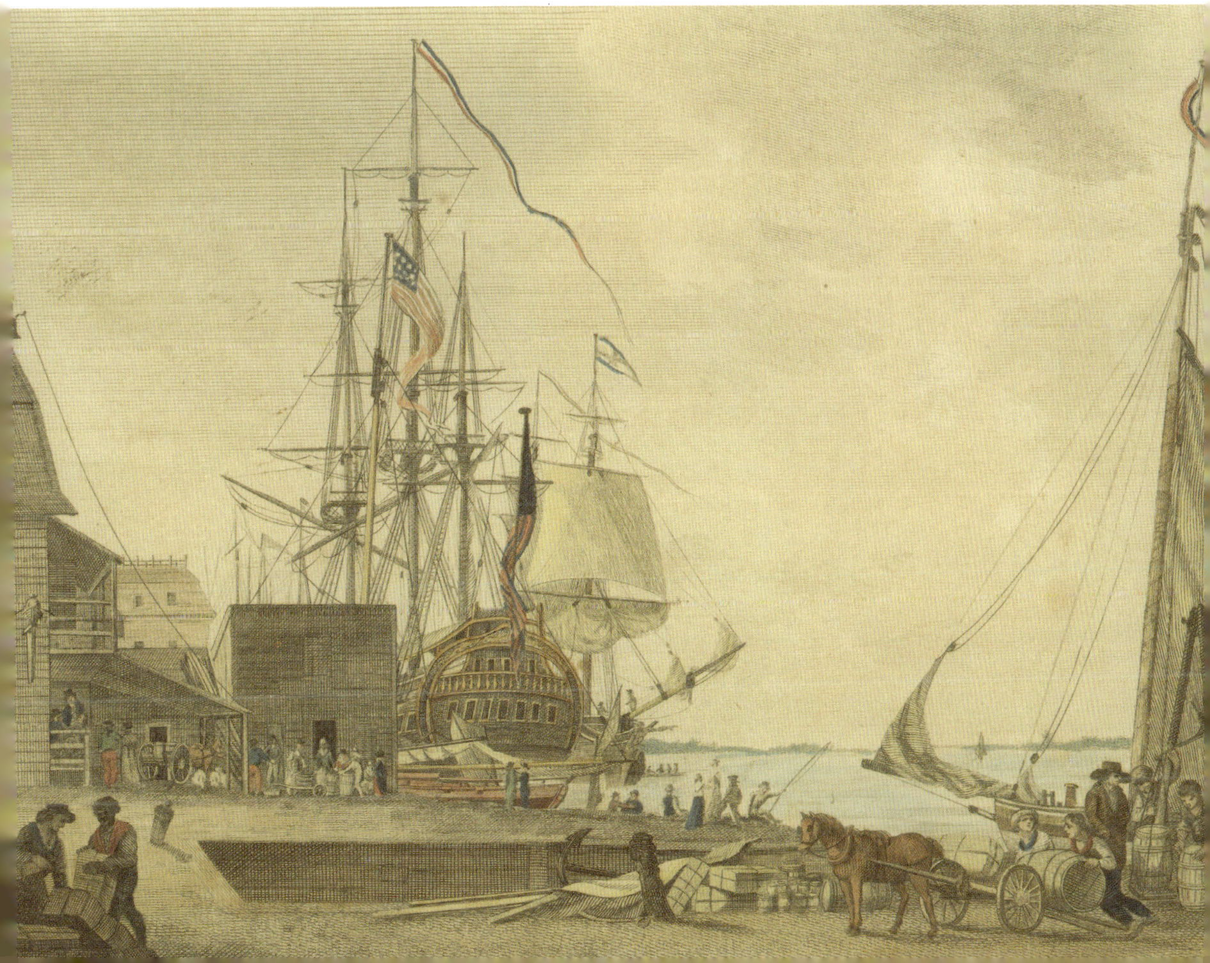

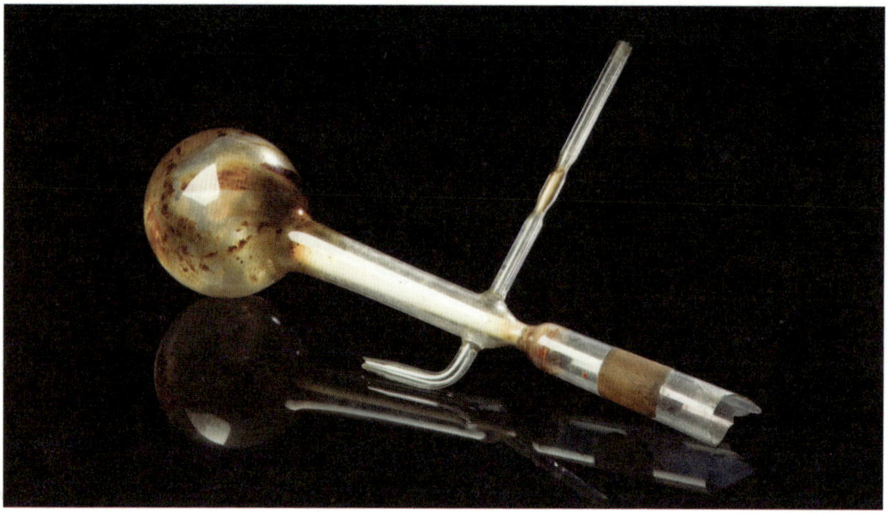

巴斯德的助手查尔斯·钱伯兰（Charles Chamberland）发明了这种过滤器，通过去除细菌来净化水，病毒则可以随着液体通过该过滤器。

乎是不可否认的：一种不能独立摄入食物或繁殖的病毒不可能是“活着的”。病毒性疾病不止一次改变了历史，但最终，我们应该如何定义生命呢？病毒对我们有关这一问题的思维方式的挑战或许更加重要。

公元1900年

玛丽·居里的实验室在黑暗中发光

1899年，玛丽·斯克洛多夫斯卡·居里（Marie Sklodowska Curie）心情不错。她在法国工作了很长时间，“用一根几乎和我一样大的铁棒”一次性搅拌约20千克沸腾的沥青铀矿石——这甚至不是她的正职。她的工作间常年漏水，冬冷夏热，弥漫着有毒烟雾，一位德国化学家称之为“介于马厩和马铃薯棚之间的地方”[2]。但她嫁给了皮埃尔·居里（Pierre Curie），二人一起进行了伟大的科学研究。那时，玛丽正在写博士论文，用皮埃尔的一项发明来测量观察结果。

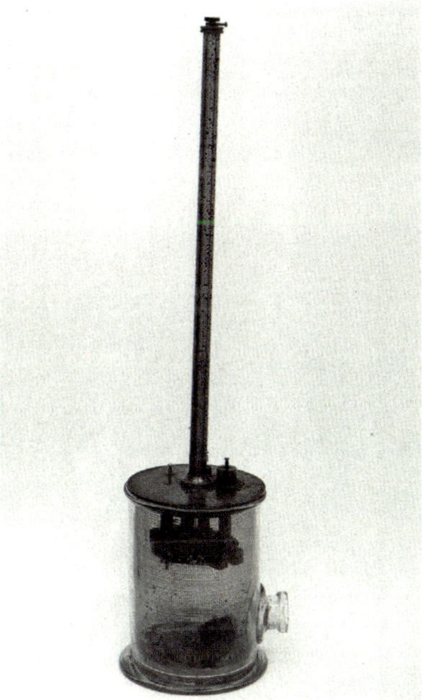

居里静电计，由皮埃尔和他的兄弟雅克发明。皮埃尔为开尔文勋爵做了一个静电计，勋爵用它证明铀辐射像伦琴的X射线一样会使空气带电[1]。

皮埃尔·居里是法国科学界

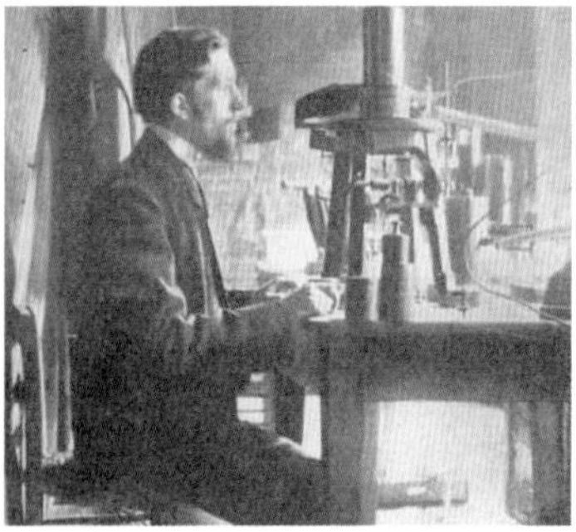

皮埃尔·居里和他发明的压电验电器。

的局外人，但他在进行深入研究和制作精密分析仪器方面享有国际声誉。1880年，他和他的兄弟雅克·居里（Jacques Curie）发现了压电性[3]——因压力而产生电荷。皮埃尔发明了一种静电计来测量它。

1896年，亨利·贝克勒尔（Henri Becquerel）将铀盐放在一个黑暗的抽屉里，发现它们使感光底板成像了，他推测这是由于铀发出了某种能量射线。英国科学家开尔文（Kelvin）勋爵利用皮埃尔的静电计研究了射线产生的电[4]。玛丽的实验证明了铀辐射可以被精确测量，且无论掺杂了什么别的元素，一定数量的铀总能产生相同数量的辐射。辐射是“铀元素的原子属性”[5]。这是一种革命性的见解，玛丽用“放射性”这个词来描述这种现象[6]。

如果一种化学元素具有放射性，那么其他化学元素呢？玛丽收集并测试了每种已知元素的样本，然后发现钍也可以产生辐射。但有些矿石的放射性远高于它们所含的铀和钍。玛丽做出了一个新的假设：这些矿石一定含有“一种比铀或钍更具放射性的物质”。她的实验已经排除了其他已知的元素，因此这种物质只能是“一种新的化学元素”[7]。

1898年，居里夫妇宣布发现了两种新元素：钋（为了纪念玛丽的祖国波兰）和镭。在接下来的2年里，他们处理了几吨具有放射性的沥青铀矿石，并于1900年分离出几粒镭。他们发现镭能发出三种类型的射线：带正电的α射线、带负电的β射线，以及与光和X射线类似的第三种射线，它们对磁铁没有反应[8]。

镭的发现使玛丽获得博士学位和两项诺贝尔奖：1903年的物理学奖和1911年的化学奖。这个发现也影响了医学。1901年，贝克勒尔在他的衬衫口袋里塞了一点镭，就这样过了大约6个小时，10天后，他被辐射灼伤，花了几个星期才痊愈。之后，皮埃尔通过在前臂上涂抹镭粉并维持了10小时证实了贝克勒尔的发现，由此产生的皮炎看起来像X射线造成的烧伤[9]，那么，如果X射线可以治病，为什么镭不可以呢？

镭比X射线更易使用，它可以被注射、吸入、吞咽或直接施用于皮肤，例如肿瘤部位。兴奋的研究人员希望精心瞄准的辐射可以消除癌细胞，同时保护健康的组织。它可能比手术更安全，而手术是那时治疗癌症的唯一有效方法[10]。有些人甚至认为镭可以使癌细胞正常化并治愈X射线灼伤[11]。渐渐地，医生们了解到镭对易于触及的局

居里夫妇在一间简陋的实验室工作了很长时间，这间实验室存放了几吨沥青铀矿——一种富含铀的放射性矿物。实验室里没有电，但存放的东西却在黑暗中闪闪发光。

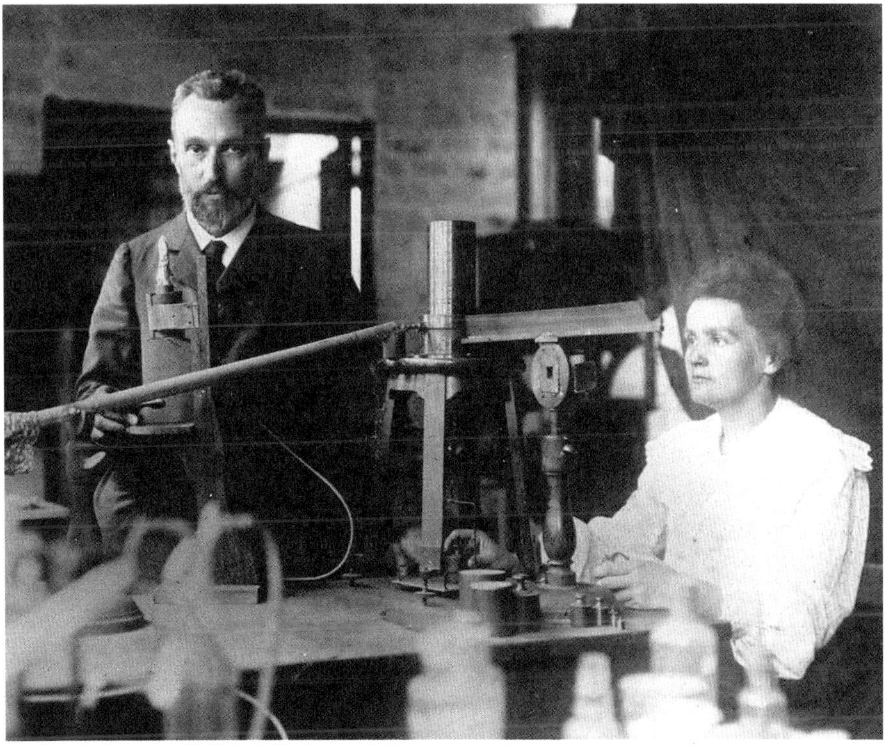

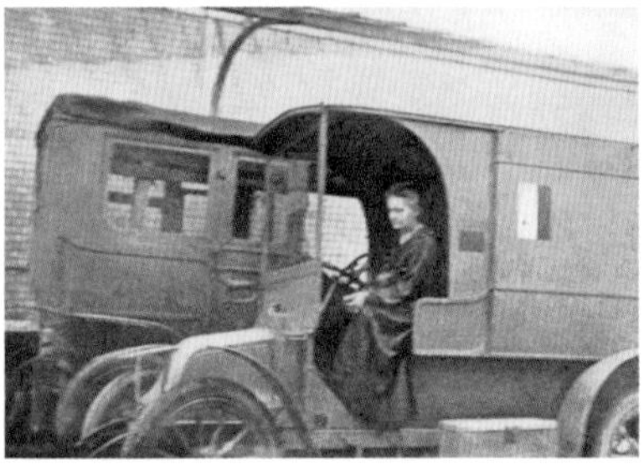

在第一次世界大战期间，玛丽·居里在野战医院筹备了200个X光照相室，为战场配备了20个移动X光机。她训练了不少助手，捐赠出镭为人体组织消毒，并为100多万名士兵提供护理服务。

部癌症疗效最佳，而且他们也逐渐了解到镭的严重危害。1976年，法国宣布将镭用于医疗为非法行为[12]。1948年之后，当放射作用对原子弹幸存者的影响变得显而易见时，人们便开始推动更强有力的安全规定。今天，放射治疗仅用于特定癌症，且使用剂量也有限制，同时，还有严格的法律确保医务人员免受辐射影响。不过，如今这种更安全的放射疗法是在先驱者从镭中所学到的知识基础上稳步发展的。

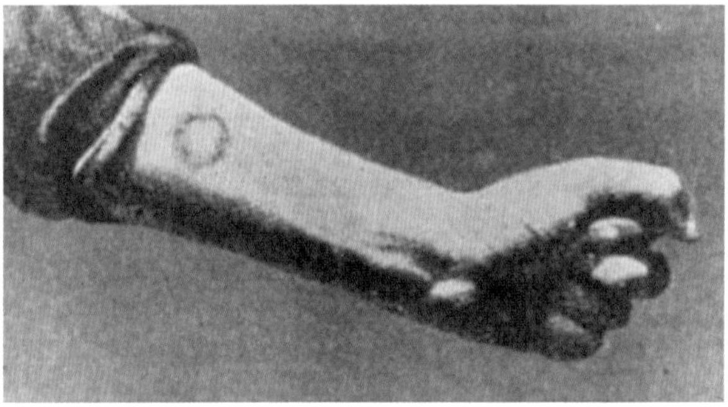

皮埃尔·居里是最早发现镭的医学作用的人之一。为了观察它对身体的影响，他故意用镭烧伤自己的手臂。

放射治疗：危险的灵丹妙药

辐射是危险的，现在的研究人员必须穿着防护服来处理居里夫人的文件，甚至连她的食谱都具有放射性[13]。她晚年的健康状况不佳，66 岁时因再生障碍性贫血过世。虽然她不想承认这一点，但她多年来从事无保护的放射性工作几乎可以确定已经毒害了她。

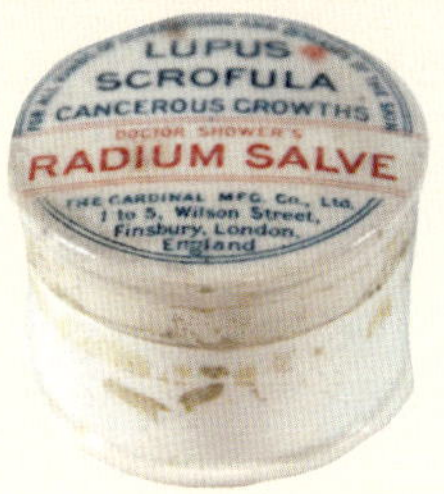

1905 年左右，肖沃斯（Shower）医生的含镭药膏曾作为治疗狼疮、瘰疬、皮肤癌的药物出售。

然而，在放射治疗最初令人十分兴奋的时代，它看起来像是万灵药。它被用于治疗癌症和看起来像是癌症的肿块，去除多余的毛发和痤疮，对付狂犬病和梅毒等细菌性疾病[14]。不仅医生频繁使用辐射，小贩和骗子也是如此，镭被添加到牙膏和玩具等各种物品中。当时的人们认为放射性紧身胸衣可以缓解腰痛[15]，还把镭盐当作能刺激身心的兴奋剂来销售，谁不想畅饮一杯“镭水——永恒的阳光饮料”呢[16]？一位体育大亨于 1927 年开始饮用镭水以“强健体格”，但他在 5 年后死于镭中毒，“皮肤萎缩，体内有多处病变”[17]。

与此同时，新泽西州一家工厂的年轻女工当时负责给手表表盘涂上夜光镭漆，她们经常吮吸刷子，以保持其尖端锋利，很快牙医西奥多·布卢姆（Theodore Blum）注意到这些病人的下颚日益恶化。9 名女工因辐射而死亡，其他人则患上了严重的疾病，这促使验尸医哈里森·马特兰（Harrison Martland）对放射病进行了首次流行病学研究[18]。

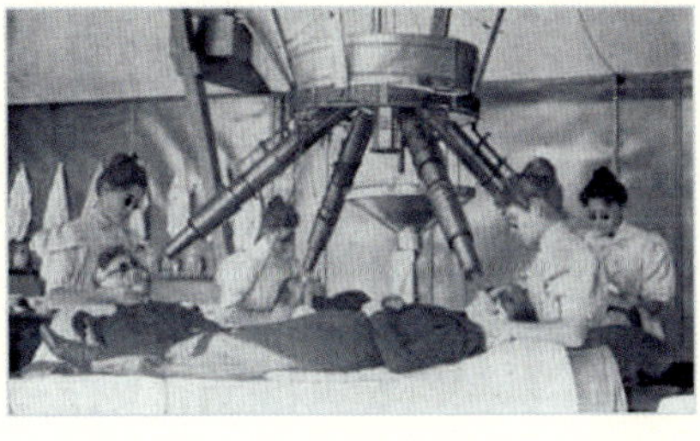

1900 年人们使用芬森灯进行治疗。这种灯能利用石英晶体来引导紫外线，在治疗过程中，护士和病人会使用墨镜保护眼睛。其发明者尼尔斯·吕贝里·芬森（Niels Ryberg Finsen）因在集中光辐射治疗狼疮等疾病方面的研究获得 1903 年的诺贝尔生理学或医学奖。

公元1901年

输血安全

什么是血液？众所周知它维系着我们的生命。特洛伊平原上的勇士因流血而亡，早期的产科医生眼睁睁看着产妇因为大出血而死亡。但血液是由什么组成的呢？它又是如何维持我们的生命的呢？

1628 年，威廉・哈维的《心血运动论》(*On the Motion of the Heart and Blood*) 问世之后，医生和科学家开始重新思考这个问题。心脏推动血液在一个循环系统中运动，这个系统也许是可延伸的，也许可以把一个人的血液转移到另一个人身上[1]。

1665 年，理查德・洛尔（Richard Lower）宣称，把大狗的血液输给失血过多的小狗，就可以挽救小狗的生命。但这并不顺利，科学家把羊的血输到人的血管里后，这个人变成了疯子。在这些输血的实验中，一个英国人侥幸活了下来[2]，一个法国人却失去了生命，不久之后，输血就被明令禁止了[3]。

1817 年之后，产科医生詹姆斯・布伦德尔（James Blundell）无法忍受产妇因大出血频繁死亡，开始做输血的实验。他发现动物在输血后可以恢复健康，但它们只能接受同种族动物的血液。所以，只有人类的血对人类来说才是安全的。1825 年，布伦德尔终于成功地完成了第一次人对人输血[4]。

但是有的人输血后情况反而更糟了。这是为什么呢？布伦德尔猜想是血液离开血管的时间太长，导致血液变质了，他还发明了两种装置来加快输血的过程。尽管如此，布伦德尔还是主张输血只能用于挽救濒临死亡的人[5]，10 年间他只用过 10 次这种方法[6]，这些病人只有一半活了下来。

有些时候输血失败是因为血液会凝固或凝集。这是因为血流得太慢，还是因为血液离开了血管，或者是因为它接触到空气里的一些化学物质呢？1863 年，约瑟夫·李斯特（见第 23 章）对这三种假设进行了验证，但是最后把它们都否定了。1889 年，生理学家威廉·亨特

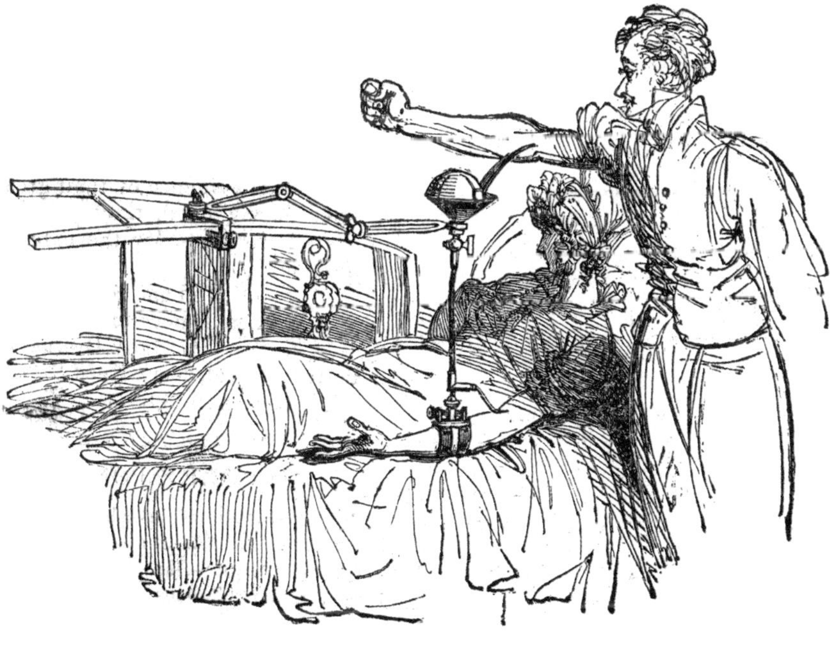

布伦德尔发明的仪器，可以利用重力把血液从供体的静脉直接输到受体的静脉。

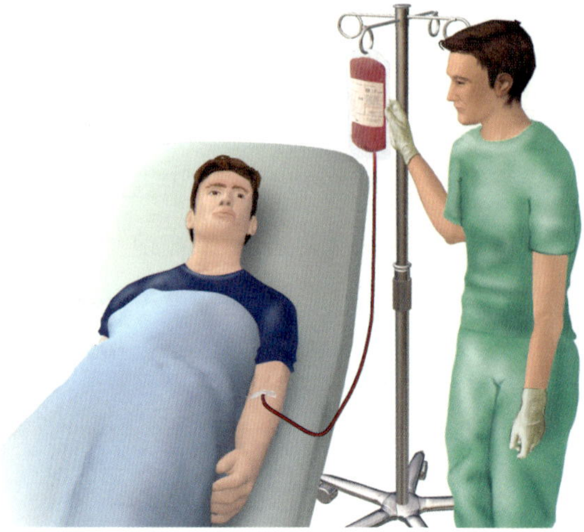

现代用于输血的血液都会进行仔细的分类、严格的疾病筛查和储存。医生们将其用于治疗外伤或手术失血过多，以及血液异常导致的一些全身疾病。

（William Hunter）得出了一个错误的结论，他认为血液作为一种身体组织，既不具有营养功能也不具有呼吸功能，如果病人静脉缺血太多，给他们注射生理盐水更安全。输血引起的不良反应的原因不明，但再也没有人进行输血了[7]。

1901 年，卡尔·兰德斯坦纳（Karl Landsteiner）取得了突破性进展，他发现了人类的血型，这让他获得了 1930 年的诺贝尔生理学或医学奖。这时的生化学家已经发现，不同物种的动植物有着不同结构的蛋白质。那么同一物种的不同个体之间是否有着“相似但微小的差异”呢[8]？

兰德斯坦纳做了一些实验。他发现把一个物种的血清输给另一个物种，受体的红细胞就会凝集。他把一些人的血清和红细胞提取出来，分别在试管中交叉混合，结果他发现有些配对没有发生凝集反应，就好像这些血清和红细胞是来自同一个人的；但有些血清和红细胞混合在一起时就会凝集，就好像血清来自另一个物种一般[9]。由此他发现了人类的 3 种血型：A 型、B 型和 O 型。1902 年，他的同事发现了第 4 种类型，AB 型。

这就是之前那么多输血失败案例的原因：血型不一致。血型是 A、B 和 AB 型的血液中，红细胞表明有蛋白质和糖构成的特异性抗原，被输血者的红细胞表面如果没有这种抗原，就会引发机体的免疫反应[10]。当病人接受的血液的血型和自己的不相符时，他的身体就会把这些血液当作外来物质，就像导致疾病的细菌一样，病人自己的血液会产生抗体。凝集反应就是身体防御的一种手段，可以把这些“入侵”的细胞集中起来解决。

兰德斯坦纳知道这个发现对皮肤、器官的移植以及其他手术有重大意义[11]。之后的很长时间里，人们都不认同他的发现。但美国外科医生乔治·华盛顿·克赖尔（George Washington Crile）证明了生理盐水并不是一种合适的血液替代品。在第一次世界大战的堑壕战中，很多士兵都需要输血，根据 ABO 血型系统对他们进行输血，大大增加了输血的成功率[12]。

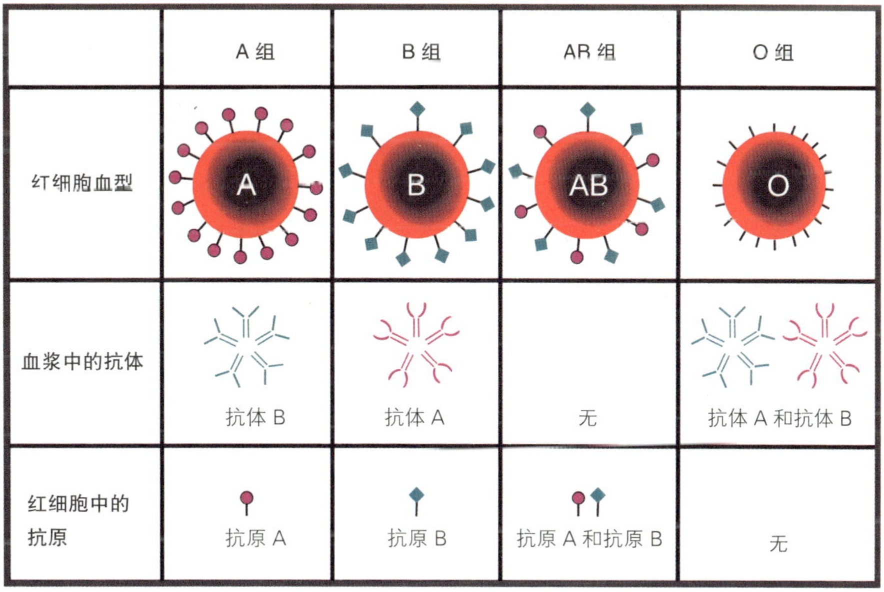

人类的 4 种主要血型是根据红细胞表面的抗原和血浆中的抗体种类不同而区分的。

战争与和平中的输血

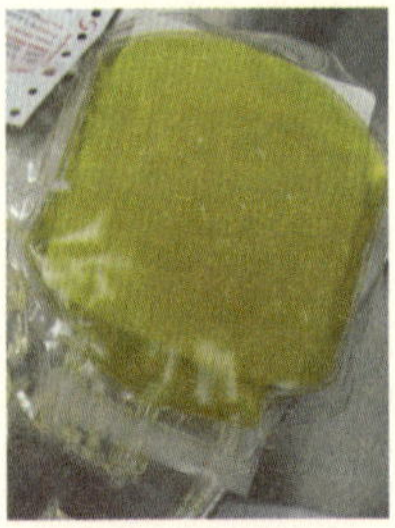

为了保证储存安全而冷冻的血浆。如今，捐献的血液通常根据不同的特定用途被分成血浆、红细胞、免疫球蛋白等几种成分。

战争常会推动医学的进步，20 世纪的这三场战争——第一次世界大战（1914—1918 年）、西班牙内战（1936—1939 年）和第二次世界大战（1939—1945 年）——促进了输血技术的发展。第一次世界大战期间，为了防止血液凝固，医生改进了血液储存方法，往其中加入了柠檬酸钠[13]。他们还学会了把献血者和受血者的血液进行交叉试验，避免发生凝集反应。在西班牙内战期间，为了更安全地储存血液，血库会冷冻这些血液，还会标明献血者的信息和血型[14]。

在第二次世界大战早期，英国要求美国为他们提供血液，从 1940 年夏天到 1941 年 2 月，英国血浆项目收集、加工并运送了约 8500 升混有生理盐水的血浆[15]。美国红十字会利用这一紧急项目完善了自己的血库工作程序，于是到了 1941 年 12 月，美国参战之后，他们对血液的成分分离、冰冻、抗凝和灭菌等程序已经十分熟悉[16]。非裔美国外科医生查尔斯·德鲁（Charles Drew）做的一些基础性工作对该项目早期的成功起了关键作用，但他后来为了抗议按献血者的种族来分类血液的不科学做法而辞职了，最终这一项目在 1950 年被红十字会终止[17]。

自此之后，民间血库的出现促进了外科手术的发展，让心脏直视手术和人工关节置换术成为可能，也为癌症和外伤需要的长时间手术提供了条件。输血挽救了很多在分娩时大出血的产妇，血型的发现也让很多与母亲血型不同的孩子得以存活。

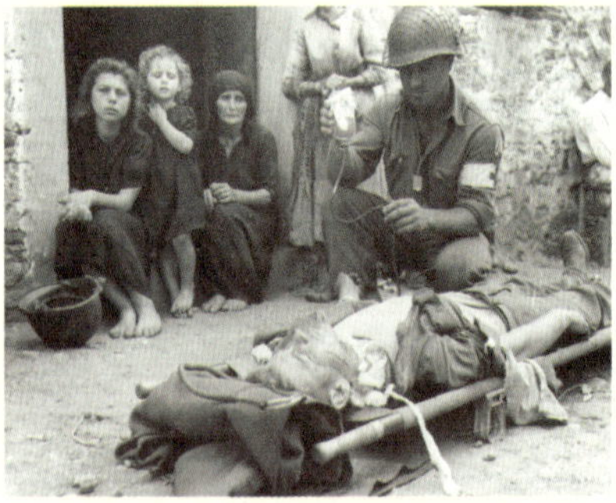

在战争期间，紧急输血在战场或一些临时搭建的场所中进行。图中是二战期间美国士兵罗伊·汉弗莱（Roy Humphrey）在西西里岛受伤时的情况。

1880 1900 31 1920 1940

公元1905年

激素与内分泌学

17 岁的塔尼娅·安格斯（Tanya Angus）身高 1.7 米，在海滩和时尚 T 台上看起来很漂亮。她 34 岁的时候，如果不是因为疼痛而不得不弯下腰来，足足有 2 米高，这使她讨厌镜子。她的下巴和前额凸出，声音低沉，经历了两次脑卒中（中风）之后语速也变慢了。这是因为，一颗良性肿瘤使她的脑下垂体分泌出生长激素（HGH），也让她变成了一个巨人[1]。

人们会拿“激素失调”开玩笑，但对安格斯来说，这可不是开玩笑。HGH 过量会让你穿不下衣服、没办法正常使用家具和乘坐汽车，骨骼和循环系统都会发育不良；而 HGH 过少会使你患上垂体性侏儒症，无法到达普通人的身高。无论哪种情况，你都会无法自理，不得不依靠别人才能在一个与你格格不入的世界里生活。

HGH 只是内分泌系统中甲状腺、胰腺和其他腺体释放到血液中的几十种激素之一[2]。激素在全身发挥作用，调节睡眠、生长发育、新陈代谢、繁殖和其他生物功能。1905 年发明了“hormone”（激素，又称荷尔蒙）一词的欧内斯特·斯塔林（Ernest Starling）认为，激素是

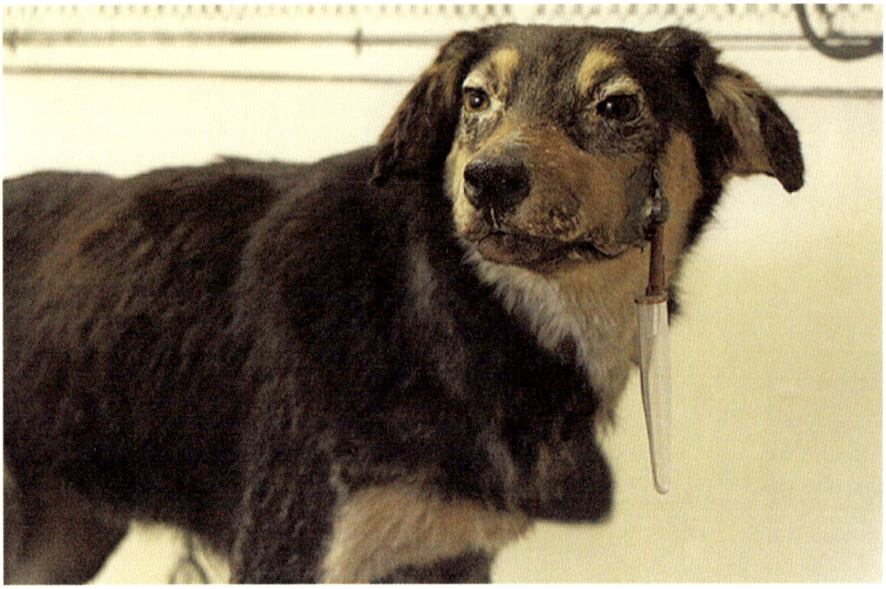

巴甫洛夫博物馆展示了这只实验犬，它的嘴角装有一个唾液收集容器和管子。狗一闻到美味的食物就会分泌唾液，这是一种自然刺激。巴甫洛夫发现狗可以学会将无关的刺激（比如节拍器的咔嗒声）与进食时间联系起来，当它们听到这些刺激时就会流口水。巴甫洛夫的研究激发了对消化系统和行为心理学的进一步研究。

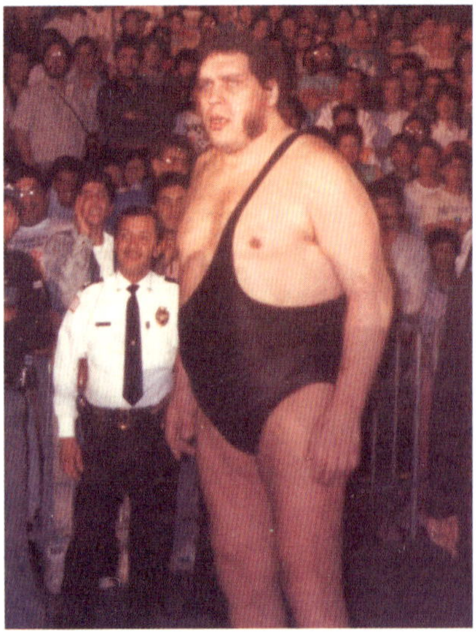

巨人安德烈（André the Giant）是著名的摔跤运动员和演员，但像塔尼娅·安格斯和其他垂体性巨人一样，他忍受着持续的背部疼痛。

“一种化学信使，能沿着血液在细胞间快速流动，协调身体不同部位的活动和生长”[3]。

斯塔林和威廉·贝利斯（William Bayliss）在1902年1月16日发现了第一种激素。他们当时正在研究消化过程——具体来说，研究是什么让身体在进食后分泌胃液和胃酸。他们知道唾液是对神经冲动做出的反应，伊万·巴甫洛夫（Ivan Pavlov）关于其他消化过程由神经调节的理论也被普遍接受，但在 1901 年，莱昂·帕皮尔斯基（Leon Popielski）排除了大部分可能造成这种情况的神经。那么，胰腺分泌物也受胃肠道内局部神经的控制吗[4]？

贝利斯观察到，当部分被消化的食物到达小肠时，胰腺的分泌物会增加。他们在一只被麻醉的狗身上做了实验，这只狗的小肠只通过血管与身体相连，所有神经都被切断了。但即使没有神经，当他们将盐酸（一种消化食物的成分）注入它的肠道时，也会刺激胰腺分泌。斯塔林认为"这一定是一种化学反射"[5]。当天下午，他们证实了这一假设。他们发现了"促胰液素"，这是第一种被确认的激素。

1905 年，约翰·悉尼·埃德金斯（John Sydney Edkins）发现了另一种消化激素——胃泌素。斯塔林认为，"这些所谓的内部分泌物"不是由中枢神经系统控制的，而是由释放到血液中的微量"类药物物质"控制的，它们会在血液中引起"身体较远部位产生适当的反应"[6]。"体液调节身体的过程"是一个能让人想起某个古老学说的新理论——"体液"的意思是"与身体内液体有关"，包括血液。

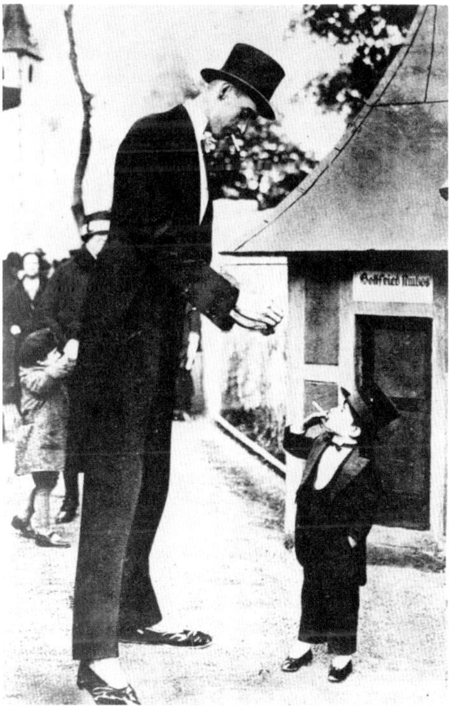
罕见的激素紊乱会导致巨人症、侏儒症和其他疾病。

巴甫洛夫坚持神经理论。他重复了贝利斯和斯塔林的实验，得到了不同的结果，人们重复了他的实验，也得到了不同的结果。1912 年，当巴甫洛夫的学生格莱布·安雷普（Gleb Anrep）遇到贝利斯和斯塔林时，他找到了原因。贝利斯做实验时，用吗啡将狗麻醉了；而巴甫洛夫做实验时，注入的酸被狗胃里的内容物中和了。一旦调整了这些实验程序上的差异，研究人员的结果就都能保持一致，这一发现也得到了更为广泛的认可。

一个世纪后，科学家还在继续研究激素。虽然促胰液素在 20 世纪 60 年代被分离出来，又在该世纪 90 年代被成功合成，但它仍然有一些不为人知的秘密。如今人们已鉴定并研究了超过 50 种其他激素，但它们的影响很微妙，相互作用也很复杂，还有很多东西有待人们去发现。

血清素：并非激素

激素并不是身体里唯一的化学信使。神经递质也会将信息从身体的一个部位传递到另一个部位，它们对神经细胞之间的电流流动有帮助。神经递质有几十种，包括胺、气体、肽、氨基酸和嘌呤等，关于它们，我们要学习的仍然还有很多。

其中最著名的可能是 5- 羟色胺（血清素）。有一种流行的观点认为血清素能促进健康，防止抑郁，但实际情况要复杂得多。的确，许多抗抑郁药会通过阻止大脑神经元释放的血清素的再吸收来得到更多可用的血清素，从而发挥作用。但是大脑中的血清素越多，你就越快乐吗？几乎没有证据可以证明这一点。人类的大脑是复杂的，血清素只是一种神经递质，还有一百多种可能影响到你的感觉、情绪、意见或想象力的神经递质存在。

一些能增加血清素的活动确实能让人更快乐，充足的光照可以提高血清素水平，锻炼也是如此。当人们拥有更多血清素时，他们会感到更快乐吗？当他们感到快乐时，会产生更多血清素吗？这是一个悬而未决的问题[7]。

但有一个流言可能会站不住脚。火鸡和香蕉含有色氨酸，色氨酸有助于产生血清素，但是食物中的色氨酸不会在大脑中产生血清素，而且吃火鸡可以抗抑郁的证据寥寥数几。那么，吃完火鸡大餐而产生的幸福感是不是安慰剂效应的另一个例子呢？

松果腺

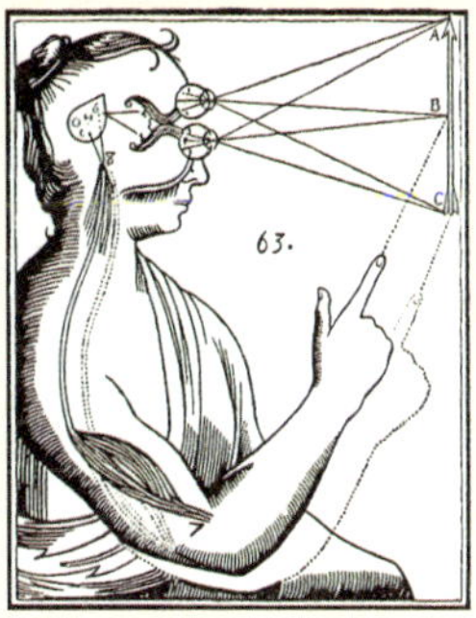

哲学家勒内·笛卡尔（René Descartes）对解剖学很着迷，但他的观点大部分都是错的。他认为松果腺是大脑中灵魂与肉体相遇的部位。

自古以来，哲学家和医生都在观察松果腺。它有没有可能是内在的“第三只眼睛”，或者是透视和冥想的第六脉轮钥匙？它是否与中世纪关于“愚蠢之石”（类似肾结石的一种东西，会压迫大脑从而导致痴呆）的传说有关？它是否真如笛卡尔所说，是人类灵魂的位置所在[8]？

几乎所有脊椎动物都有某种类似于松果腺的器官，这种器官几乎总是对光敏感，有助于调节鸟类的季节性迁徙和繁殖，以及鱼类和两栖类动物的颜色变化和背景适应[9]。

对人类而言，松果腺似乎通过分泌一种叫作褪黑素的激素来调节睡眠周期以及日常和季节性的节律。褪黑素在治疗失眠方面的潜在作用使其成为被研究最多的松果腺分泌物，但也有其他东西值得研究。这个腺体在调节不同的生理过程中可能有我们还不了解的重要的作用[10]。

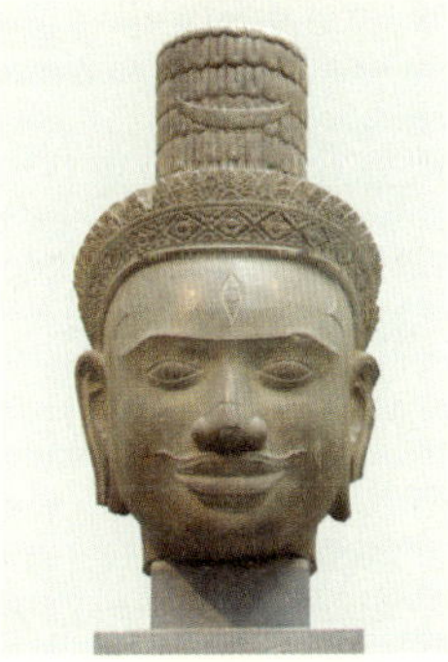

神智学创始人海伦娜·P.布拉瓦茨基（Helena P.Blavatsky）把松果腺和神秘的“第三只眼睛”联系在一起。

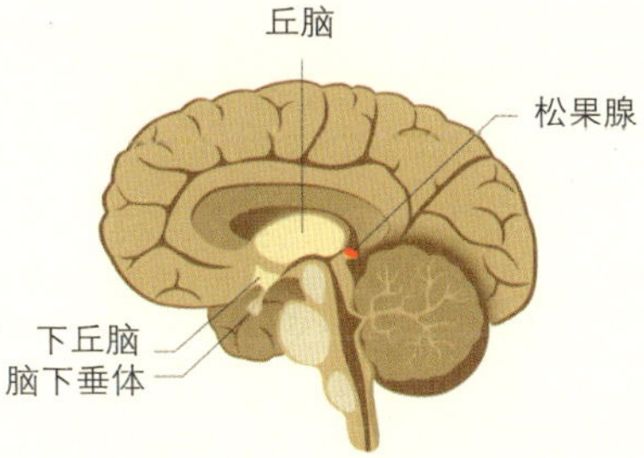

夹在大脑两个半球之间的小松果腺，形状像一个松果。

长胡子的女人

这幅画是内分泌学教科书上的经典图片。玛格达莱娜·文图拉（Magdalena Ventura）已婚，生了3个儿子。但在37岁时，她长出了胡子。她的激素失调，患上了高雄激素血症，这可能是由卵巢中可分泌雄激素的良性肿瘤引起的[11]。这幅肖像画是在她意外发育出男性特征的15年后绘制的，它显现出了一些问题：她的胡子从一开始就那么浓密吗？她真的在51岁时又生了1个孩子吗？还是说她胸前的婴儿只是一种象征？

直到今天，在奥运会和其他体育比赛中，女性的雄性激素过多仍然是一个问题。雄性激素水平高于正常水平的女性是否拥有不公平的优势？她们应该被要求接受测试以证明自己是真正的女性吗？国际田径联合会从2016年起暂停了激素和性别测试政策，因为没有足够的证据证明睾酮可以提高女性的运动成绩[12]。

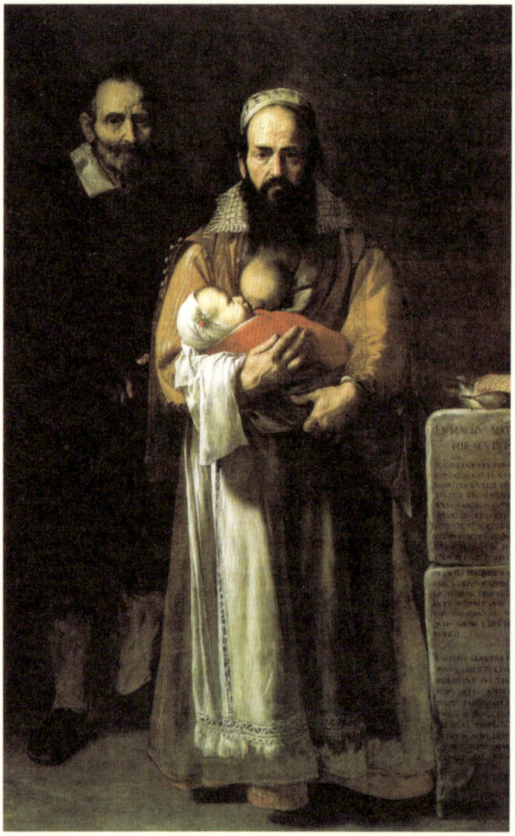

何塞·德里贝拉（José de Ribera）于1631年绘制的《玛格达莱娜·文图拉和她的丈夫孩子》（*Magdalena Ventura with Her Husband and Son*），当时玛格达莱娜52岁。

公元1907年

“伤寒玛丽”——最臭名昭著的厨师

一切都是厨师的错。1907 年，沃伦（Warren）一家在奥伊斯特贝避暑，从 8 月 27 日到 9 月 3 日，在他们租住的房子里，11 人中有 6 人感染了伤寒。罪魁祸首不是贝类、水井或污水池，而是他们 8 月 4 日新雇的厨师玛丽·马伦（Mary Mallon）。几个月后，卫生工程师乔治·索珀（George Soper）前来调查，立即对她产生了怀疑[1]。

那时玛丽早已离开，但索珀调查了她以前的工作，发现了另外 7 起家庭传染病事件。每个家庭在患病前都雇用了玛丽，但她工作不久后就离开了。索珀可能是第一个怀疑她引起了疾病暴发的人，他曾读过罗伯特·科赫 1902 年的一篇论文，科赫提出，“健康带菌者”可能会传播伤寒[2]。索珀在玛丽新雇主的厨房里找到了她，并要求检测（他认为自己的话很委婉）她的血液、尿液和粪便样本，玛丽狠狠地拿着切肉叉把索珀赶了出去。在索珀说服纽约市卫生局的有关部门接受玛丽相当于“人形培养管和慢性伤寒细菌生产器”这个可能后，她被强制隔离。玛丽被关押了 3 年，尽管她在法庭上发誓说自己“从来没有得过伤寒，也没有让其他人患上伤寒”[3]。最终，玛丽承诺不再做厨师，于是当局释放了她，可不久后她又用假名应聘厨师工作——她只能以此维生。5 年后，玛丽又一次引发了群体伤寒的暴发，确认身份后，她再次被捕，并被终生隔离。玛丽造成了多少伤寒病例？索珀进行了统计：共有 53 人患病，其中 3 人死亡。但即使玛丽知道自己是携带者，她也不会向卫生部门承认。

在“健康带菌者”的概念还未出现之前，伤寒已经够隐蔽的了。当食物和饮料被有致病菌的垃圾——就算是不干净的手上的微量垃圾——污染时，伤寒就会传播开来。你不知道自己是什么时候感染的，1 周甚至 3 周之后你就会发高烧、头疼，出现消化系统的症状[4]。你怎么知道这些症状是什么引起的呢？

19 世纪 40 年代，乡村医生威廉·巴德（William Budd）意识到伤寒是通过粪便传播的，因此他认为护理人员不仅要洗手，还要经常用强力消毒剂冲洗下水道[5]。1880 年，卡尔·约瑟夫·埃贝特（Karl Joseph Eberth）发现了伤寒杆菌，1884 年，格奥尔格·加夫基（Georg Gaffky）进一步证实其是伤寒的致病菌[6]。和霍乱一样，伤寒也被认为是一种“污秽”的疾病，由此产生的污名使患病者更难追踪。在 1903 年的一次流行病中，纽约州伊萨卡城的医生诊断中上阶层的病人患的是“流行性感冒”而非伤寒，即使他们关于伤寒这种“底层病症”的检测呈阳性[7]。

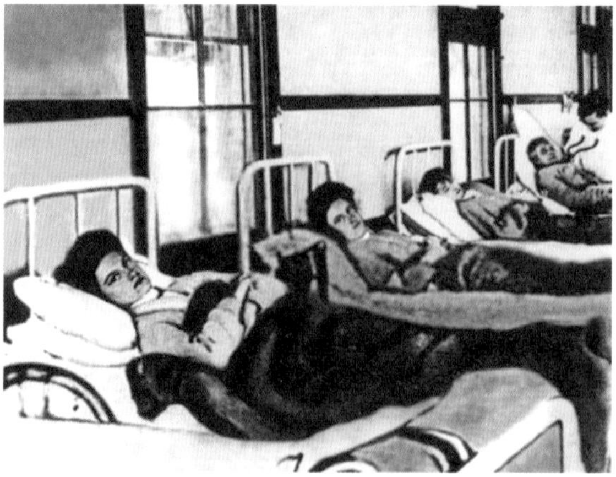

“伤寒玛丽”在她生命的最后 23 年被强制隔离。

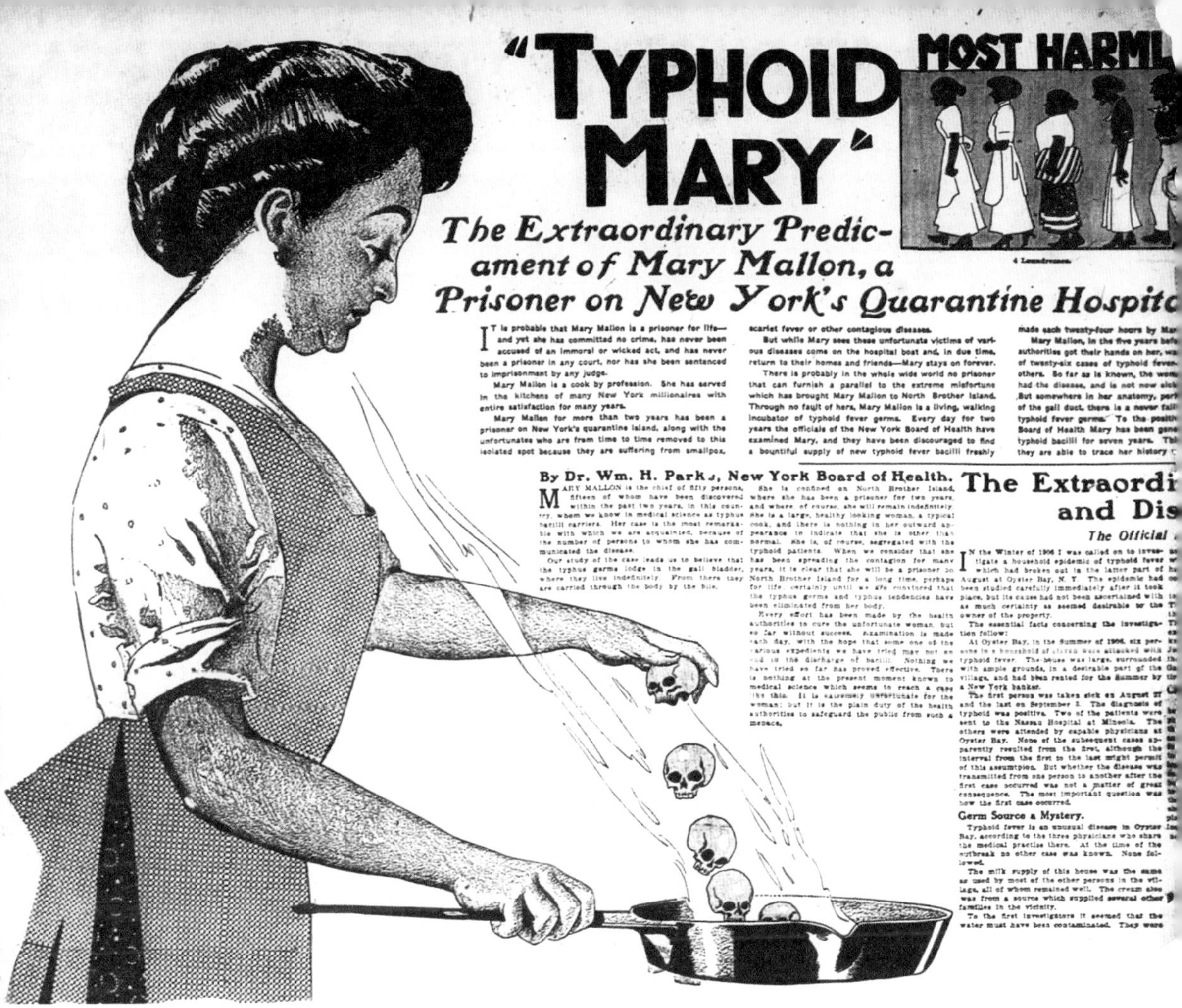

"TYPHOID MARY"

MOST HARM

4 Laundresses.

The Extraordinary Predicament of Mary Mallon, a Prisoner on New York's Quarantine Hospit

IT is probable that Mary Mallon is a prisoner for life—and yet she has committed no crime, has never been accused of an immoral or wicked act, and has never been a prisoner in any court, nor has she been sentenced to imprisonment by any judge.

Mary Mallon is a cook by profession. She has served in the kitchens of many New York millionaires with entire satisfaction for many years.

Mary Mallen for more than two years has been a prisoner on New York's quarantine island, along with the unfortunates who are from time to time removed to this isolated spot because they are suffering from smallpox, scarlet fever or other contagious diseases.

But while Mary sees these unfortunate victims of various diseases come on the hospital boat and, in due time, return to their homes and friends—Mary stays on forever.

There is probably in the whole wide world no prisoner that can furnish a parallel to the extreme misfortune which has brought Mary Mallon to North Brother Island. Through no fault of hers, Mary Mallon is a living, walking incubator of typhoid fever germs. Every day for two years the officials of the New York Board of Health have examined Mary, and they have been discouraged to find a bountiful supply of new typhoid fever bacilli freshly made each twenty-four hours by Mar

Mary Mallon, in the five years befo authorities got their hands on her, wa of twenty-six cases of typhoid fever others. So far as is known, the wom had the disease, and is not now sick But somewhere in her anatomy, perh of the gall duct, there is a never fail typhoid fever germs. To the positi Board of Health Mary has been gene typhoid bacilli for seven years. Th they are able to trace her history

By Dr. Wm. H. Parks, New York Board of Health.

MARY MALLON is the chief of fifty persons, fifteen of whom have been discovered within the past two years, in this country, whom we know in medical science as typhus bacilli carriers. Her case is the most remarkable with which we are acquainted, because of the number of persons to whom she has communicated the disease.

Our study of the case leads us to believe that the typhus germs lodge in the gall bladder, where they live indefinitely. From there they are carried through the body by the bile.

She is confined on North Brother Island, where she has been a prisoner for two years, and where, of course, she will remain indefinitely. She is a large, healthy looking woman, a typical cook, and there is nothing in her outward appearance to indicate that she is other than normal. She is, of course, segregated with the typhoid patients. When we consider that she has been spreading the contagion for many years, it is clear that she will be a prisoner on North Brother Island for a long time, perhaps for life, certainly until we are convinced that the typhus germs and typhus tendencies have been eliminated from her body.

Every effort has been made by the health authorities to cure the unfortunate woman, but so far without success. Examination is made each day, with the hope that some one of the various expedients we have tried may put an end to the discharge of bacilli. Nothing we have tried so far has proved effective. There is nothing at the present moment known to medical science which seems to reach a case like this. It is extremely unfortunate for the woman; but it is the plain duty of the health authorities to safeguard the public from such a menace.

The Extraordi and Dis

The Official

IN the Winter of 1906 I was called on to investigate a household epidemic of typhoid fever which had broken out in the latter part of August at Oyster Bay, N. Y. The epidemic had been studied carefully immediately after it took place, but its cause had not been ascertained with as much certainty as seemed desirable to the owner of the property.

The essential facts concerning the investigation follow:

At Oyster Bay, in the Summer of 1906, six persons in a household of eleven were attacked with typhoid fever. The house was large, surrounded with ample grounds, in a desirable part of the village, and had been rented for the Summer by a New York banker.

The first person was taken sick on August 27 and the last on September 3. The diagnosis of typhoid was positive. Two of the patients were sent to the Nassau Hospital at Mineola. The others were attended by capable physicians at Oyster Bay. None of the subsequent cases apparently resulted from the first, although the interval from the first to the last might permit of this assumption. But whether the disease was transmitted from one person to another after the first case occurred was not a matter of great consequence. The most important question was how the first case occurred.

Germ Source a Mystery.

Typhoid fever is an unusual disease in Oyster Bay, according to the three physicians who share the medical practise there. At the time of the outbreak no other case was known. None followed.

The milk supply of this house was the same as used by most of the other persons in the village, all of whom remained well. The cream also was from a source which supplied several other families in the vicinity.

To the first investigators it seemed that the water must have been contaminated. They were

一份 1909 年的新闻剪报上的配图，图中这位臭名昭著的厨师把数颗头盖骨丢进锅里。玛丽·马伦坚持说她与伤寒毫无关系，她自己是否相信这套说辞呢？

与此同时，对伤寒患者的系统研究证实了科赫 1902 年提出的有关“健康带菌者”的概念。在急性伤寒康复之后，多达 5% 的患者在数月或数年后还会继续排出伤寒杆菌。此外，“没有伤寒病史的人”也可能是携带者。英国的“N 先生”就是这样的一个例子，他在福克斯通附近的 5 个农场挤牛奶。在 1896—1909 年的 323 例伤寒病例中，有 207 例是饮用了当时 N 先生工作的农场生产的牛奶所致。1909 年，在他的粪便中检测出了伤寒杆菌。他还记得自己在 30 年前患过一场病，病情没有严重到让他卧床不起，但让他感到“疲倦、食欲不振和全身不适”，那会不会是伤寒呢[8]？

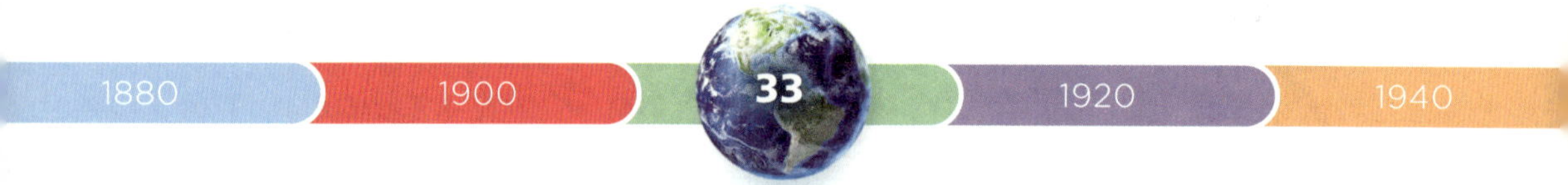

公元1909年

埃利希的“灵丹妙药”与化疗

保罗·埃利希考试总是不及格。中学老师布置了一篇以《生活是一场梦》为题的论文，他可能期望得到充满诗意的回应，但埃利希的想法却跳跃到了科学领域。“梦可能只是大脑的磷光”，他写道。埃利希的论文通过了[1]，随后他进了医学院。“那是小埃利希。”一位教授告诉伟大的罗伯特·科赫，“他很擅长染色，但考试却总不及格”[2]。当然，埃利希完成了医学院的学业，他于 1878 年所写的毕业论文与组织学染色有关——身体组织的染色。

像埃利希这样的医学生怎么会和时尚的色彩扯上关系呢？在一定程度上是因为时机。19 世纪 50 年代，人们使用的是德国丰富的煤焦油，第一批人造染料得以开发出来。德国染料工业开始腾飞，有机化学也得到了推动，因为染料工业聘请科学家开发新染料，而科学家发现了产品和技术的新应用。19 世纪 60 年代，研究人员开始用煤焦油染料对组织进行染色[3]。1873 年，国际经济衰退迫使大型化工企业转向多元化，部分企业便因此转而投资医学研究[4]。

埃利希在 1873 年第一次尝试染色，他想更好地了解铅中毒是如何影响组织的[5]。1882 年，他开始为罗伯特·科赫效力。在听了大师关于发现结核杆菌的演讲后，埃利希工作了一整夜，第二天就向科赫展示了更好的染色方法[6]。

埃利希感兴趣的染色剂不仅仅是能见度增强剂。好的染料会附着在羊毛、丝绸和其他有机材料上，但同一种染料可能会给一种织物（或细胞）上色，而不会给另一种织物（或细胞）上色。埃利希认为，染料和纺织品之间有不同的化学反应，同样，药物和生物体之间也必然有不同的化学反应。理想的药物就像一颗神奇的子弹。它会毒害一种有机体（病原体）同时又不会伤害被病原体感染的宿主。他说，药物如果不受约束就不会起作用[7]。他想要一种只与病原体结合的药物。英国的一个研究小组已经研制出了一种名为“atoxyl”（氨基苯胂酸钠）的砷化合物，这种化合物能够抵抗非洲锥虫病（又称非洲睡眠病或嗜睡性脑炎）。不幸的是，该药在拯救生命的同时也许会导致病人失明[8]。

因此，埃利希和他的研究小组开始系统地寻找一种可以治疗非洲锥虫病且不会产生重大副作用的药物。埃利希与制药业的关系为他提供了必要的资源。首先，研究小组合成了数百种或多或少与氨基苯胂

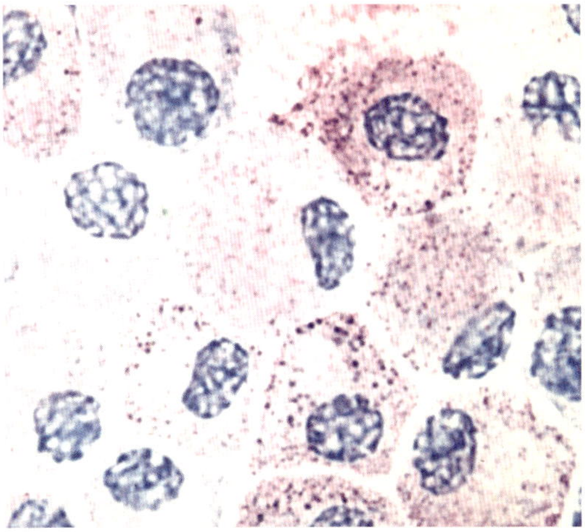

数码相机拍摄，用甲苯胺蓝给这些培养的肥大细胞染色。

酸钠有密切关系的砷化合物，然后对这些化合物进行筛查，看它们是否有效、安全。这种系统的方法堪称典范，成为 20 世纪药物开发的标准操作[9]。但是，只有 418 号化合物对非洲锥虫病有效，且效力不如氨基苯胂酸钠。

接着弗里茨·绍丁（Fritz Schaudinn）和埃里克·霍夫曼（Erich Hoffmann）发现梅毒的病原体是梅毒螺旋体，这是一种类似于非洲锥虫病病原体的细菌。这一发现使通过验血来检测无症状梅毒成为可能，但其并没有治愈作用。霍夫曼建议埃利希在梅毒螺旋体上试一试他的砷化合物，埃利希把这个任务交给了秦佐八郎（Sahachiro Hata），他是

保罗·埃利希博士（左）耐心地寻找一种治疗梅毒的"灵丹妙药"。在秦佐八郎博士（右）的帮助下，他发明了砷凡纳明。

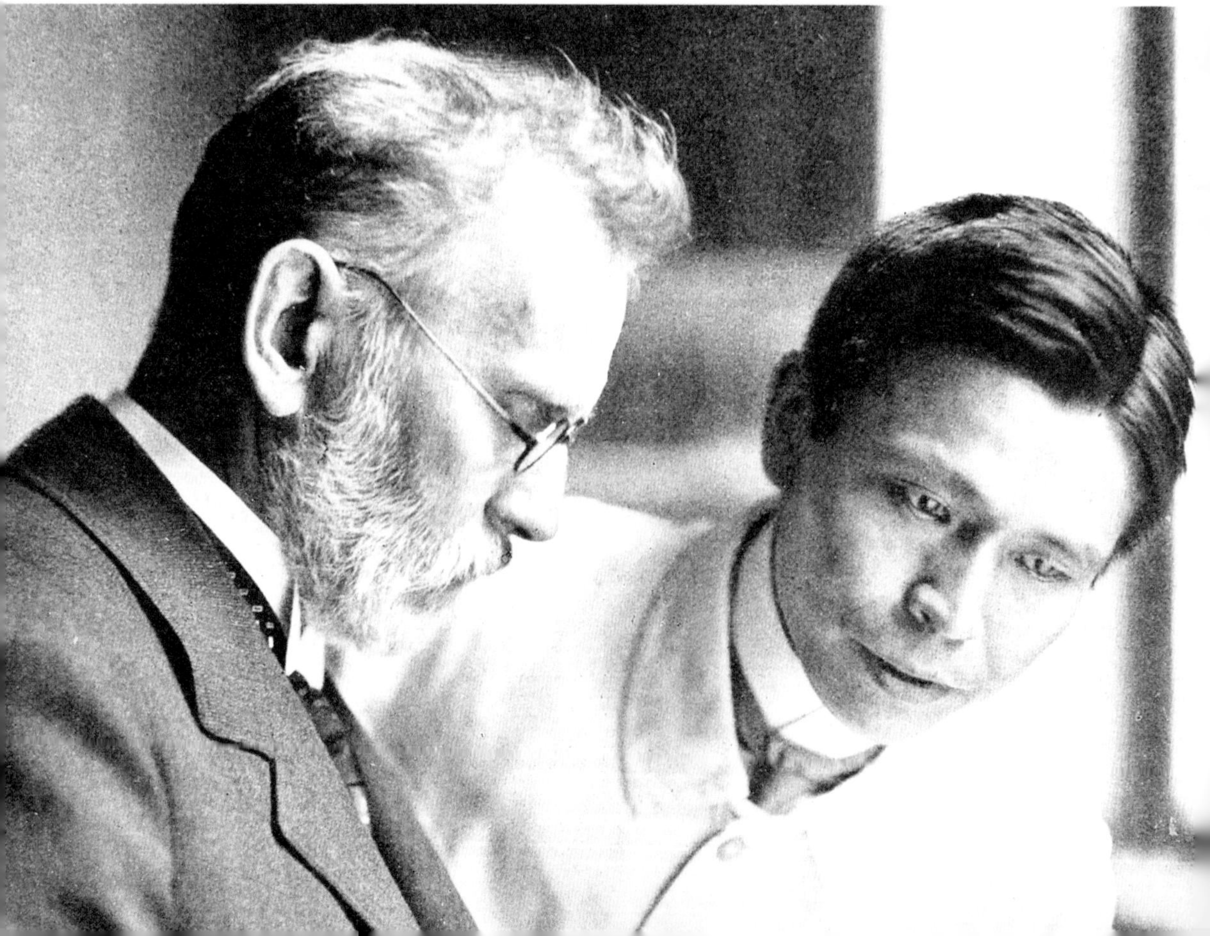

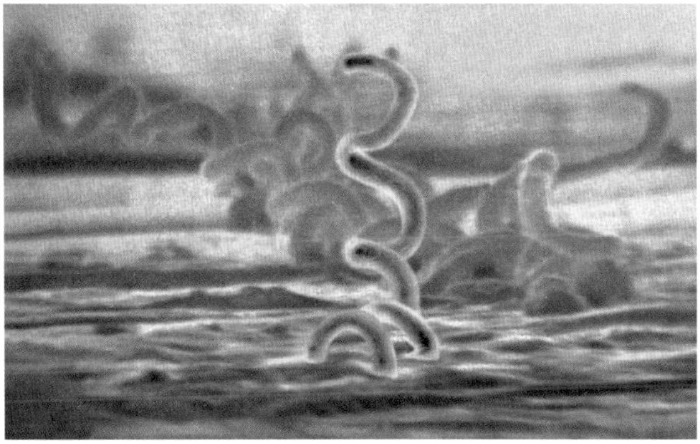

在兔子细胞上培养的梅毒螺旋体的电子显微相片。

一名新生，也是埃利希的同事，曾研究过梅毒。秦佐八郎重新测试了他们的化合物，发现606号化合物有效[10]。

埃利希对临床试验的系统性和谨慎性不亚于他对化合物的开发和筛选。到1910年底，已经有超过20000名患者服用了65000剂该药物，这是一次前所未有的实验[11]。砷凡纳明上市了，但它并不完美——制作过程必须小心，以避免发生爆炸，还要小心包装，以避免氧化和毒性泄漏。新砷凡纳明（914号化合物）更方便，毒性更小，但仍不完美。这些药物在梅毒的早期阶段疗效十分神奇，但对晚期梅毒则没什么疗效。人们对这些药物的需求一直很高，直到出现了更好的东西：抗生素[12]。

医药和人工染料

几个世纪以来，医药和染料工业一直紧密相连。炼金术士们在寻找长生不老药的同时，为了给纺织品找到更好的颜色，他们还会与染工合作[13]。大多数颜色是以植物、昆虫或贝类为基础成分的。

1856年，一位名叫威廉·亨利·珀金（William Henry Perkin）的18岁化学家发明了第一种合成染料。自此，炼金术被化学所取代。那是一次意外，珀金试图合成一种从树皮中提取的抗疟疾药物——奎宁。一次实验中产生了一种黑色煤焦油沉淀物，当他试图将其溶解在酒精中时，得到了一种令人惊讶的紫色。珀金没能制造出人造奎宁，但他推动了人工染料工业的发展，他也因此变得十分富有[14]。

梅毒：他国的疾病

欧洲人发现新大陆时，也把天花和其他致命疾病带给了美洲土著（见第11章）。作为交换，欧洲的梅毒可能就来自美洲，作为一种性传播疾病，东半球很快就对它惧怕不已[15]。1495年法国占领那不勒斯后，欧洲暴发了第一次流行性梅毒，因此意大利人称之为“法国病”[16]。而法国人却称之为“西班牙病”，俄罗斯人称之为“波兰病”，波兰人称之为“德国病”[16]。他们都知道外国士兵和水手会把梅毒传染给妓女，妓女又传染给新的客户。他们也很快发现，这种病没有治愈的方法。

梅毒（Syphilis）的名字来源于1530年吉罗拉莫·弗拉卡斯托罗（见第10章）的一首诗，诗中一个叫“Syphilus”的牧羊人得罪了阿波罗，染上了一种浑身长满斑点的病[17]。弗拉卡斯托罗的这首诗中描述了该病的症状，并推荐使用愈创木或水银进行治疗。帕拉塞尔苏斯发现愈创木并没有效果，他推荐用水银作为药膏或熏蒸剂，但警告人们不要吸入水银，因为它是有毒的[18]。尽管有了他的警告，但直到20世纪早期，水银仍和其他庸医疗法、补药和专利药物一样，是一种流行的治疗方法[19]。

直到20世纪梅毒才开始得到治愈，最开始是由于砷凡纳明的出现，接着第二次世界大战后出现了一种更方便、副作用更少的药物：青霉素[20]。今天，全世界仍有数百万人感染梅毒，但它已经可以治愈。

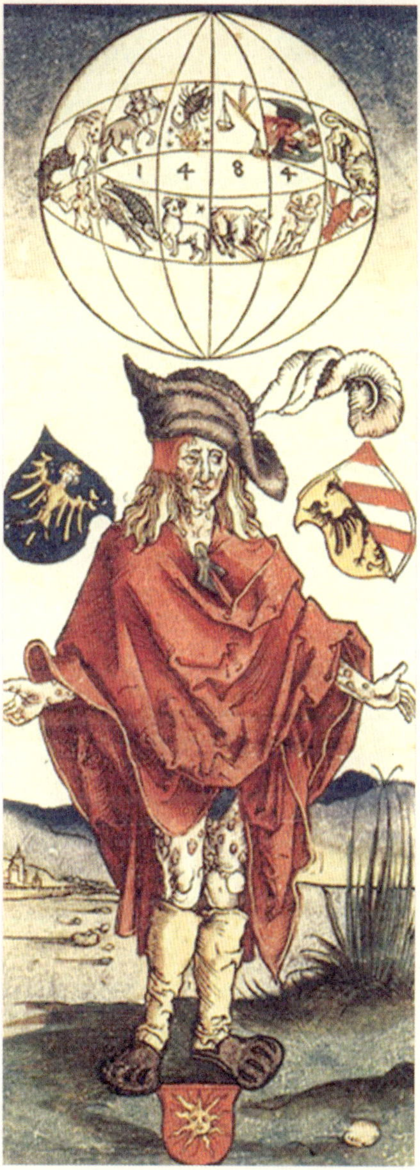

插图来自1496年的一本医学书籍，这个年轻人患上了当时被称为“法国病”或“大水痘”的疾病。

1880 1900 34 1940 1960

公元1922年

控制糖尿病病情

伦纳德·汤普森（Leonard Thompson）濒临死亡，他只有 14 岁，但已经患糖尿病 3 年了——在 1922 年，糖尿病无药可救[1]。公元前 1500 年，埃及医生可以确诊糖尿病[2]；萨满巫师和吠陀医生也知道，糖尿病患者的尿液是甜的，会吸引蚂蚁[3]。到了 1889 年，科学家们开始关注引起糖尿病的原因：奥斯卡·闵可夫斯基（Oskar Minkowski）和约瑟夫·冯·梅林（Joseph von Mering）发现，切除狗的胰腺会让它患上糖尿病[4]，但切除部分胰腺只会让它消化不良。

胰腺是一个分泌消化酶的腺体[5]，科学家们已经了解了胰腺的“外部分泌物”作用。1889 年之后，他们假设胰腺也会释放一种“内部分泌物”来保持身体的血糖水平正常。也许这种神秘的物质来自兰格尔翰斯岛（胰岛）[6]，由保罗·兰格尔翰斯（Paul Langerhans）在 1869 年发现的细胞群。

猜测这种物质是否存在比在治疗中使用它更容易。当数百名研究人员努力开发一种使用胰腺分泌物治疗糖尿病的方法时[7]，医生和制药商则尝试了从爪哇李子、越橘、鸦片到砷等各种药物[8]。1912 年，芝加哥的研究人员欧内斯特·莱曼·斯科特（Ernest Lyman Scott）通过给患有糖尿病的狗注射胰腺提取物，取得了很有希望的效果，但也出现了副作用，于是斯科特的导师建议他放弃这一研究方向[9]。

10年后，伦纳德·汤普森的医生仍然没有找到比饥饿更好的疗法。这位大约29千克重的少年骨瘦如柴，当他因糖尿病陷入昏迷时，他绝望的父亲允许多伦多大学的研究人员尝试一种新的治疗方法。伦纳德是第一个通过注射胰岛素而得救的人，他又生存了13年。

伦纳德的糖尿病没有被治愈，即使现在，糖尿病也无法治愈。但是胰岛素比饥饿更能控制病情，伦纳德和他之后的许多患者都因此恢复了生机。这个突破性的消息传开了，糖尿病患者涌向多伦多寻求治疗。

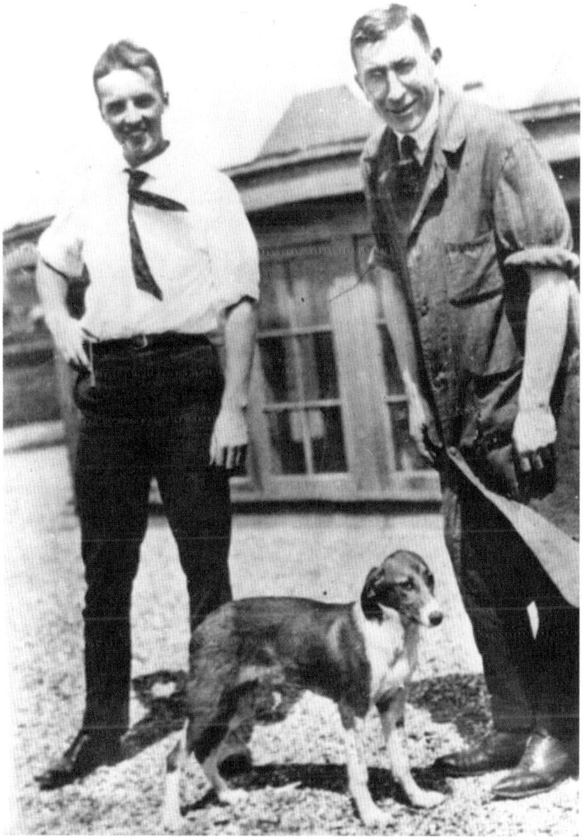

1921年夏天，医学院学生查尔斯·贝斯特（左）和外科医生弗雷德里克·班廷（右）在测试抗糖尿病药物时，测量了狗的血液和尿液中的糖分。

领先的研究人员约翰·麦克劳德（John Macleod）和弗雷德里克·班廷（Frederick Banting）在第二年共同获得了诺贝尔生理学或医学奖——尽管他们都没有去奥斯陆领奖[10]，因为他们都不喜欢对方[11]。

这样合不来的同事取得了如此大的成就，似乎很值得人们注意。这股动力来自班廷，一个农家男孩，他的医学学业因第一次世界大战而中断。在加拿大陆军医疗部队服役（1915—1919 年）后，班廷当上了外科住院医生[12]，之后，他开始了一项进程缓慢的实验。

一天晚上，杂志上的一篇文章让班廷产生了一个想法：也许没有人将胰腺的内部分泌物分离出来是因为有强大的消化液作为阻碍。也许他可以将导管结扎，这样大部分胰腺就会萎缩，只留下胰岛。也许他能找到治疗糖尿病的有效方法[13]。

这个项目需要实验室资源，1920 年 11 月，班廷向国际知名的生理学教授麦克劳德自荐。麦克劳德知道斯科特和其他尝试过班廷提议的人的研究，他认为班廷想法天真且准备不足。可另一方面，班廷是一名外科医生，自斯科特开始实验以来，测量血糖的技术已经有所改进。

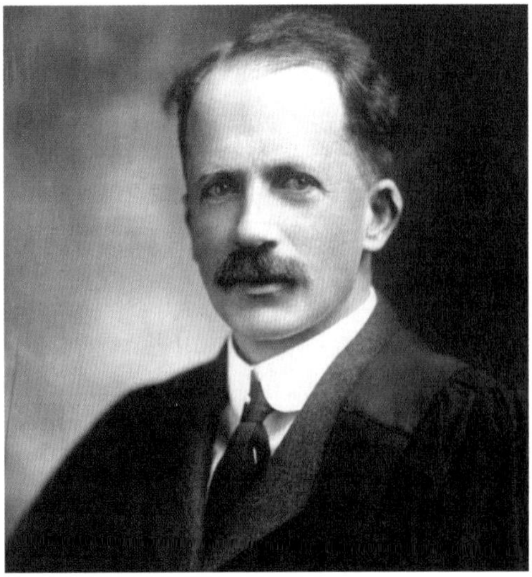

麦克劳德教授对班廷傲慢且天真地要求自己支持这个别人曾尝试过但没有成功的研究项目表示怀疑，但最后，他还是给予了知识和行政方面的协助和支持，这些与班廷的灵感和顽强精力一起，造就了他们的成功。

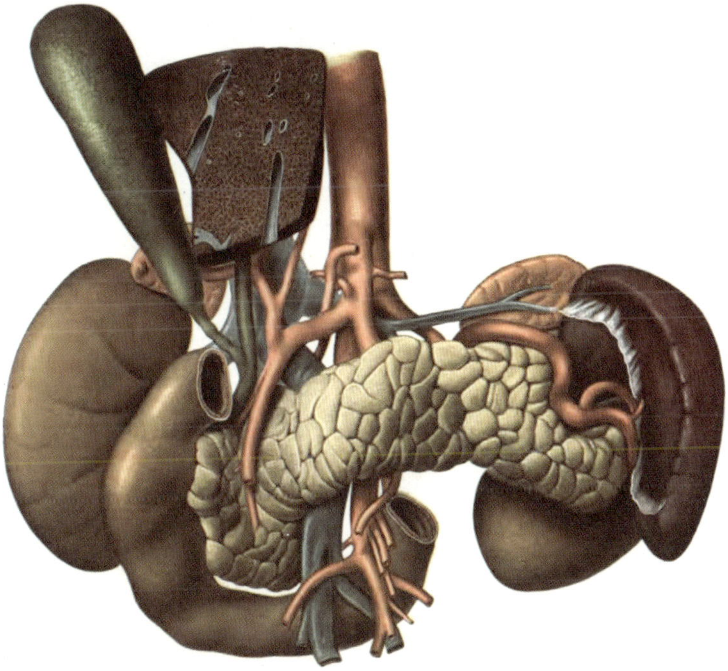

1906 年，《索博塔人体解剖学图谱》（*Sobotta's Atlas and Text-book of Human Anatomy*）中出现了这张形如鹅卵石的胰腺及其周围组织的图片，当时的医生和科学家都在努力了解这个器官的功能。

麦克劳德为班廷的研究提供了专家建议、实验设施和医学院学生查尔斯·贝斯特（Charles Best）的帮助。后来，詹姆斯·科利普（James Collip）加入了这个团队，“只”补充了“任何受过良好训练的生物化学家能够做出的贡献”[14]。尽管班廷多次与科利普发生冲突[15]，但他还是需要这方面的专业知识的。

班廷认为麦克劳德窃取了本不属于他的功劳，于是将自己一半的诺贝尔奖金捐给了贝斯特；麦克劳德则把自己的一半奖金给了科利普。这四个人把他们的专利资金捐给了多伦多大学，以支持大学的研究。这几位“敌人”的遗产是给全人类的礼物。

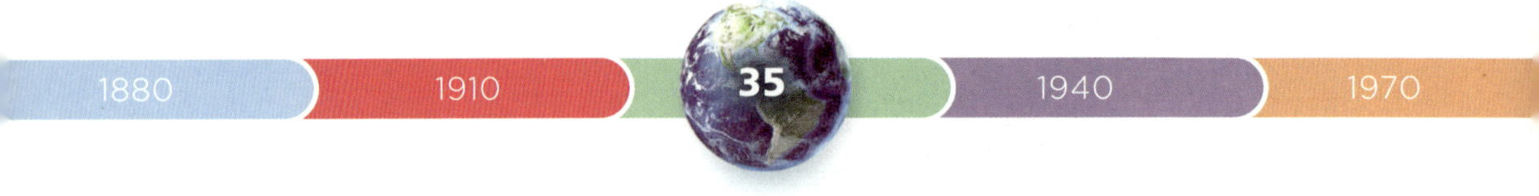

公元1929年

弗莱明的脏培养皿带来了青霉素

比苏格兰细菌学家亚历山大·弗莱明更爱干净的人永远不会发现青霉素，因为他会急着把用完的培养皿拿去消毒[1]。在1928年的一次休假之后，弗莱明发现自己的培养皿里长出了霉菌，他愣了一会儿才恍然大悟。霉菌在当时是一种常见的麻烦[2]，它可能是从楼上的一位真菌专家的实验室里飘出来的，这位专家称之为“红色青霉菌”[3]。弗莱明感兴趣的是霉菌周围的透明区域，在那块区域中，他培养的葡萄球菌正在消失——任何能杀死葡萄球菌的东西都值得关注。

弗莱明与细菌学家阿尔姆罗思·赖特（Almroth Wright）一起工作。赖特坚持让人们接种伤寒疫苗，这降低了英国人在第一次世界大战中的死亡率。赖特坚信预防的作用，一旦疾病发作，医生也没有什么好办法。心内膜炎、脑膜炎和肺炎通常是致命的，产妇仍然会死于产褥热[4]。即便采取预防措施，也可能适得其反。感染葡萄球菌的伤口可能会导致截肢，但用消毒剂冲洗伤口，在杀死入侵细菌的同时也可能会杀死机体的保护性白细胞[5]。赖特更倾向于增强我们现在所说的免疫系统。

其他人则在寻找可以注射或服用的药物，让身体能系统地对抗疾病。巴斯德早在1877年就发布了有关“拮抗微生物”的研究，这让人们对利用良性微生物对抗疾病产生了希望。这个想法似乎很有前景，研究人员利用基于细菌和真菌的药物作用于局部感染，达到了一定的效果[6]。1921年，弗莱明发现了溶菌酶，一种在鼻涕、眼泪和其他体液中的抑菌物质，也是一种能抵抗疾病的天然物质。但是弗莱明和赖特发现，细菌有可能进化为能够抵抗溶菌酶的致命杀手[7]。

弗莱明试着用不同的微生物测试培养皿里的物质，发现它不影响流感或伤寒病菌，但能抑制链球菌、葡萄球菌等细菌[8]。然而，它对兔子和人类血细胞没有毒性。弗莱明从未发现一种可以在不损害人体自身防御的情况下攻击致病菌的物质，这让他很兴奋。

但他在1929年的关于青霉素的报告并没有直接导致一场抗生素革命——青霉素不易分离和纯化。1935年，生化学家哈罗德·雷斯特里克（Harold Raistrick）表示，“生产用于治疗目的的青霉素几乎是不可能的”[9]。与此同时，一个德国研究小组宣布他们制造了一种名为百浪多息的药物，可以治疗体内的细菌感染。百浪多息是一种由煤焦油染料制成的磺胺类药物，研究人员的注意力也因此转向了这类药物。

第二次世界大战期间，由霍华德·沃尔特·弗洛里（Howard Walter Florey）和恩斯特·伯利斯·钱恩（Ernst Boris Chain）领导的一个牛津大学的研究小组成功地纯化了弗莱明的原始霉菌样本，发现它可以保护实验鼠免受葡萄球菌、链球菌和败毒梭菌的致命感染[10]。1941年初

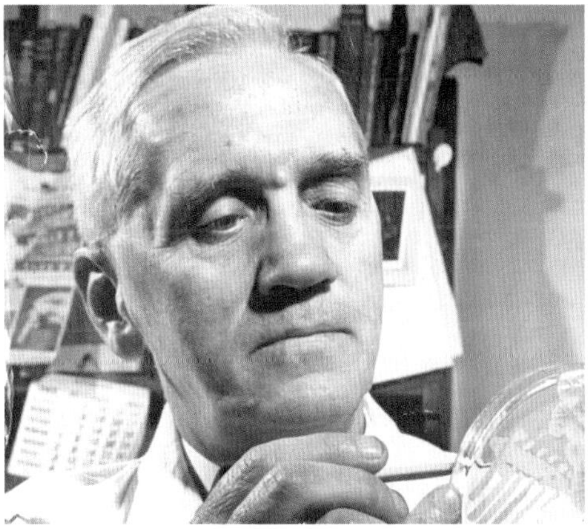

20世纪40年代，弗莱明检查培养皿的培养进展。

的临床试验也挽救了 6 人中一半人的生命。遗憾的是，该研究小组发现，在病人明显恢复后，治疗也必须继续进行[11]，而且他们无法在自己的小型研究实验室大规模生产青霉素。

他们需要政府和工业界的帮助，但英国此时正处于困境之中。弗洛里访问了美国，在两国的 39 个主要学术和工业实验室的数百名研究人员的帮助下，争取到了对大规模生产青霉素的支持[12]。1941 年，美国的青霉素甚至不够治疗 1 个病人；到了 1943 年 9 月，青霉素的产量已经足够美国及其盟国使用了。

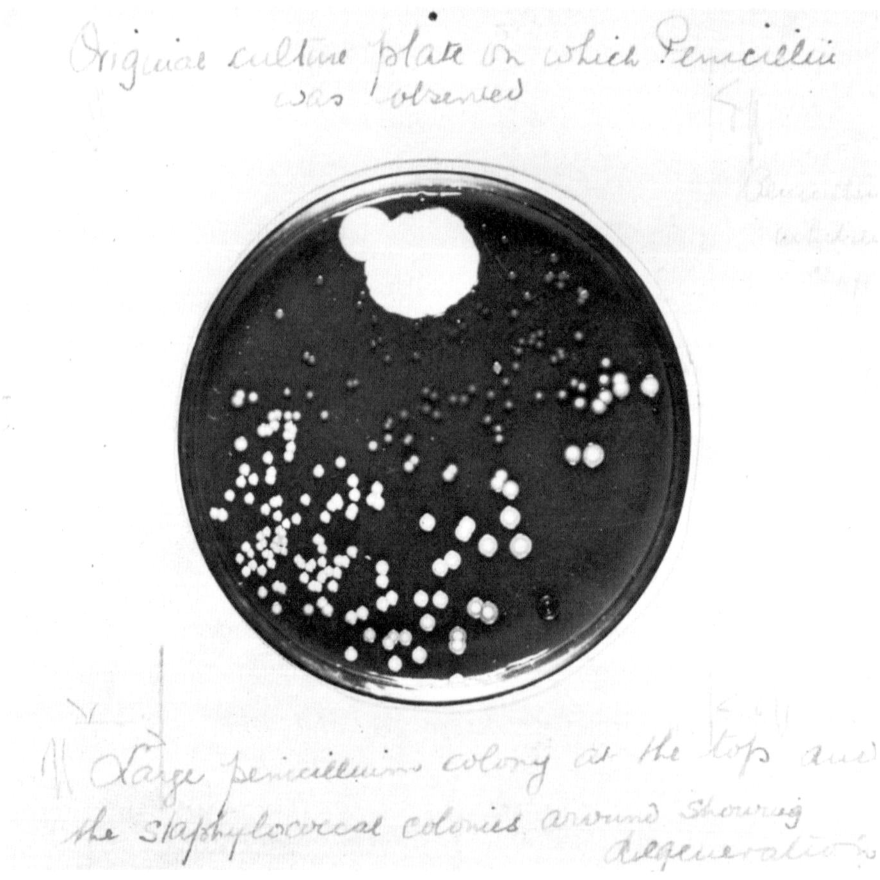

弗莱明拍下了这张培养皿的照片。这个培养皿顶部的大型青霉菌菌落是阻止了葡萄球菌在周围的透明区域生长，还是主动杀死了它们？

青霉素能够提高士气，能战胜葡萄球菌、链球菌和坏疽的国家肯定能打败德国。对媒体而言，弗莱明比弗洛里和钱恩更容易采访，因此他成了名人。1945 年，这三人共同获得了诺贝尔生理学或医学奖。但弗莱明一直警告人们不要过度使用抗生素。他说，如果你需要它们，那就一直服用到微生物感染消失，不要让一种细菌产生耐药性，然后就此失效。作为一个谨慎的苏格兰人，他预见到了一个混乱的未来。

霉菌和民间医学

弗莱明并不是第一个发现霉菌在治疗感染方面效果显著的人。

据记载，古人会使用霉菌治疗伤口和皮肤病，在世界各地的民间医药中都有霉菌的成分。

几千年前，埃及人会用发霉的面包入药，中国人则使用发霉的大豆[13]。《塔木德经》中也有“kutach bavli”或称“chamka”的记载，这是一种用发霉的玉米浸泡在水或枣酒里制成的糊状食物[14]。英格兰和爱尔兰的草药医生会在面包、橙子、火腿、土豆，甚至制鞋皮革上种植治疗用的霉菌，澳大利亚土著则会用取自桉树的霉菌[15]。

英国外科医生约瑟夫·李斯特指出，细菌无法在被霉菌污染的尿液样本中生长[16]。一位名叫埃内斯特·杜谢恩（Ernest Duchesne）的法国医学生在霉菌中成功检测到一种物质，能抑制动物体内细菌的生长，但他于 1912 年英年早逝，这一重大发现也因此从未得到证实[17]。

1880 1910 36 1940 1970

公元1930年

医学史上最残忍的错误

并非每一项发现在事后看来都是正确的，比如曾经被誉为医学突破的前脑叶白质切除术，如今看来却是一个残忍的错误。葡萄牙精神病学家安东尼奥·埃加斯·莫尼兹（António Egas Moniz）于20世纪30年代发明了一种“切开前额叶以减轻精神疾病严重症状的外科手术”[1]，为此获1949年诺贝尔生理学或医学奖。当然，他只建议把这种手术作为不得已而为之的手段。

卢·杜里（Lou Dully）为她12岁的继子霍华德（Howard）选择了前脑叶白质切除术。“他不愿意睡觉。”她告诉沃尔特·弗里曼（Walter Freeman）医生，“他总是做白日梦，当别人问他这事儿时，他却说‘我不知道’。即使外面阳光灿烂，他还是会打开房间的灯。”[2]因此，1960年，霍华德成为弗里曼最年轻的患者之一。

尽管霍华德艰难求生，但总算还是顽强地活了下来，已经比约翰·肯尼迪（John Kennedy）总统的妹妹罗斯玛丽（Rosemary）那样严重残疾或者去世的患者要幸运多了[3]。加拿大一名研究人员对119名前脑叶白质切除术患者进行了跟踪调查，发现有些药物治疗和谈话治疗失

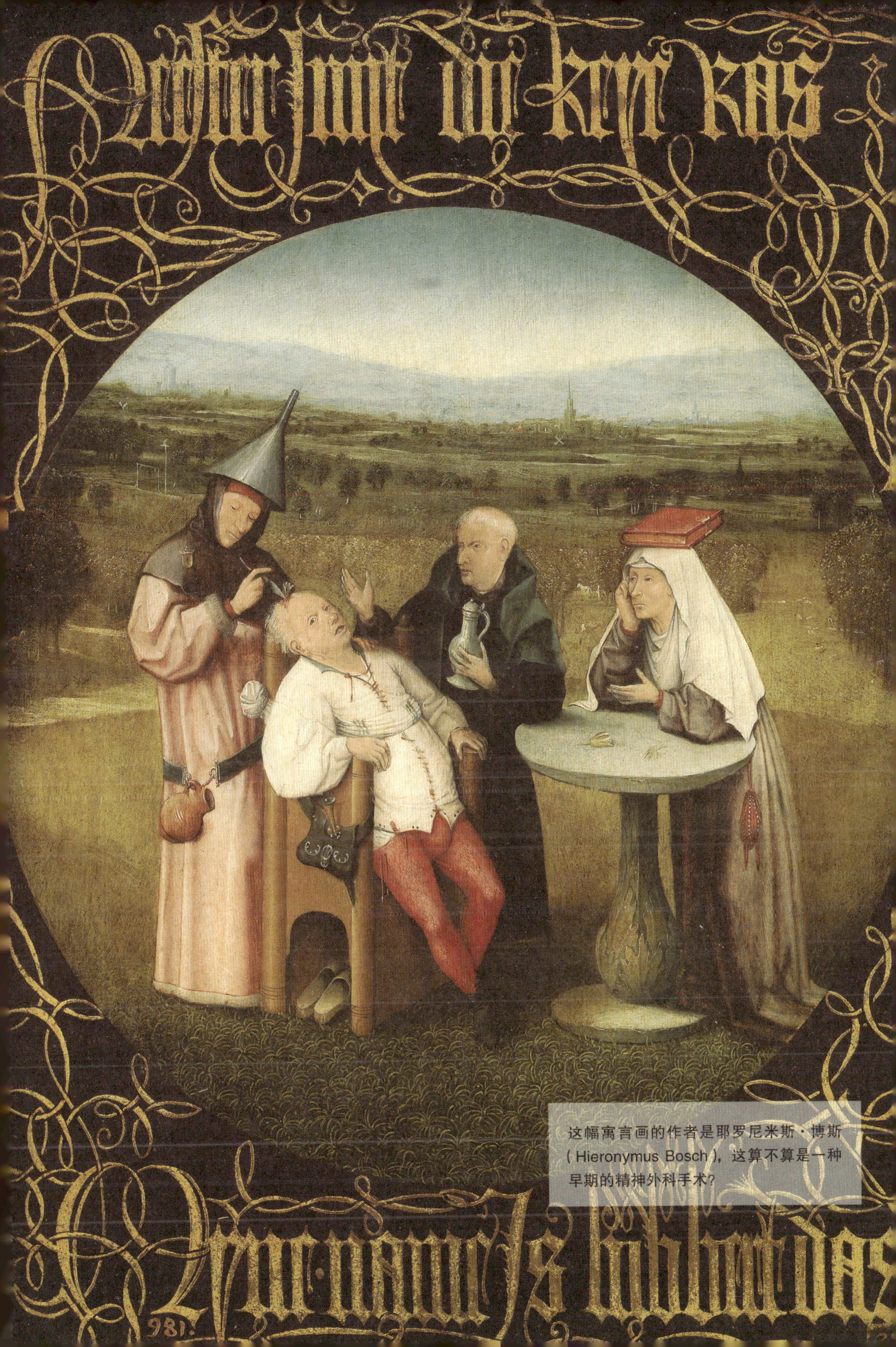

这幅寓言画的作者是耶罗尼米斯·博斯（Hieronymus Bosch），这算不算是一种早期的精神外科手术？

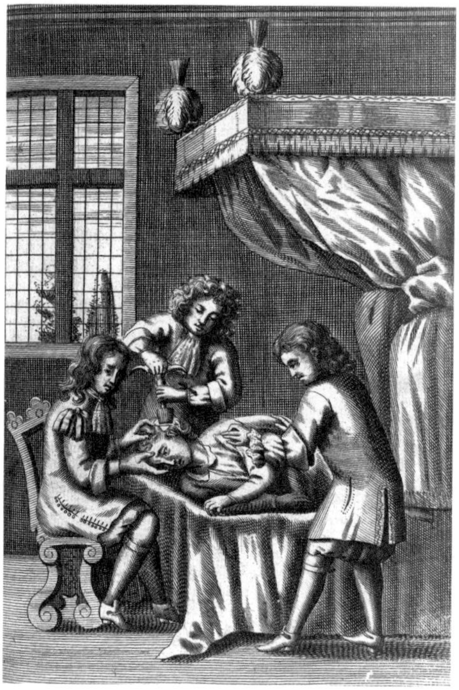

1678 年，一名外科医生在病人的颅骨上钻孔。在中世纪和近代欧洲，钻颅术被用来治疗颅骨损伤、癫痫和其他疾病。

败的患者因该手术得到了帮助。另一方面，39% 的人恢复得并不好，以至于无法在医疗机构外生活；91% 的人有“性格缺陷”——尽管无法判断这些缺陷是否由手术造成[4]。莫尼兹说得对，前脑叶白质切除术应该是不得已而为之的手段。

1935 年，在一次会议上听取了关于一只愤怒的黑猩猩通过脑部手术而平静下来的报告后，莫尼兹萌生了前脑叶白质切除术的想法[5]。他假设精神病患者的异常神经连接源自脑前额叶，切断这种神经连接就可以缓解强迫观念和抑郁[6]。该手术会在颅骨上钻孔[7]以进入额叶。莫尼兹在大脑中发现了一个部位，可以借由这个部位在不阻碍重要功能的情况下缓解人格障碍。作为一名神经解剖学家，莫尼兹知道大脑的哪些区域负责特定的功能，比如著名的布罗卡区负责语言功能，他也知道额叶不能影响任何重要功能。

这怎么会被当作一个好主意？因为精神错乱越来越像一种身体疾病。有三种疾病（慢性获得性进行性智能障碍综合征、神经梅毒和甲状腺低能）与异常的大脑结构有关[8]，这表明这些疾病的产生有生理原因，但目前还没有找到治愈它们的药物，而治疗又是必要的。在美国，据估计 1937 年有 45 万名病人在 477 个精神病院接受治疗，其中近一半病人的住院时间至少持续了 5 年。神经梅毒患者、受精神创伤的一战老兵和精神分裂症患者挤在往往不符合医院标准的地方[9]。为了防止暴力分子伤害自己或他人，机构通常会采取紧身衣、加软垫的房间和严厉的限制等措施[10]。通常普通家庭难以支付如此高昂的费用。

前脑叶白质切除术是一种危险的方法——即使现在我们对大脑的结构也知之甚少——但它可以让这样的人更容易被控制。截至1950年，约有2万名美国人接受了前脑叶白质切除术，其中很多是弗里曼做的。弗里曼认为，如果手术能让患者达到“能在家中休养或相当于家养宠物的水平”[11]，那么手术就是成功的。

弗里曼对社会功能比对心理健康更感兴趣，他的目标是“将一个简单的手术应用到尽可能多的病人身上，以便让他们出院”，他为自己被称为“精神病学的亨利·福特（Henry Ford）”而自豪[12]。1946年，他发明了经眼眶冰锥额叶切除术，他使用普通的家用工具通过眼眶进入患者大脑，而不必在颅骨钻孔。弗里曼用电击而不是麻醉剂让病人陷入昏迷，然后用锤子轻敲器械穿过骨头[13]，如此操作，在135分钟内对22名病人进行了手术[14]。

20世纪50年代，随着新型抗精神病药物的广泛使用，这一手术不再受人欢迎，神经外科也发展出了如脑深部刺激术这样的新技术[15]。即使精神疾病确实是由大脑功能障碍引起的，前脑叶白质切除术也是一种过于粗糙的治疗方法。今天，神经科学家仍在继续寻找更好的治疗方法。

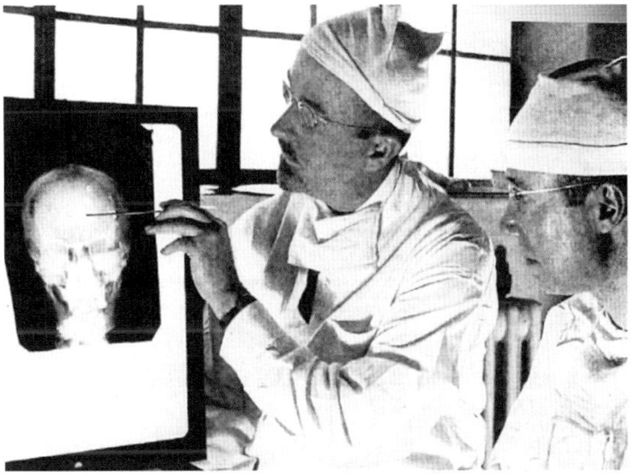

沃尔特·弗里曼和詹姆斯·沃茨（James Watts）正在为神经外科手术做准备，其定义是“切开大脑，形成新的模式，让病人摆脱妄想、强迫症、神经紧张等问题”。当弗里曼医生开始进行经眼眶冰锥额叶切除术时，沃茨终止了他们的合作关系。

公元1939—1955年

挽救了美国总统生命的老鼠药

1933 年 2 月，埃德 · 卡尔森（Ed Carlson）在呼啸的暴风雪中驱车 300 多千米，从他的农场驶往威斯康星大学，当时的气温接近 0℃。他十分绝望，自去年 12 月以来，他的 5 头奶牛已经因失血过多而陆续死亡，如今，公牛的鼻子里也慢慢渗出鲜血。兽医将这种病症诊断为“草木犀中毒”，但卡尔森希望兽医是错的。他此前用草木犀（又叫甜三叶草）喂牛从未出过差错，而且现在这是他唯一可以喂的东西了。

他带着 1 罐无法凝结的血液、约 45 千克变质的草木犀和 1 头死去的母牛来到威斯康星州农业试验站，却发现州兽医办公室关门了。为了寻求帮助，他无意中走进了一个生物化学实验室，卡尔 · 保罗 · 林克（Karl Paul Link）博士正在那里进行一个相关项目[1]。草木犀因含有香豆素而产生气味，实际上尝起来很苦，林克和他的团队被分配去培育一种香豆素含量更低、对牛更有吸引力的三叶草[2]。

卡尔森的来访给了他们一个新的关注点。他们同意兽医的意见：卡尔森的牛需要新鲜的干草和输血。他们对此感觉很糟糕，在经济大萧条时期，人们买不起这些东西。“他回家会发现什么？”卡尔森离开后，一个德国工作人员怒吼，“更多的死牛！”[3]这是一个值得阻止的悲剧。从1933年2月到1939年6月，这个实验室致力于鉴定抗凝剂——一种能防止血液凝固的草木犀中的成分。

针对这个问题，兽医们已经研究了许多年。1921年和1922年的冬天，美国中西部偏上地区和加拿大的牛频频死于一种神秘的新型疾病，死亡率高达80%以上[4]。健康的牛会突然出现皮下和肌肉出血，然后迅速死亡，牛甚至没有被感染的迹象，没有发烧，肿胀处也没有发炎。研究人员找不到细菌，也无法在受控条件下让生病的动物感染健康的动物。但发病的牛都吃过草木犀，且1921年的收获季节潮湿多雨，这种病是由发霉的草木犀引起的吗[5]？他们从一堆草木犀中分拣出发霉和未发霉的植株，发现只有发霉的草木犀才会引发这种疾病。1929年，L.M.罗德里克（L.M.Roderick）发现，发霉的草木犀破坏了一种叫作凝血酶原的凝血因子。但并不是所有发霉的干草都是危险的，同样的霉菌在某些草木犀上生长会让食用它的动物患上出血性疾病，但在其他植物上则不会。

1939年，林克的学生哈罗德·坎贝尔（Harold Campbell）发现了抗凝剂——双香豆素。1940年，研究小组发现了双香豆素的化学结构，并在实验室中合成了它。这个谜题终于解开了：当草木犀中含有的香豆素与潮湿天气下干草上生长的某些真菌发

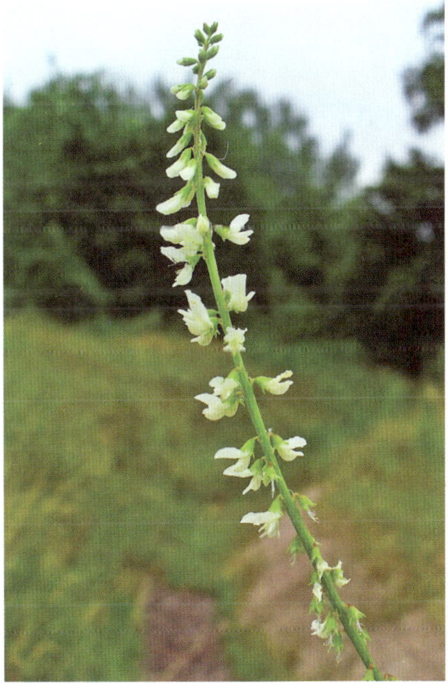

草木犀在干燥的土壤上生长得很好，在20世纪早期，农民被鼓励用它来造土和喂牛。但是在1921年和1922年的冬天，牛纷纷因流血过多而死亡，农民们也因此破产。

生反应时，它就会变得有毒[6]。

这一发现的意义是埃德·卡尔森无法想象的，抗凝剂虽然让他的牛失血而死，但能用于治疗有血栓（血液在不当部位凝固）风险的人类[7]。血栓会引起心脏病和中风，因此有效的血液稀释剂可以挽救生命。

1941 年，妙佑医疗国际发表报告称完成了极有希望的实验[8]，但在实际应用中，双香豆素存在安全问题。为了让凝血时间保持在正常范围内，实验室必须使凝血酶原活性检测标准化。此外，尽管林克的结论是，维生素 K 是服用过量双香豆素的可靠解药，但其他人最初对此持怀疑态度[9]。

林克改变了研究思路，开发了一种更有效的香豆素化合物，他把这种化合物称为华法林（为了纪念威斯康星校友研究基金会），用作老鼠药。1951 年，维生素 K 挽救了一名服用了华法林的自杀未遂者，临床医生因此得出结论，华法林对人类来说可能是安全的[10]。1955 年，医学界认为这种老鼠药十分安全，且可以治疗美国总统德怀特·戴维·艾森

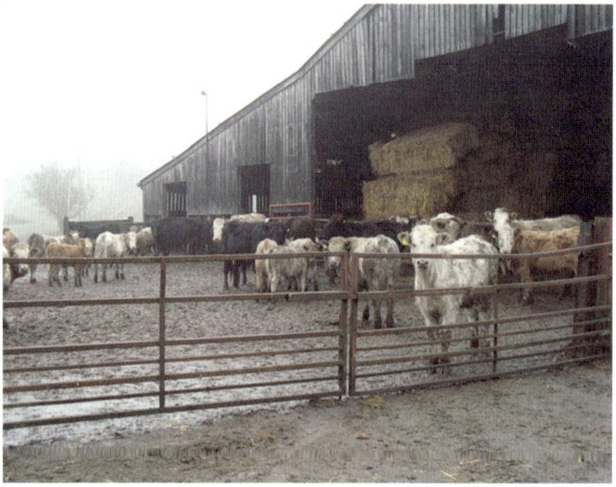

1933 年威斯康星州的严冬，埃德·卡尔森不得不用储存的草木犀喂牛，但草料已经变质，牛因此死亡。

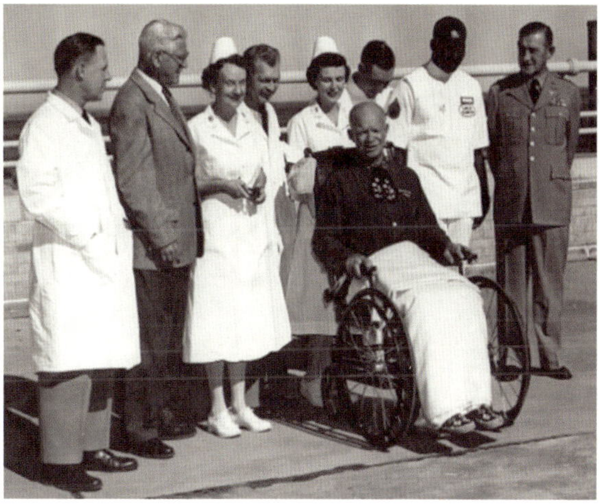

1955 年，德怀特·戴维·艾森豪威尔总统心脏病发作，但这并没有阻止他于 1956 年连任，因为他服用了华法林进行治疗。

豪威尔（Dwight David Eisenhower）的严重心脏病发作后的情况。

正如林克所说，新的发现意味着“打破常规思维模式的束缚”[11]。

维生素K

当林克和他的合作者正在开发以香豆素为基础的血液稀释剂时，大西洋两岸的研究人员正在研究问题的另一方面：是什么导致了血液凝固？

在丹麦，亨里克·达姆（Henrik Dam）发现，吃低脂食物的小鸡很容易出血，血液凝结缓慢。起初，他怀疑是维生素 C 缺乏引起的坏血病（见第 12 章），但随后的实验表明，还有另一种维生素在起作用。1938 年，达姆称这种维生素为凝血维生素，或维生素 K。

1939 年，美国研究员爱德华·阿德尔伯特·多伊西（Edward Adelbert Doisy）成功地制备了两种不同的维生素 K——从（紫花）苜蓿种子中提取的 K_1 和从鱼肉中提取的 K_2，并确定了维生素 K 的化学结构。1943 年达姆和多伊西二人获得了诺贝尔生理学或医学奖[12]。

公元1944年

发现DNA

奥斯瓦尔德·埃弗里（Oswald Avery）被有些人称为最值得获奖但从未获过诺贝尔奖的人，他的研究员生涯十分长久。1913 年，他受雇于洛克菲勒医学研究所研究肺炎，于 1943 年正式退休，但他一直在那里工作到 1948 年[1]。只有一次因为要协助调查 1918 年的西班牙大流感，他才离开岗位[2]。然而，如今人们铭记他，不是因为他对肺炎的研究，而是因为他发现了 DNA 携带基因，这一发现在 20 世纪 40 年代颇具争议，可能因此阻碍了他获得诺贝尔奖[3]。

20 世纪早期，肺炎是人们死亡的主要原因，埃弗里和他的同事们想找到更有效的血清疗法。他们需要对入侵的有机体进行分类，建立快速诊断测试，制定出可靠的方案让马体内产生血清并使其标准化，从而使所有的剂量都是一样的[4]。但是，他们很难确定可能引起肺炎的肺炎链球菌，因为它们并不是在所有病例中都能被发现，但在一些明显健康的个体中却被发现了。确定了存在不同的肺炎链球菌菌株，研究小组试图为每个菌株研发出一种对应血清。

光滑型肺炎链球菌菌落光滑、有荚膜，能帮助它们通过身体的免疫系统；粗糙型肺炎链球菌菌落粗糙、无荚膜，更容易被抗体捕获[5]。光滑型菌株会使人病情加重，而且很难针对它们研发血清，因为典型的实验室制剂可能会改变这些细菌的形状，使免疫系统无法识别它们[6]。遗憾的是，该小组的研究因第一次世界大战而中止[7]。

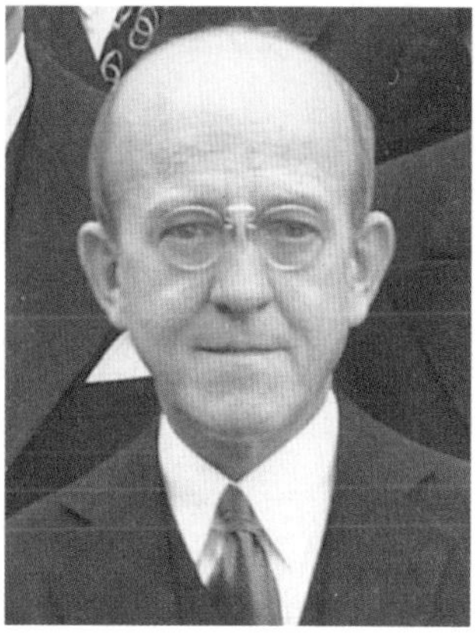

埃弗里放弃了医学会议和颁奖仪式，大部分时间都待在实验室里，研究肺炎链球菌的生命周期。

1928 年，英国科学家弗雷德里克·格里菲思（Frederick Griffith）的发现宛如重磅炸弹：实验室操作可使肺炎链球菌改变其免疫特性[8]！格里菲思在研制一种疫苗时，给老鼠注射了两种菌株。光滑的Ⅲ-S 型细菌是有毒的，但可以通过高温灭活；粗糙的Ⅱ-R 型细菌则没有毒性。但是当格里菲思混合加

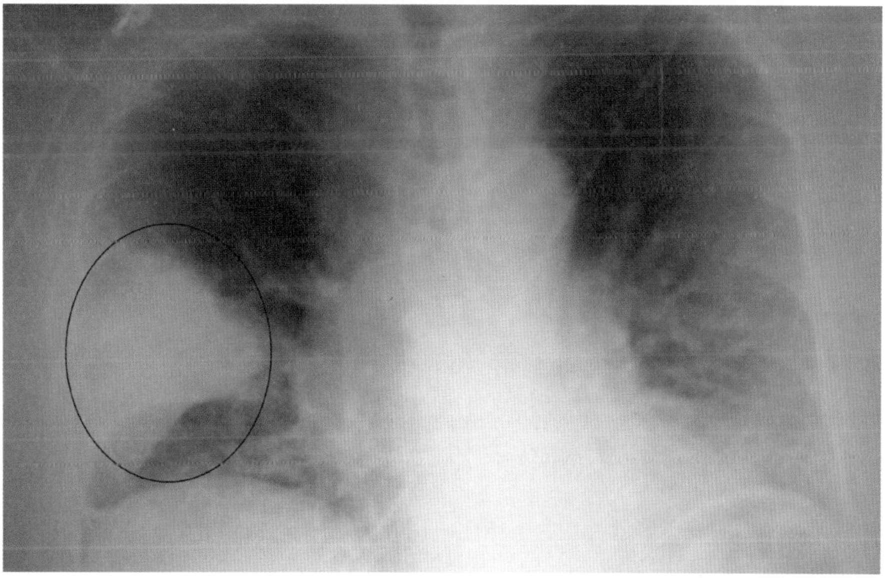

肺炎是肺部的一种炎症状态，这张胸部 X 光片显示了右肺中叶的感染，细菌感染可能是引起肺炎的原因之一。

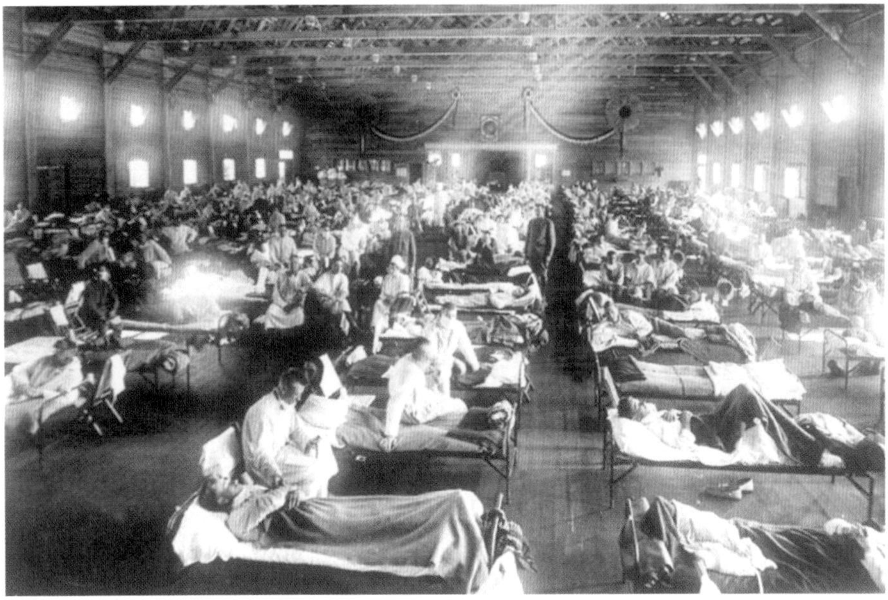

1918—1919 年流感大流行期间，军队医院每天接收数十名病人[9]。美国的军营医院人满为患，图中的堪萨斯州芬斯顿军营医院就是其中之一。大多数死亡病例是细菌性肺炎沿着流感病毒经过的路径侵入肺部造成的[10]。

热灭活的Ⅲ-S 型细菌和活的Ⅱ-R 型细菌时，这种混合物的毒性则足以杀死老鼠。在老鼠的血液里，他发现了活的Ⅲ-S 型细菌。Ⅱ-R 型细菌是否会被高温灭活的Ⅲ-S 型细菌中的某些物质转化呢[11]？

埃弗里不愿相信肺炎链球菌会发生遗传性改变，但其他科学家，包括洛克菲勒医学研究所的一位同事，也得到了与格里菲思相同的研究结果。因此埃弗里继续进行研究，他的研究结果比格里菲思更进一步——发现了造成这种遗传性改变的物质[12]。它并不是科学家所预期的蛋白质，而是脱氧核糖核酸，又叫 DNA。

科学家们知道 DNA 的存在，但没有人意识到它的重要性。1871 年，弗里德里希·米舍（Friedrich Miescher）在研究脓液时发现了这种物质[13]，19 世纪 80 年代，它被称为核酸[14]。19 世纪 90 年代，研究人员证实，由核酸和蛋白质组成的染色体在活细胞的生长和替换中起主要作用。人们对孟德尔关于遗传性状的研究（见第21章）重新产生了兴趣。1902年，沃尔特·萨顿（Walter Sutton）观察到，染色体在细胞分裂过程中的行为可以解释孟德尔定律[15]。

20世纪上半叶，科学家们对染色体有了更多的了解，开始绘制基因相对位置的图谱，并在精心培育的海胆、玉米和微生物真菌上检验了他们的理论，他们的兴奋之情一直延续到了现在。有些果蝇甚至只是受到辐射，都会导致染色体突变。世界各地的实验工作证明了这一点：染色体控制着遗传[16]。

但DNA肯定无法控制遗传。科学界不愿接受埃弗里的发现，就

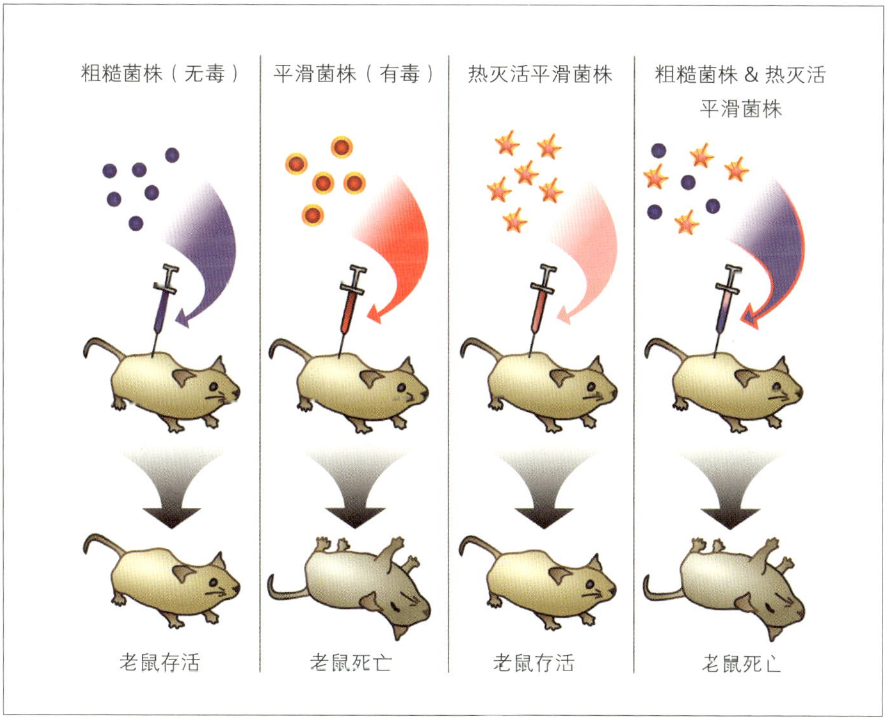

1928年，格里菲思给老鼠注射了两种肺炎链球菌：光滑的Ⅲ-S型细菌（加热灭活使其失去毒性）和粗糙的Ⅱ-R型细菌（活的，但无毒）。老鼠最终死亡。在它们的血液中，格里菲思发现了活的Ⅲ-S型细菌，并得出结论，非致命性Ⅱ-R型细菌已经被加热灭活的Ⅲ-S型细菌中的某种东西转化了。

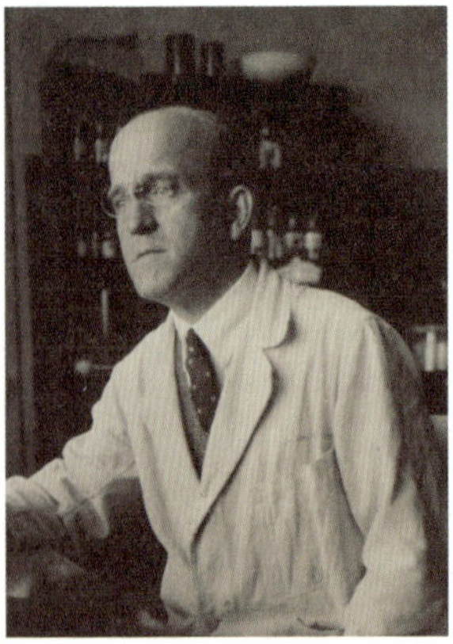
埃弗里在实验室。

像埃弗里不愿接受格里菲思的发现一样。许多人仍然认为蛋白质一定携带遗传信息，因为它们比 DNA 更大、更复杂，甚至有人认为埃弗里的 DNA 制剂一定是被蛋白质污染了。许多研究人员经过多年的累积实验才说服了那些怀疑者。埃弗里曾 44 次获得诺贝尔奖提名，但从未获奖[17]。

沃森和克里克发现了DNA的结构

20 世纪 50 年代初，人们对 DNA 的兴趣非常浓厚。美国科学家詹姆斯·杜威·沃森（James Dewey Watson）觉得，在莱纳斯·卡尔·鲍林（Linus Carl Pauling）或罗莎琳德·埃尔西·富兰克林（Rosalind Elsie Franklin）和他们的团队之前，他和搭档英国科学家弗朗西斯·哈里·康普顿·克里克（Francis Harry Compton Crick）正在进行一场发现 DNA 分子结构的竞赛。罗莎琳德·富兰克林是一位 X 射线晶体学家，拍摄出了一张十分有用的 DNA 晶体 X 射线衍射照片，她的同事莫里斯·威尔金斯（Maurice Wilkins）把照片给沃森和克里克看，而马克斯·佩鲁茨（Max Perutz）在富兰克林不知情的情况下把她对照片的解释告诉了他们。沃森和克里克是否在未经授权的情况下接触了富兰克林的作品，从而抢先于她的发现？这个问题仍然存在争议。

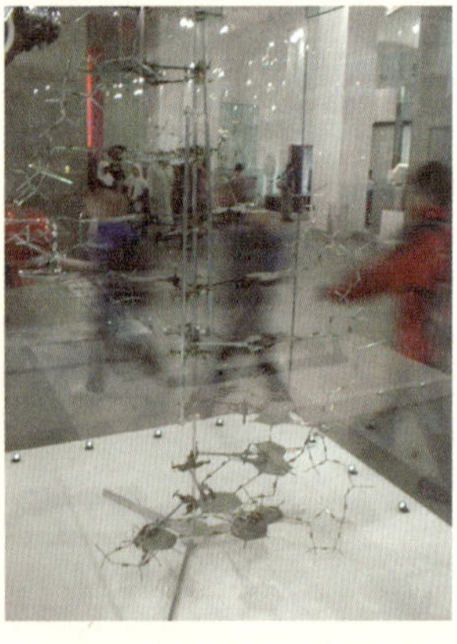
沃森和克里克建立了 DNA 分子模型，在伦敦科学博物馆展出。

他们提出的模型是一个双螺旋结构——磷酸和糖残基在外侧形成骨架，缠绕在两个长分子周围。沿着骨架排列的是四种碱基：腺嘌呤（A）、胞嘧啶（C）、鸟嘌呤（G）和胸腺嘧啶（T）。一个分子的腺嘌呤和另一个分子的胸腺嘧啶配对，鸟嘌呤和胞嘧啶配对[18]。这四个碱基的顺序就构成了遗传指令，遗传指令通过编码蛋白质的图谱（细胞的分子机制）来控制生物体生长。

沃森和克里克在1953年发表了他们的模型："我们希望提出一种DNA结构……这种结构特征新奇，具有相当大的生物学意义。"[19]这话很保守，也十分著名。克里克在给儿子的信中写道："我们认为我们已经找到了生命起源的基本复制机制，我们非常兴奋。"[20]

该模型至少解释了四个基本问题：遗传物质是如何复制的，特定性状是如何保存的，基因是如何变异的，信息是如何在DNA分子中编码的[21]。并不是所有人都立刻接受了这个理论，但沃森、克里克以及富兰克林的同事莫里斯·威尔金斯因为他们的发现而获得了1962年的诺贝尔生理学或医学奖。富兰克林则于1958年死于癌症。

自1953年以来，科学家们对DNA的复制机制有了更多的了解，发展了遗传密码理论，并在基因技术和生化基因分析方面取得了长足的进步——发现是一个持续的过程。

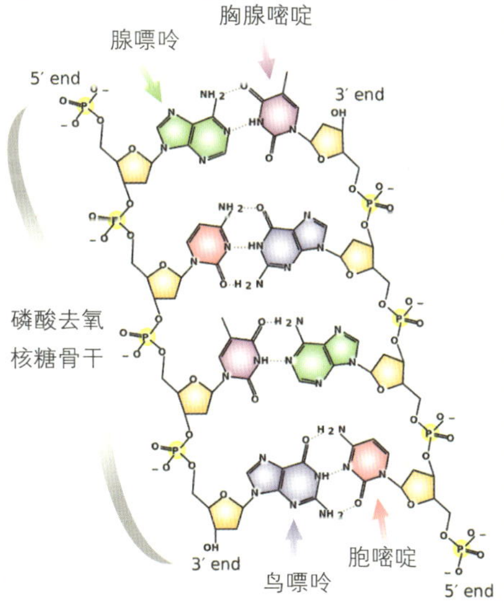

DNA中的四种碱基编码遗传指令。

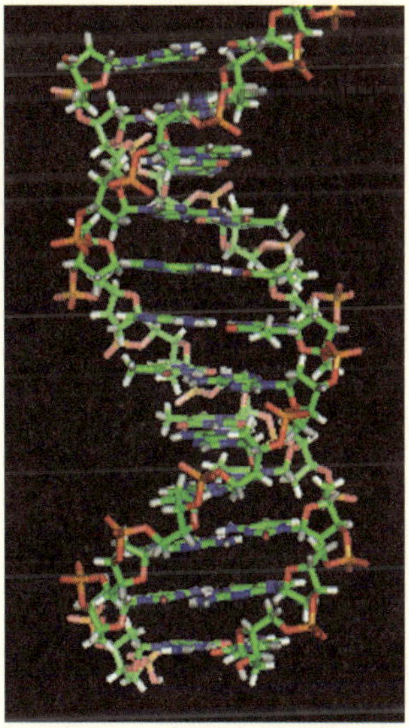

这张DNA片段的图片显示，碱基在螺旋骨架之间水平连接。

人类基因组计划

人类的细胞中通常有23对染色体。每个人从父母那里分别获得23条染色体，每条染色体包含数千万对核酸。即使人类染色体中形态最小的21号染色体，也含有近4700万对核酸。

人类基因组计划是一个国际科学项目，始于1984年，于2003年完成[22]。该计划的目标是通过破译人类DNA链中的核酸序列来“绘制”所有的23条人类染色体图谱。这是一项巨大的工程，因为必须对超过30亿对核酸进行测序，使用的方法每次只能从基因组的随机片段中读取1000个左右的碱基，这意味着在测序完成之后，还要进行类似于组装23个巨大的DNA拼图的计算绘图工作。这个项目的潜在好处是深远的。它已经使研究人员能够开发出高效的诊断工具，根据患者的基因构成来了解其健康需求并设计针对基因定制的疾病治疗方案。

遗传咨询

现在，医生可以对病人的DNA进行检测，看他们是否携带易患上某些疾病的遗传基因。目前的一种比较流行的基因检测是对BRCA1和BRCA2基因突变的检测[23]。这项测试适用于有乳腺癌和卵巢癌家族病史的女性，如果一名女性携带突变的BRCA1等位基因，那么她在70岁之前患乳腺癌的概率为55%~65%，而在普通人群中，这一概率仅为12%；如果她携带BRCA2等位基因，在70岁之前患乳腺癌的概率为45%。BRCA1和BRCA2突变也会将患卵巢癌的风险分别从1.3%提高到39%和约14%[24]。基于基因检测的信息，一些女性会在疾病发生前选择进行手术来预防。

1910 1935 39 1985 2010

公元1945年

污水里的神奇药物

“我在他之前就知道了这种疗法！”一位 82 岁的爱尔兰妇女在阅读弗莱明发现青霉素的消息时大声说[1]。她以医术而闻名，她在橙子上培养出了绿色的霉菌，并将其与治疗皮肤损伤的药膏或口服药物混合。她是怎么学会这么做的？这可能是一种代代相传的民间疗法，就像 1775 年威瑟林博士听说的紫色毛地黄一样（见第 13 章）。

然而，现代药物的发展超出了民间医生的能力范围，也超出了弗莱明和朱塞佩·布罗楚（Giuseppe Brotzu）的能力范围。那时，弗莱明在一家研究型医院管理实验室，而布罗楚在第二次世界大战期间管理着拥有 300 年历史的卡利亚里大学。布罗楚使卡利亚里大学成为意大利第一所给学生提供免费医疗的大学，还建立了医学院和矿业学院。但当他发现了一种可以与弗莱明的发明媲美的东西时，却无法获得研发支持[2]。

“二战”以意大利及其盟国德国、日本的失败告终。卡利亚里受到猛烈轰炸，有一半土地荒无人烟，当时正在艰难恢复中。也许 1945 年并不是请求帮助研发一种新抗生素的理想时机。

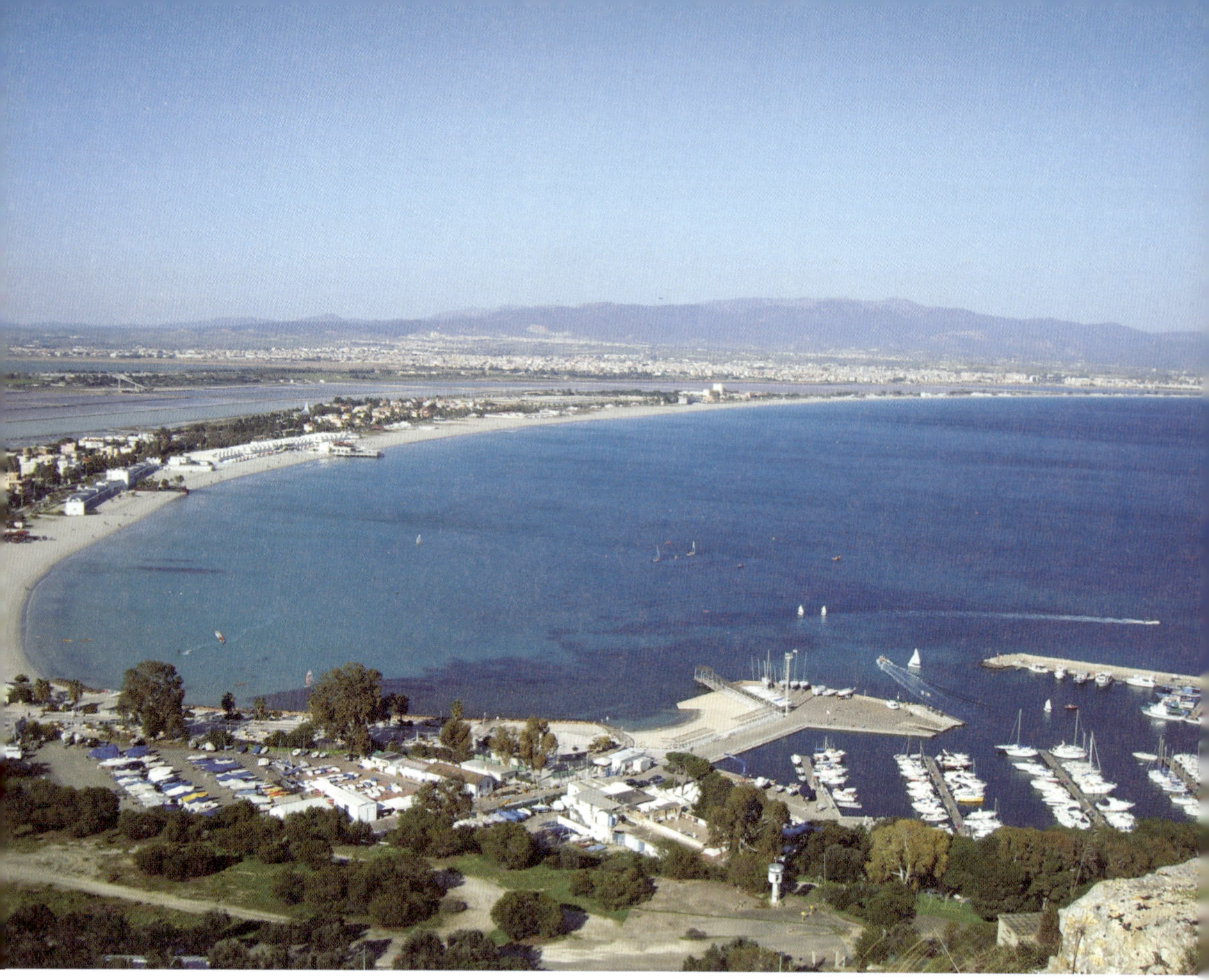

卡利亚里，撒丁岛的首府。20 世纪 30 年代，该岛的海岸是疟疾的滋生地。作为一名卫生工作者和政治家，朱塞佩·布罗楚是公共卫生行动的先锋。

然而，在成为卡利亚里大学校长之前，作为一位优秀的流行病学家和卫生学家，布罗楚抽时间研究了一个公共卫生问题。他绘制了伤寒杆菌通过卡利亚里下水道系统的流向图，该系统最终会通过排污河流入海洋[3]，这条河附近禁止捕捞贻贝[4]，但学生们会在附近游泳。为什么他们没有染上伤寒呢？布罗楚知道弗莱明是如何发现青霉素的，他推测有一种类似的抗生素微生物可能会抑制下水道出口处的伤寒杆菌的活性[5]。在闷热的 7 月，布罗楚和他的助手安东尼奥·斯帕内达（Antonio Spanedda）教授发现了它：一个“带有粉红色阴影的赭色菌落”，可以抑制伤寒杆菌和其他几种细菌的活性[6]。

在室温下，布罗楚能够在琼脂板上培养从污水区获得的菌落，并测试它们对抗伤寒杆菌和其他细菌的能力。他认为顶头孢霉菌具有很大的抗菌潜力。随后，他直接在皮肤感染细菌处实验这一菌种的效果，结果伤口和感染在没有副作用的情况下愈合了。它还能治疗发烧，包括伤寒[7]。

由于缺乏资金和资源在意大利进一步开发这种药物，布罗楚自行发表了自己的研究结果，他“希望其他装备更好的研究机构能够在真菌的选择、培养和提取抗生素方面取得更大的进展”[8]。与此同时，他还建立了国际科学网络，邀请英国医学官员布莱思·布鲁克（Blythe Brooke）在业余时间利用大学的资源[9]。布鲁克把布罗楚的论文和真菌样本送到了霍华德·弗洛里爵士的牛津研究小组，该小组研发了弗莱明的青霉素。

爱德华·亚伯拉罕（Edward Abraham）爵士花了数年时间研究这种真菌，后来他也询问了布罗楚关于他在杂志上发表的文章《卡利亚里卫生研究所成果》（*Works of the Institute of Hygiene of Cagliari*）多久出版一次？布罗楚笑了。当时只出版了一期，但“如果他能再次找到

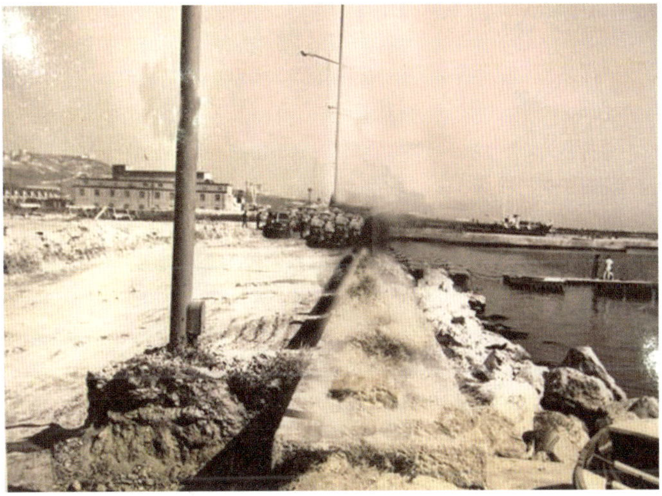

直到1970年依然肮脏不堪的海滨。

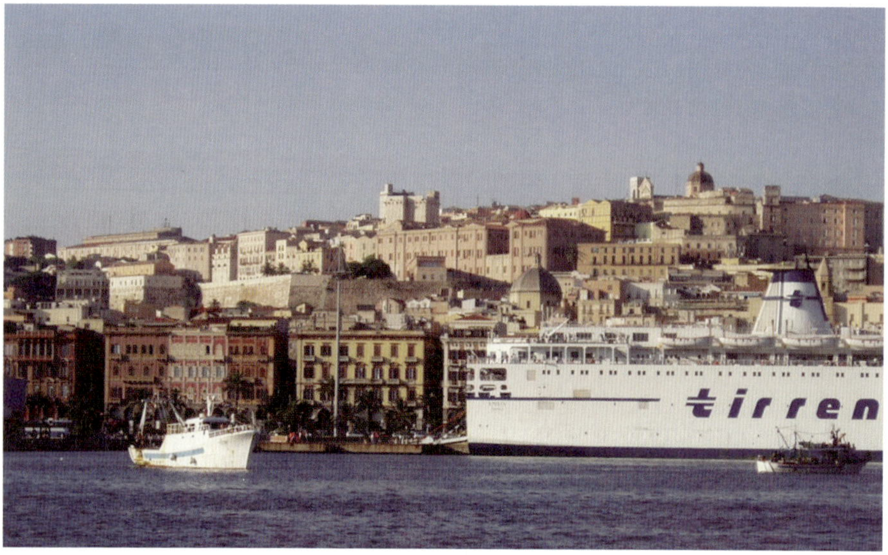

作为卡利亚里大学（成立于 1607 年）的校长，布罗楚的办公室临近海滨，他知道学生们会在污水排入港口的地方游泳。可为什么他们没有生病？

同等重要的发现”[10]，可能会有第二期。

但是，如果说以往的发现是依赖一瞬间的灵感，那么在 20 世纪 40 年代就不再是这样了。亚伯拉罕和他的团队直到 1962 年才研发出头孢菌素 C，这是基于布罗楚的顶头孢霉菌研发出来的，称得上是新一代抗生素的母体分子[11]。

40

公元1945年

用香肠肠衣、洗衣机和果汁罐拯救生命

威廉·科尔夫（Willem Kolff）的病人正从昏迷中苏醒过来，科尔夫问："你能听见我说话吗？"

"我要和我丈夫离婚！"病人回答[1]。

这太令人震惊了！科尔夫发明了转鼓式人工肾（即透析仪），自1943年以来，他已经在其他16名病人身上使用了这种方法。有些人手术后只活了几个小时，有些人则可以撑上几天。其中一个人醒过来后要了一份报纸，但第17个病人则活了很久，甚至足以和她的丈夫离婚。这是人造肾脏挽救的第一个生命。

科尔夫多年来一直致力于透析问题的研究。1938年，作为一名住院医生，他目睹了肾衰竭导致的缓慢死亡。那位病人年纪尚轻，一位资深内科医生说："病人本可以存活下来，如果每天能从他的血液中排除20克尿素的话。"[2] 尿素是一种通过尿液排出体外的代谢废物，但当肾脏衰竭时，它会在病人体内堆积[3]。

有没有肾脏的替代品？为了解决这个问题，科尔夫埋头钻研医学文献。透析（临床中的血液净化）是研究人员长期以来希望实现的目

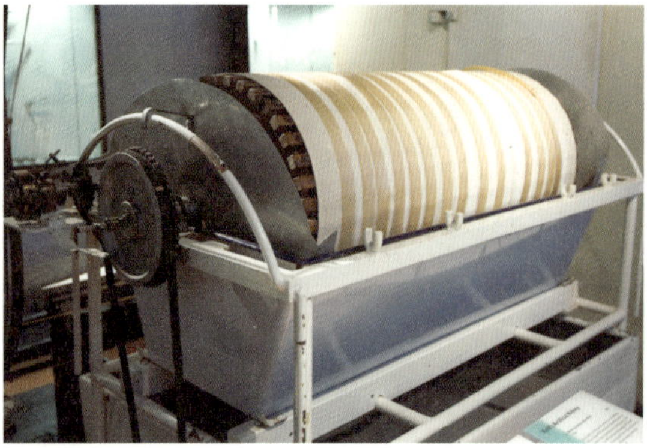

威廉·科尔夫在第二次世界大战期间发明了这种透析仪。当时他制造了 8 台仪器，为了避免在轰炸中全部丢失，他将其中 4 台储存在了城镇不同的地方。

标。1861 年的一项关于液体通过细胞膜的研究让这一想法成为可能，早在 1914 年，一些研究人员就曾尝试对动物进行透析[4]。

当时，科尔夫与生物化学家罗伯特·布林克曼（Robert Brinkman）合作，在荷兰坎彭开始了人工肾，也就是透析仪的研究。从某个角度讲，1938 年时机正好。他们需要更好的血液稀释剂，刚好抗凝血肝素问世了；他们需要一种薄膜来过滤血液中的代谢废物，而 1912 年获得专利，被用来做香肠肠衣的玻璃纸是最理想的。科尔夫在一段肠衣中灌满了含有尿素的血液，接着将其放入盐水中摇晃几分钟，结果几乎所有的尿素都通过了玻璃纸，留下了干净的血液[5]。1939 年，尽管还没有准备好进行人体实验，科尔夫和布林克曼已经开发出了可以在实验室工作的样机[6]。

但 1939 年是个糟糕的时期。1940 年德国入侵荷兰后，他们的研究速度放缓。科尔夫与荷兰抵抗组织合作，帮助犹太人躲避纳粹的迫害[7]。但他仍然在研究人工肾，当时他制造了 8 台机器，将其中 4 台分散存放在城镇各处，以免在轰炸中全部丢失。1945 年，正是其中 1 台机器救了前文提到的那位第 17 号病人。

朝鲜战争（1950—1953 年）期间，透析治疗使美国死于肾脏疾病的人数减少了 40%。然而，科尔夫于 1950 年移居美国，看到透析的费用随着它的普及而上涨，他感到很困扰。难道只有富人才能进行透析吗？1955年，他与奥地利研究员布鲁诺·沃特森格（Bruno Watschinger）合作，为大众市场开发了一种一次性的双蟠管人工肾[8]，使用的都是不太贵重的材料：玻璃纸管、果汁罐和窗纱。所有东西都装在约3.8升的罐子里。20世纪60年代，科尔夫和他的团队开发了一种家用“洗衣机式人工肾”[9]。1967年，他发明了一种保护套管，通过分流装置将病人的胳膊或腿与透析机相连，可以使他们在家中免受感染和创伤的侵袭。这种套管的制作成本大概要1.5美元[10]。1970年，科尔夫团队开发了一种可穿戴式人工肾——一种背心式装置，可以让需要定期透析的病人活动更方便[11]。科尔夫在肾透析方面的研究为他在其他方面取得进展奠定了基础。他和他的团队既致力于肾脏移植，也研究出了让许多手术成为可能的人工心肺机，还研发出了第一个可移植人工心脏（TAH）。他成功地让数百万病人多活了几年，过上了独立、有质量的生活——用香肠肠衣做到这一点并非难事。

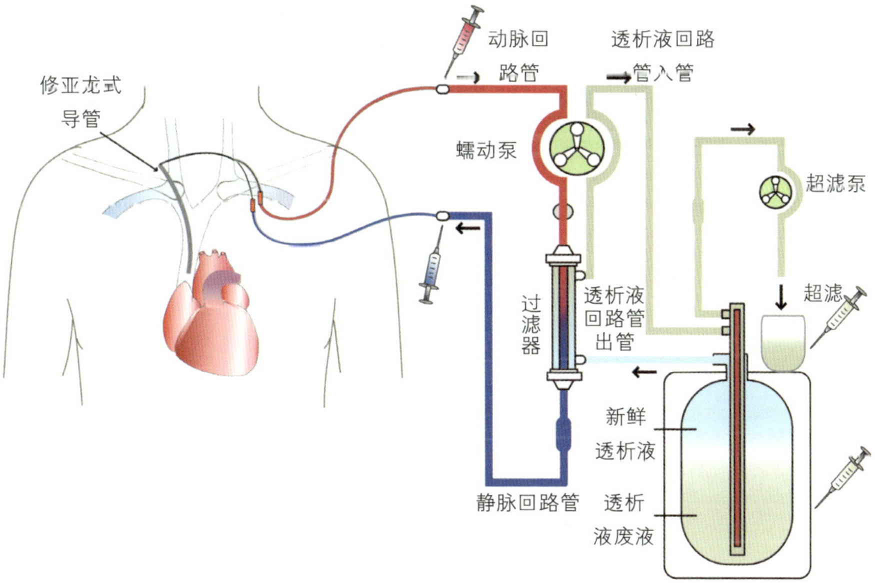

现代透析系统的结构和功能。

铁肺："黄色棺材"

人工肾将一种基本的身体功能移出体外，但它并不是唯一能做到这一点的笨重机器。20 世纪 50 年代，在小儿麻痹症（脊髓灰质炎）流行的高峰期，小儿麻痹症病房里陈列着一排排铁肺。护士们有时称它们为"黄色棺材"[12]，但它们承载的是生命，而不是死亡。那些瘫痪到无法呼吸的病人躺在那里，只把头伸出来。当铁肺内部气压降低时，病人的胸腔上升，将空气吸入肺部；当铁肺气压增加时，胸腔下沉，空气流回房间。

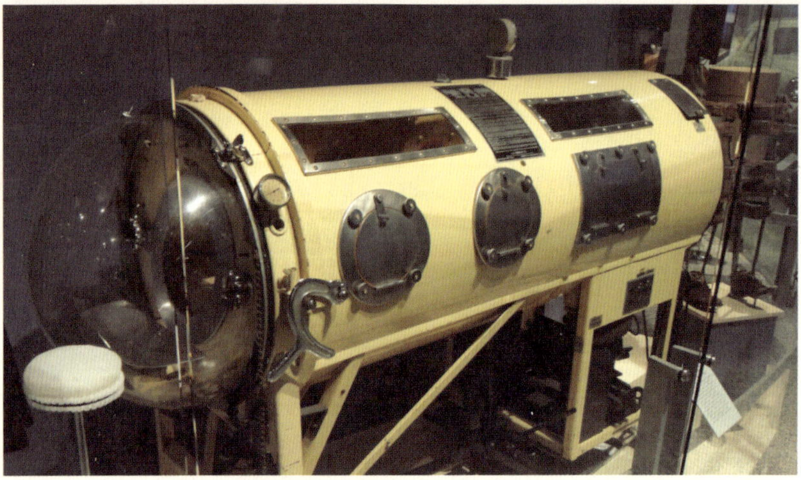

直到 20 世纪 50 年代，无法自己呼吸的病人通常都会被安置在负压呼吸机中，只把头部露在外面。这种呼吸机也被叫作"铁肺"。当密封容器内的气压降低时，空气就会进入病人肺部。

早在 17 世纪人们就有了这些机器的设想，但 19 世纪人们才将其制造出来，到了 20 世纪 50 年代，它们已经得到了改进。一张床可以从呼吸机中滑进滑出，护士可以通过舷窗在需要的时候伸手进去[13]。大多数这样无助和难以接近的病人都是儿童。护士们尽其所能地活跃病房气氛，一名医生带来了玩具枪，这样病人就可以通过试图用枪击中

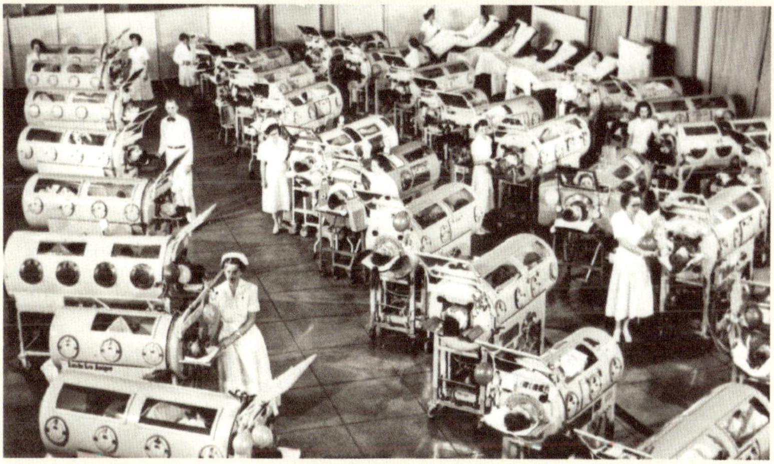

在兰乔·洛斯·阿米戈斯医院的病房里，数十名小儿麻痹症患者躺在铁肺中。由马达驱动的风箱在抽送空气时产生热量，发出有节奏的“呼——呼——呼”声，这种声音可以安慰患者，护士们则闷热得难受[14]。

天花板来增强肺活量[15]。幸运的是，大多数病人在1周左右就康复了，但至少有2个病人在之后的60年里仍旧依赖铁肺维生[16]。

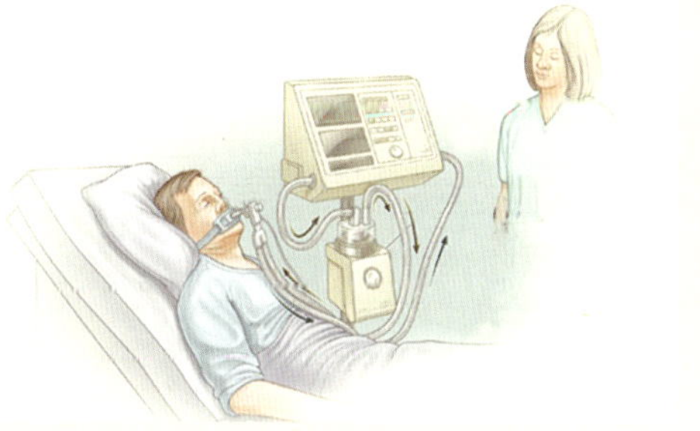

自20世纪50年代发展起来的医用呼吸机使病人更容易移动，护理人员也更容易满足他们的需求。呼吸机能将温暖潮湿的空气（或含氧量增加的空气）输送给病人。

公元1951年

弗兰肯斯坦与心脏仪器

屋外，疯狂的天气侵袭着塔楼，雷声隆隆；屋内，神秘的电子设备发出火花和嘶嘶声。疯狂的科学家和助手将一个巨大的怪物绑在轮床上，吊到天花板的一个洞前，闪电顿时击中了怪物的身体。他们把它拉回地板时，它的手竟然可以自主弯曲。“它活了！”弗兰肯斯坦（Frankenstein）博士大叫道[1]。

在漆黑的电影院里，孩子们恐惧地观看这一切。这部1931年上映的《科学怪人》是黑白影片，以今天的标准来看，它的特效并不专业。然而这部由著名演员鲍里斯·卡洛夫（Boris Karloff）主演的电影，至少对两个男孩产生了创造性的影响：让·罗森鲍姆（Jean Rosenbaum）和厄尔·巴肯（Earl Bakken）[2]。在亲眼看到一名年轻女性死亡后，罗森鲍姆几乎要从医学院退学了——她的心脏停止了跳动，无法苏醒过来。但回想起那部老电影，他想知道电流是否真的能使停止跳动的心脏恢复生机[3]。1951年，他发明了一种预防人们因这种疾病死亡的装置：心脏起搏器。

心脏起搏器是做什么用的？它最基本的功能是监测心电节拍。如

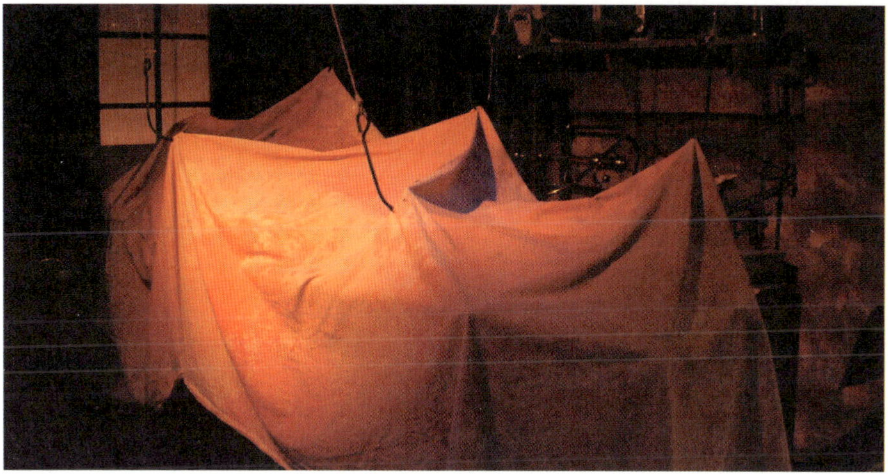

明尼阿波利斯市巴肯博物馆的弗兰肯斯坦主题展览。是不是这部 1931 年的恐怖电影激励了两个年轻的“粉丝”，促使他们长大后发明了人工心脏起搏器呢？

果心跳变缓，起搏器就会发出一个短的低压脉冲刺激心脏，恢复心跳节奏，使其继续泵血。

罗森鲍姆不是第一个发明这种仪器的人。1928 年，澳大利亚人马克·利德威尔（Mark Lidwell）曾用电流刺激一名死婴的心脏，10 分钟后，婴儿的心脏开始跳动，他活了下来。利德威尔的机器是直接插在壁式插座上的。1932 年，美国生理学家阿尔伯特·海曼（Albert Hyman）发明了一种“由带有发条的手摇发动机驱动”的起搏器[4]，但这一发明引发了媒体的负面报道。人们认为这是在干涉自然，就像弗兰肯斯坦一样。

罗森鲍姆和同事达伍德·汉森（Darwood Hansen）花了 2 年时间改进他们的“心脏刺激器”，令其变得便携、经济、易于操作和维修，且能够在紧急情况下快速使用，“对病人和医生”都很安全[5]。尽管如此，他们还是难以获得临床试验的许可，最终，他们终于有机会在一个心脏停止跳动 3 分钟的病人身上演示这种装置。他们救活了这名病人，创造了医学史上的奇迹。之后，罗森鲍姆成了一名精神病学家、多产作家和健美操教练[6]。

与此同时，年轻的工程师厄尔·巴肯创立了一家名为美敦力的维修公司，专门修理医院设备。那时，医院会利用插在壁式插座上的大机器来维持病人心脏跳动。然而在 1957 年，一次停电导致了一名婴儿夭折，外科医生沃尔顿·李拉海（Walton Lillehei）随即要求巴肯找出一个更好的解决方案。巴肯在 1956 年的《大众电子》（*Popular Electronics*）上看到了一篇有关晶体管节拍器（一种测量音乐节奏的装置）的文章，巴肯很快将其改为监测和维持心跳的装置。巴肯的起搏器是医学史上第一个可部分植入的电子装置，于 1958 年投入生产[7]。

部分植入增加了感染的风险，因此这一创新也促使其他创新的问世。1958 年 10 月，瑞典医生给 43 岁的阿尔内·拉松（Arne Larsson）植入了巴肯研发的心脏起搏器。第 1 个起搏器只工作了几个小时，第

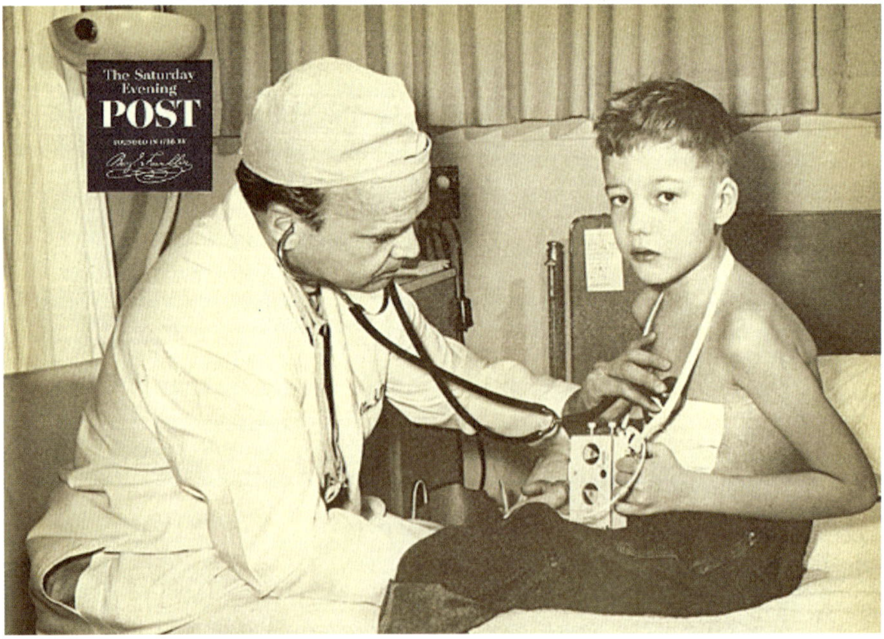

沃尔顿·李拉海医生检查患者的美敦力起搏器。1957 年，就在李拉海对巴肯提出要求的几周之后，巴肯就发明了这种装置。

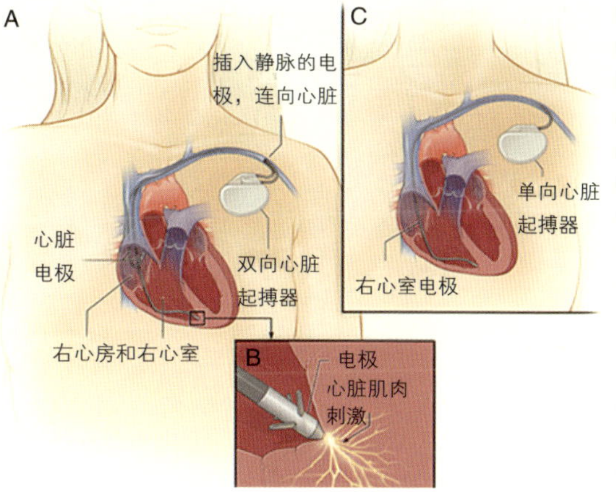

曾经，医疗工作者不得不用手推车将一个便携式心脏起搏器推到病房里，插到壁式插座上。现在，它可以被植入患者体内，由电池供电，可以使用数年。

2 个持续了大约 1 周。这个团队坚持了下来，直到拉松 86 岁去世时，他已经使用了 20 多个心脏起搏器[8]。

1958 年，布法罗的工程师威尔逊·格雷特巴奇（Wilson Greatbatch）偶然发现了一种更好的植入式装置。他在研究振荡器的时候放入了一个尺寸错误的电阻，随后机器开始反常地振动。通常情况下，这并不是什么好事，但格雷特巴奇意识到，这种振动的节奏刚好与人的脉搏一致。不久，他为这种新的心脏起搏器申请了专利，并授权给美敦力公司售卖。后来，他成立了自己的公司，开发了一种经过改良的电池。

自 1960 年以来，数以百万计的心脏起搏器被植入患者体内，这种装置仍在不断发展中。对其进行发展和调整不仅仅是为了提高患者的存活率，更是为了改善他们的健康状况和生活质量。带有微处理器的起搏器可以记录和存储事件，有助于医生诊断，而且可以与互联网连接，能够提供十分灵活的治疗手段[9]。

在起搏器诞生之前："我歌唱带电的肉体"

起搏器、除颤器和其他装置之所以能起作用，是因为我们身体的组织，尤其是我们的心脏，会对来自神经的电信号做出反应。路易吉·伽尔瓦尼（Luigi Galvani）发现，用电弧接触死青蛙的神经会令蛙腿痉挛。1791 年，他发表的著作告诉世人，电是有机组织固有的一部分。法国大革命（1789—1799 年）期间有许多人死去，科学家们借助这些尸体证实，电不仅可以通过青蛙的身体，也能通过人类的身体[10]。1816 年，玛丽·雪莱（Mary Shelley）写《弗兰肯斯坦》（*Frankenstein*）时也对这一科学发现有所了解，但这让她紧张不已。

但是，19 世纪的研究人员并没有像玛丽·雪莱担心的那样把尸体拼凑成一只怪物，而是发明了许多其他东西，心电图（EKG）就是其中一种。生理学家奥古斯特·德西雷·沃勒（August Desiré Waller）在 1887 年首次绘制出了人类的心电图，但他认为心电图不太可能"在医院里广泛应用"[11]——怎么会有人想要一份时时刻刻记录心脏活动的电

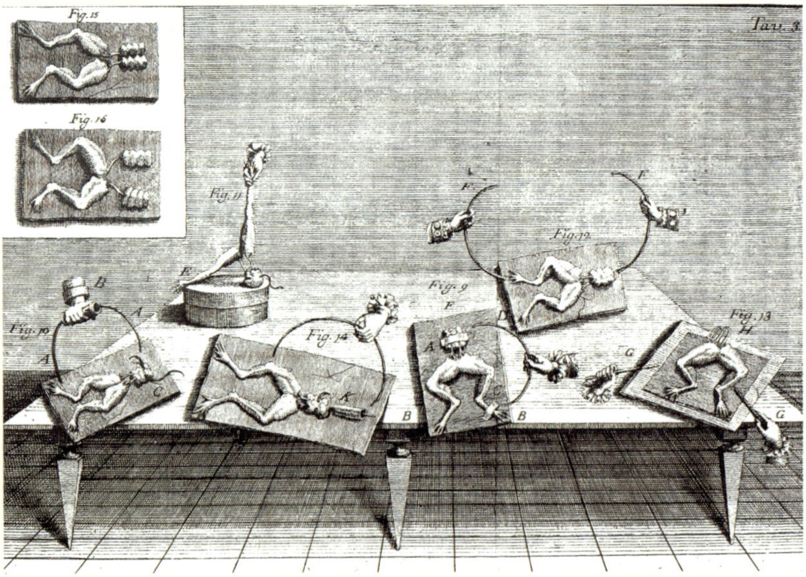

1791 年，路易吉·伽尔瓦尼发表了许多实验结果，证明了电流对死青蛙的影响。

子记录呢？但从 1892 年开始，威廉·艾因特霍芬（Willem Einthoven）开发并改进了绘制心电图的装置，它可以测量来自心脏的微弱电信号，并在监视器或纸条上记录下来。心电图信息能够告诉医院工作人员何时使用紧急除颤器，除颤器可以终止心房颤动，通过短暂的电击让心跳恢复正常。1924 年，这项发明的实用性显而易见，艾因特霍芬也因此获得了诺贝尔生理学或医学奖。

可怜的约里克

心脏起搏器在没有心脏的塑料骨架中有什么用处呢？充其量只是一个教学设备。美国食品药品监督管理局（FDA）工程师埃德·米勒（Ed Mueller）制造了一具名为约里克（Yorick）的仿生骨架，约里克曾在多所学校中客串出场，用来展示米勒植入的各种东西："颅骨板、硅胶鼻、碳素牙根、人工晶体、人工耳蜗、人工心脏瓣膜、人工心脏、心脏起搏器、输液口、人造血管、尿道括约肌假体、人工髌骨、骨板、人工肌腱、骨生长刺激器，以及人工髋关节、膝关节、肘关节、手指关节假体。"[12] 自 2003 年"退休"以来，约里克一直在史密森尼美国历史博物馆展览。

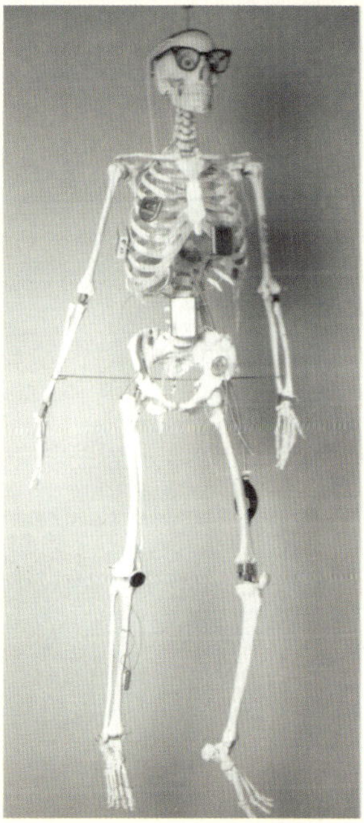

约里克 2003 年之前一直是 FDA 的吉祥物骨架，他佩戴的是经过 FDA 测试和批准的装置。

公元1967年

布隆伯格与第一种癌症预防疫苗

巴鲁克·布隆伯格博士（Baruch Blumberg）以 19 世纪博物学家的职业生涯为蓝本塑造了他的科学和冒险生涯[1]。查尔斯·达尔文周游世界，观察大自然，对进化有了新的认识。布隆伯格也同样周游世界，观察不同的人群，发现了一种致癌病毒：乙肝病毒。通过从血液中提取乙肝病毒并协助研发疫苗，他挽救了数百万人的生命[2]。

布隆伯格本意并不是研究病毒性肝炎的病因。1964 年之前，他在美国国立卫生研究院工作，后来又在费城癌症研究所工作。当时，他和团队正在研究人类血清蛋白质中反映的遗传差异[3]。1963 年，他们在检查接受过多次输血的病人血液样本，寻找血液中的抗体时，发现了澳大利亚抗原（Au）。之所以如此称呼，是因为最初是在一名澳大利亚土著的血液中发现的（抗原是一种感染源，当它进入人体或其他有机体中时，会引起免疫反应）。从这一发现开始，他们沿着一条意想不到的道路，提出了一个又一个假设，到达了布隆伯格无法预测的终点。

作为一名医科学生，布隆伯格曾在苏里南工作了几个月，在那里，他发现不同种族的人对传染性病原体的反应非常不同[4]。后来，在牛津大学攻读博士学位时，他遇到了安东尼·艾利森（Anthony Allison），艾利森发现了镰状细胞基因与疟疾抗性之间的联系（见第21章）。艾利森向布隆伯格介绍了多态性的概念，也就是基因变异可以影响人们对疾病的反应。在去尼日利亚的一次旅途中，他们采集了一些血液样本，研究了乳汁中的血清蛋白和血红蛋白的遗传多态性。布隆伯格热爱当地的人民和他的研究，并痴迷于此。

布隆伯格在旅行中收集了30多万份血样[5]，并系统地将其分类，用于研究多态性和对疾病的遗传易感性。有了这些资源，1963年的研究小组很快就发现了澳大利亚抗原在密克罗尼西亚、越南、澳大利亚以及中国台湾都很常见。然而，在美国这种情况很罕见，但在白血病患者中出现的频率更高[6]。布隆伯格着手研究了几个假设：澳大利亚抗原和白血病的易感性都是遗传的吗？白血病会导致血液中出现澳大利亚抗原吗？澳大利亚抗原是否与导致白血病的病毒有关？

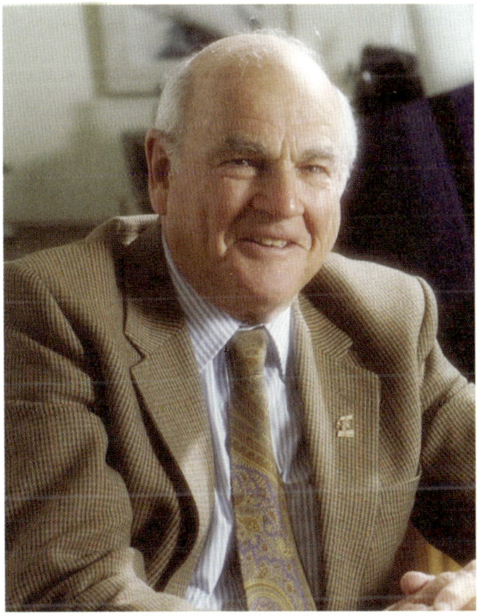

巴鲁克·布隆伯格于1999年被任命为美国国家航空航天局天体生物学研究所的首任负责人，该研究所旨在研究宇宙中生命的起源、进化、分布和未来——对于一个喜欢冒险、极具好奇心的科学家来说，这是一项很棒的任务。

澳大利亚抗原似乎确实具有家族遗传特性，但它也常出现在急性肝炎患者和其他接受过输血的患者的血液中。布隆伯格假设澳大利亚抗原与肝脏疾病有关。1966 年，当他们对一名患者进行重复测试时，发现此前体内不含澳大利亚抗原的他再次检测的结果为阳性——就像他患上了肝炎一样。1967 年，该小组的第一个实验室技术员也患上了肝炎，并检测了自己的血液，结果也是澳大利亚抗原阳性[7]。

早在 20 世纪 50 年代，就曾有人提出，病毒性肝炎可能会导致肝硬化和肝癌，但当时还没有识别病原体的检测方法[8]。澳大利亚抗原是否可能是引起病毒性肝炎的因素？世界上其他地方的研究人员纷纷独立地证实了布隆伯格的假设，布隆伯格的团队利用电子显微镜在肝炎患者的肝细胞中定位了澳大利亚抗原粒子[9]。随后，他们对合作的医院发出警告，不要使用携带澳大利亚抗原的捐献者的血液，这之后，输血导致的肝炎发病率也随之下降[10]。

如今我们知道，布隆伯格所谓的澳大利亚抗原就是乙型肝炎病毒（HBV）表面抗原，这是几种攻击肝脏的病毒之一。表面上健康的人也有可能会携带这种病毒，且通常母亲会传染给刚出生的孩子[11]。80% 以上的原发性肝癌是由慢性肝炎引起的[12]。布隆伯格与同事欧文·米尔曼

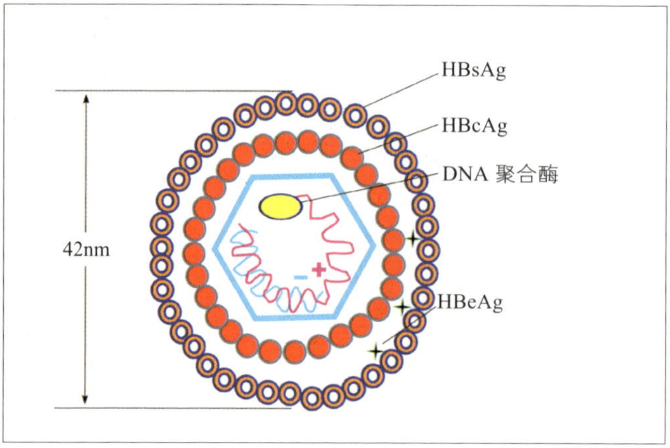

双层衣壳结构的乙肝病毒。

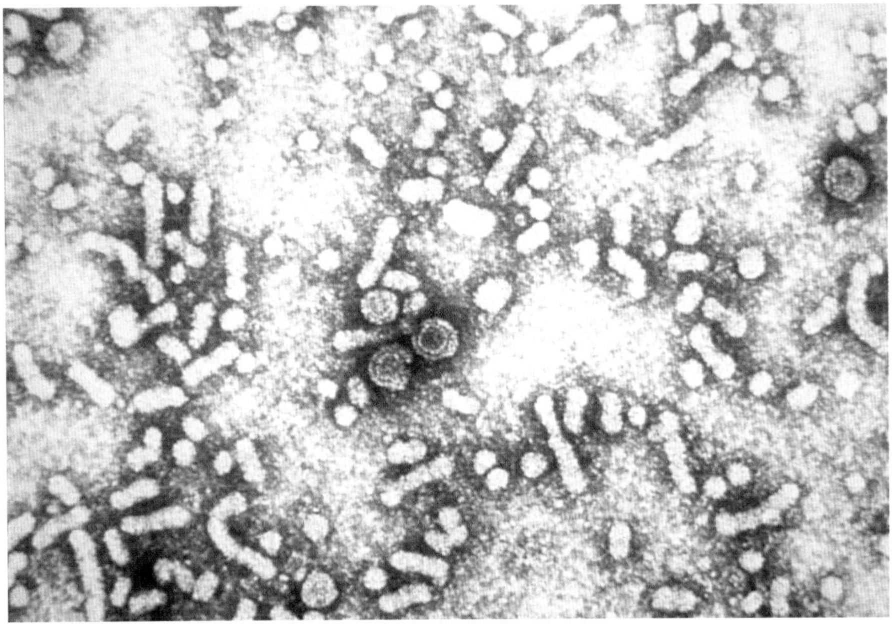

乙肝病毒颗粒（也被称为丹氏颗粒）是这张电子显微照片中的圆形双环物体。

（Irving Millman）合作开发了一种疫苗，并于1981年获得FDA批准，这是第一种成功开发并上市的癌症预防疫苗[13]。1976年，布隆伯格获得了诺贝尔生理学或医学奖，他不断提醒科学家，仅仅是提出问题并跟随线索，基础研究也可以带来有用的、出乎意料的结果。

公元1967年

首例心脏移植手术

1967年12月3日，南非外科医生克里斯蒂安·巴纳德（Christiaan Barnard）成功地将一名交通事故遇难者的心脏移植到一名55岁男子的身上[1]，并从此成为国际名人。之后，这名男子服用了大量药物，也接受了大量放射治疗，以抑制他的免疫系统，防止身体对新心脏的排斥。不幸的是，这也让他更易受到感染，他仅仅存活了18天，就死于双重肺炎[2]。

进行首例人类心脏移植手术后，患者存活了18天，这一结果看起来还是很有希望的。狗在心脏移植手术之后的平均寿命为7~30天[3]。人类肾脏移植手术在同卵双胞胎和异卵双胞胎之间都效果良好，但截至1963年，只有5个非双胞胎患者通过移植肾脏存活了超过6个月[4]。但巴纳德的第二位患者存活时间超过了19个月，希望也大大增加了[5]。到1968年12月，已经有100次心脏移植手术完成，其中一些是首次心脏移植手术失败的患者做的第二次手术[6]。

自19世纪初以来，医生们一直试图移植人体组织，但收效甚微，就连植皮也会引发排斥反应。为了帮助第二次世界大战时的烧伤患者，

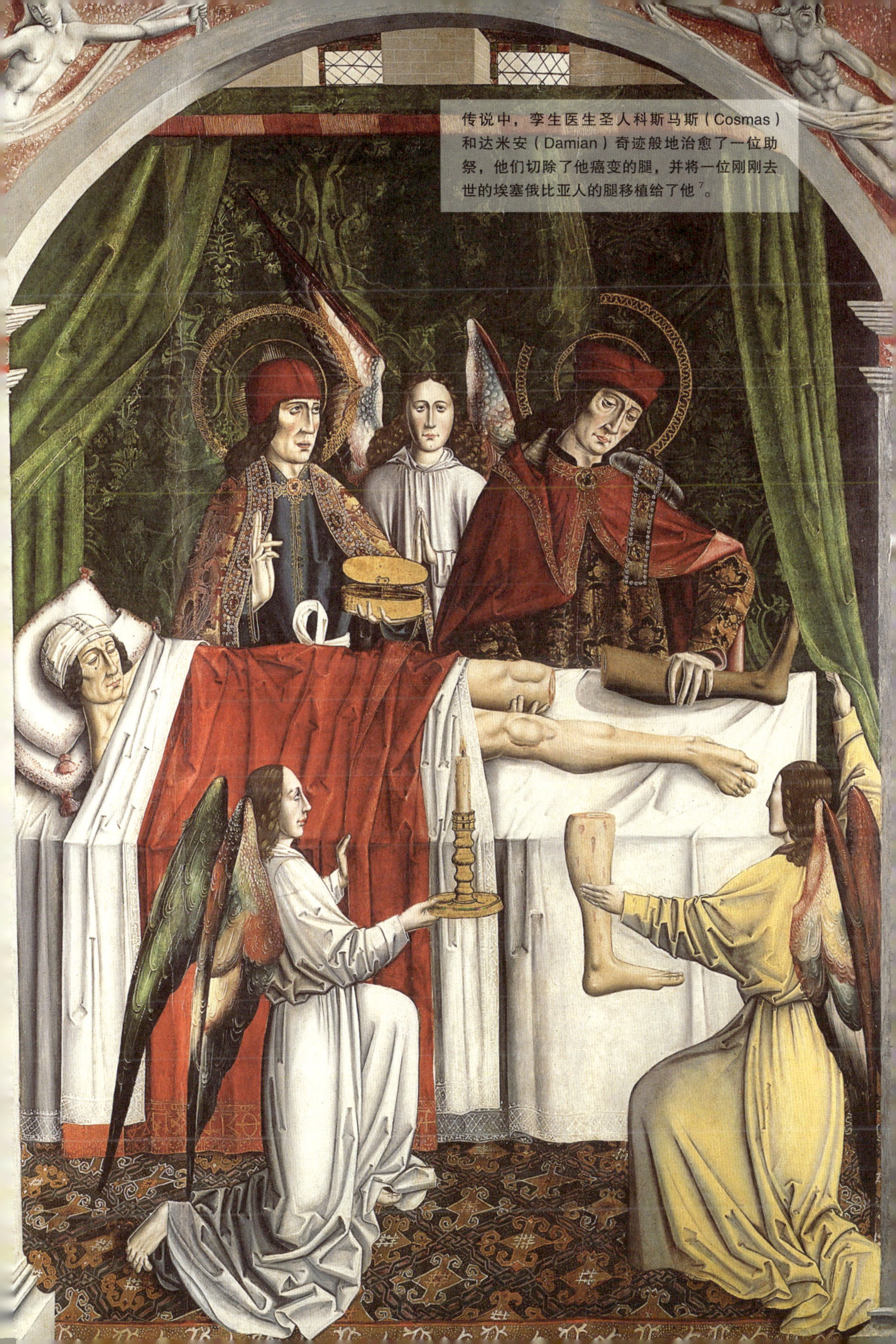

传说中，孪生医生圣人科斯马斯（Cosmas）和达米安（Damian）奇迹般地治愈了一位助祭，他们切除了他癌变的腿，并将一位刚刚去世的埃塞俄比亚人的腿移植给了他[7]。

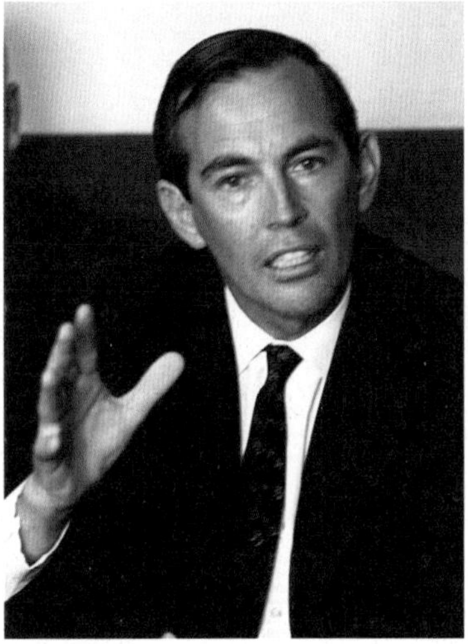

著名的外科医生克里斯蒂安·巴纳德。进行第一次心脏移植手术后，巴纳德觉得媒体报道损害了他的职业友谊，还鼓励了那些准备不足的团队进行模仿移植，利用了病态的公众利益，破坏了人们对医院保密程序的信任[8]。

彼得·梅达沃（Peter Medawar）研究了这个问题[9]。他和他的同事发现，若患者在此前对某一捐赠者的皮肤产生了排斥反应，之后接受同一捐赠者的皮肤移植时，产生排斥反应的速度会更快。他们证明排斥反应是一种免疫反应，即宿主抗移植物（HVG）反应[10]。与输血（见第30章）和蛇毒（见第25章）类似，几乎所有从另一个个体移植来的细胞都可以看作是一种抗原，接受者的免疫系统会产生抗体来抵抗捐赠者的外来抗原。

鉴于这些发现，医生们希望通过使免疫系统关闭来防止移植排斥反应。他们在动物身上试验了各种技术，接着在临床患者身上试验了更有可能实现的技术。比如用X光照射全身[11]，令骨髓无法产生免疫细胞，但这并没有提高患者的存活率[12]。

然后，免疫学家尝试用药物代替放射疗法或在放疗的同时使用药物治疗。在接受抗排斥药物治疗后，狗和人类都能更好地接受肾脏移植。临床医生发现他们可以通过注射高剂量类固醇来逆转肾脏排斥反应[13]。类固醇和放射疗法一样，会使接受者的免疫系统关闭，患者也会因此对移植的肾脏产生耐受性。

结果表明，免疫耐受是可以获得的。1953年，梅达沃和他的同事鲁珀特·比林厄姆（Rupert Billingham）、莱斯莉·布伦特（Leslie Brent）在一些未出生和新生的实验小鼠身上实现了这种免疫耐受[14]。他们将一类小鼠（供体小鼠）的白细胞接种到另一类临近出生的小鼠体内，受体小鼠长大后，它们的免疫系统便可以接受来自供体小鼠类

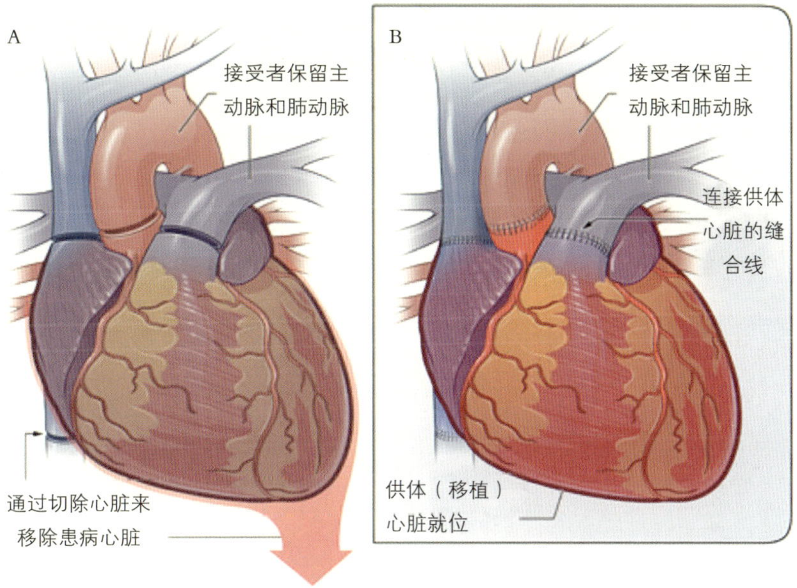

在心脏移植手术中，需要切除患者病变的心脏，然后将捐赠者健康的心脏缝合到患者的动脉和静脉上。

型的皮肤和组织，但仍会排斥除自身类型和供体类型以外的其他所有品系。1960 年，梅达沃和麦克法兰·伯内特（Macfarlane Burnet）因实现了免疫耐受共同获得了诺贝尔生理学或医学奖[15]。

成功的移植仍然依赖于紧密的组织匹配。就像血液是通过 ABO 因子（见第 30 章）来进行分类一样，器官和其他组织也是通过人类白细胞抗原（HLA）系统进行分类的[16]。

如今，全世界有成千上万的患者依靠捐赠的器官生活，还有更多的患者在等待接受匹配的心脏、肾脏、肝脏、肺脏和胰脏的移植[17]。受损的骨骼、肌腱、角膜和皮肤经常被捐赠者的移植组织所替代。移植手术延长了人类的生命，提高了患者的生活质量，但我们仍有很多东西需要学习。

移植的伦理问题

媒体对早期心脏移植手术的报道引发了严重的道德、伦理和宗教问题。《新闻周刊》(*Newsweek*)援引了第一位接受器官移植的患者的话:“我是新时代的弗兰肯斯坦”,并进一步推测在移植手术盛行的时代,医生们将如何扮演上帝的角色[18]。

首先,必须重新定义死亡时刻。它不一定是心脏停止跳动的那一刻,即使没有除颤器、心脏起搏器和心肺机,医生也经常能救活病人[19]。理想的器官捐献者应该是刚去世不久的人,且死因不会影响所捐献器官的健康。1971年,芬兰采用脑死亡(大脑功能不可逆转地完全丧失)作为死亡的法律定义[20]。

此外,还必须决定接受移植手术的患者,因为没有足够的器官来挽救所有晚期器官衰竭的患者。起初,选择只是运气的问题:巴纳德医生刚好遇见了一名心脏健康却脑死亡的女人和一名没有其他希望的垂死男人,同时刚好拥有维持心脏活性和利用手术令接受者存活的资源。

因此,捐献者和接受者都有各自的标准,不是每个人都是合格的。但应该由谁来决定,以及如何决定呢?

移植的费用是巨额的。2011年,移植手术的平均费用从一个肾脏26.2万美元到一次心肺移植超过114.8万美元不等[21]。谁应该支付移植手术的费用,他们又该如何支付?如果能以更少的代价挽救更多的生命,这种代价合理吗?例如,口服补液疗法的费用大约是每包10美分,而这一疗法每年可以拯救90%死于腹泻的儿童。拯救一个肾移植患者是否比给超过260万的儿童进行口服补液疗法更重要?

谁又是移植器官的所有者?在巴纳德医生进行第二次心脏移植手术后,捐赠者的妻子要求将其从已经完成手术的人体中取出。一位巫师告诉她,她已故的丈夫需要这颗心脏,没有它,他就不能安息[22]。

微嵌合和移植手术

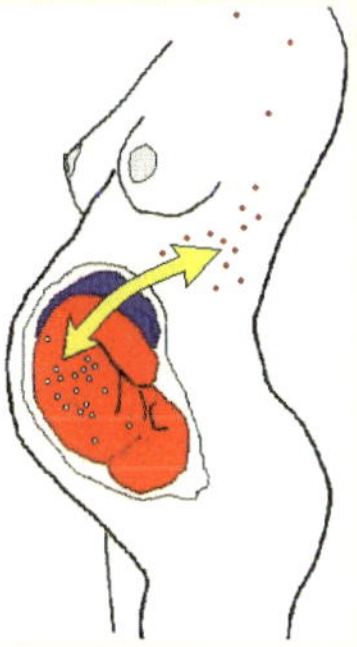

母体和胎儿之间存在免疫细胞的双向流动。

1992年，托马斯·斯塔泽（Thomas Starzl）博士发现捐赠者的白细胞仍然存在于3～29年前成功接受移植手术患者的血液和组织中[23]。这种器官接受者体内存在两种类型白细胞的现象，被称为微嵌合。在怀孕期间，当婴儿的细胞进入母亲的血液循环时也会出现微嵌合现象。

微嵌合现象经常发生在对移植器官产生耐受的移植受者身上。这说明宿主的固有免疫系统和器官移植带来的免疫细胞之间存在一种动态平衡。这种现象在肝脏移植患者中最为常见，可能是因为肝脏中含有许多免疫细胞，这些免疫细胞可以从器官转移到受体的淋巴组织。了解了供体和受体之间的动态平衡后，一旦受体对移植产生了耐受，医生就可以使用伤害性较小的抗排斥药物。

1910 1935 44 1985 2010

公元1972年

来自古代中医的抗疟药物

1969 年，38 岁的屠呦呦被任命为研究小组的组长。屠呦呦接受过中西医双重培训，完全有资格加入该项目。她的团队调查了 2000 多种草药制剂，挑选了 640 种用于进一步研究。他们从大约 200 种有希望的草药中提取了 380 多种提取物。最后，他们尝试了青蒿，在英语中被称为“wormwood”或“mugwort”。这种植物在民间医学中已经使用了几个世纪。它曾被用于治疗发烧，而疟疾会导致异常发热，这似乎是一种极有希望的药物。

屠呦呦的团队从青蒿中提取了一种物质，可以抑制小鼠体内的疟原虫，但之后却很难重复这个实验。屠呦呦梳理了文献，寻找线索，发现只有一处文献中提到青蒿是治疗疟疾的药物，中国古代医药学家葛洪的著作中记载：“青蒿一握，以水二升渍，绞取汁，尽服之。”[1] 屠呦呦突然有了一个想法，也许在煮沸青蒿的过程中，已经消灭了其中的抗疟成分。于是她转而使用乙醚进行低温提取[2]。

接着，屠呦呦获取了一种抗疟疾但有毒的提取物。她不断研究去除有毒成分的方法，直到 191 号提取物证明对实验小鼠所患的疟疾百

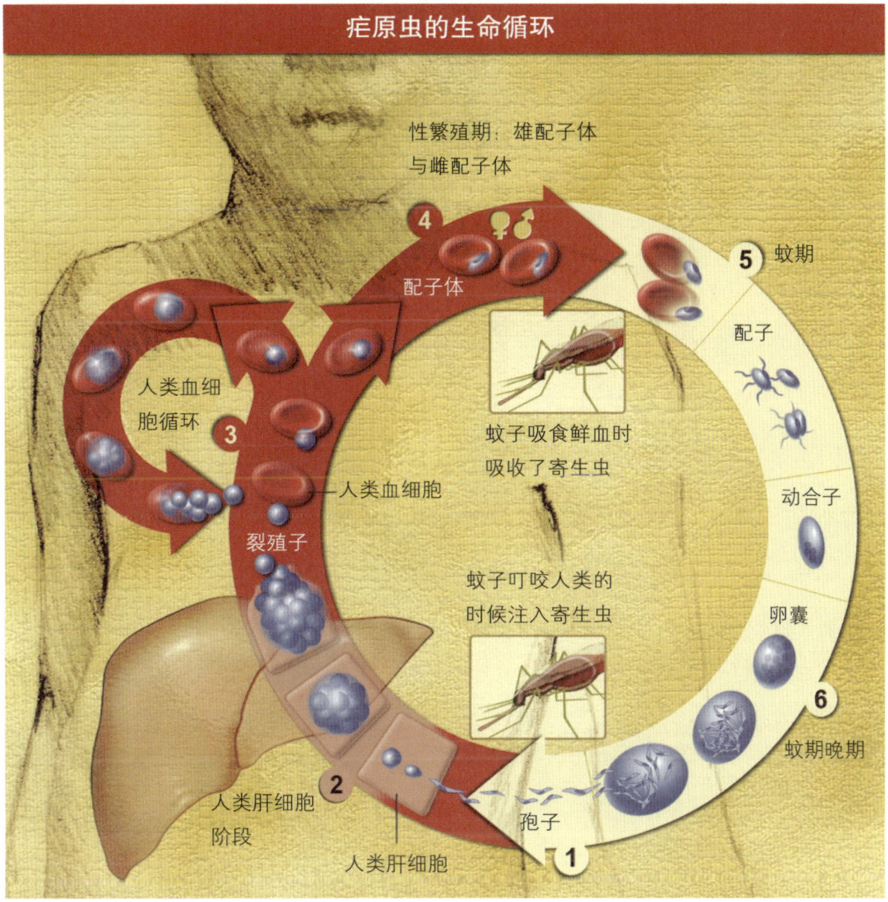

疟疾是由一种寄生虫引起的，这种寄生虫在蚊子和人类等温血动物之间迁移。

分之百有效，且没有杀死小鼠。1972 年 3 月，她在南京举行的“中医中药专业组”会议上展示了研究成果。尽管她自己的团队当时正在苦苦挣扎，但其他两个团队很快就取得了进展[3]。一个问题是：青蒿的种类很多，屠呦呦的团队使用了北京常见的青蒿。为了获得足够的抗疟化合物青蒿素，她们需要一种四川品种青蒿——黄花蒿的新鲜叶子。科学家们合作研究，一步一步地找到了一种有效的抗疟药物。另一个问题是：用于临床试验的设备稀缺。屠呦呦和她的同事们自愿成为实验对象，在自己身上测试这种药物的安全性[4]。

青蒿素能让疟疾患者在数小时内感觉好一些，而且通常情况下，当他们感觉好一些时医生就会停止治疗。因此，一些寄生虫得以存活下来，而疟疾也可以对青蒿素产生耐药性，就像对以前常用的药物氯喹的耐药性一样。为了防止这种情况的发生，如今医生会将青蒿素与其他药物联合使用[5]。

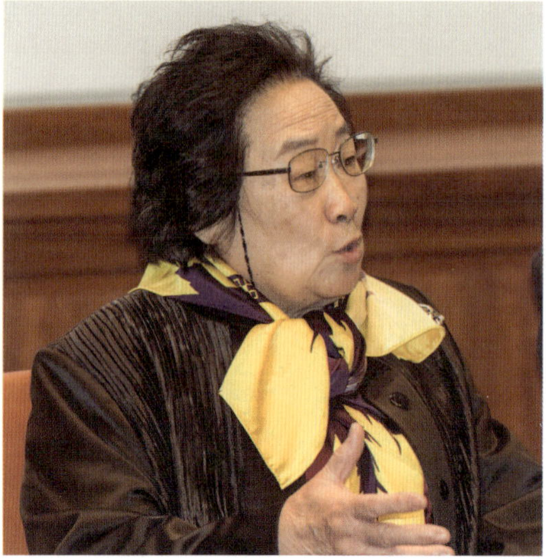

屠呦呦是研发青蒿素团队的负责人。

自2000年以来，疟疾死亡率下降了60%[6]，这主要是由于青蒿素。“是谁发现了青蒿素？”美国疟疾研究员路易斯·米勒（Louis Miller）在2005年上海的一次会议上问道。没人知道，于是米勒进行了调查[7]。屠呦呦，这位没有医学博士学位，没有国外研究经验，很少发表论文

这片汉代的丝绸上提及青蒿，这是目前已知的最古老的中医配方。

的研究员，突然间变得突出起来。她的研究成果拯救了数百万人的生命，也因此获得了2011年拉斯克临床医学研究奖和2015年诺贝尔生理学或医学奖。

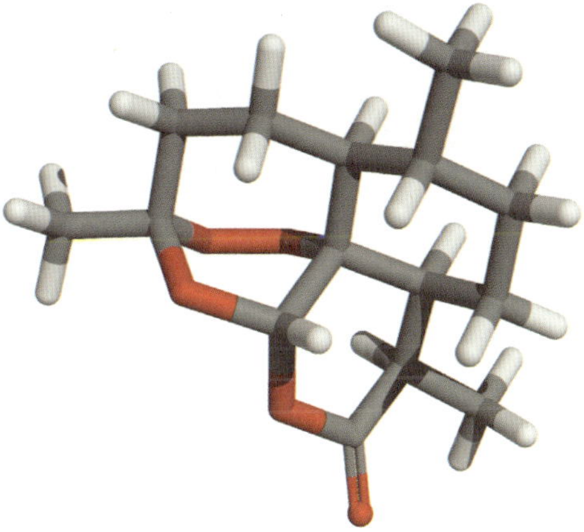

青蒿素分子的三维模型。

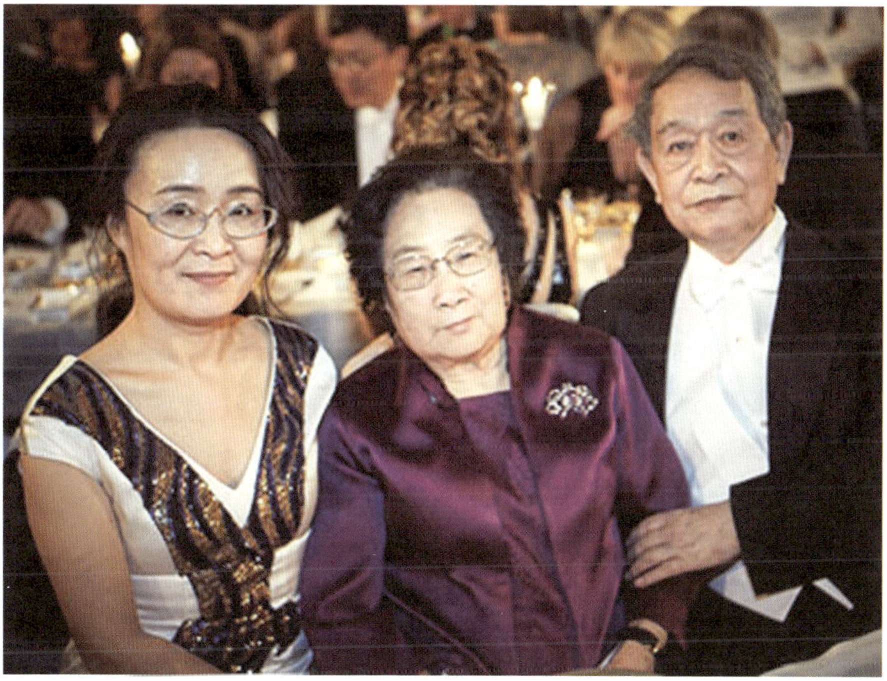

屠呦呦和丈夫李廷钊在2015年12月10日的诺贝尔晚宴上。

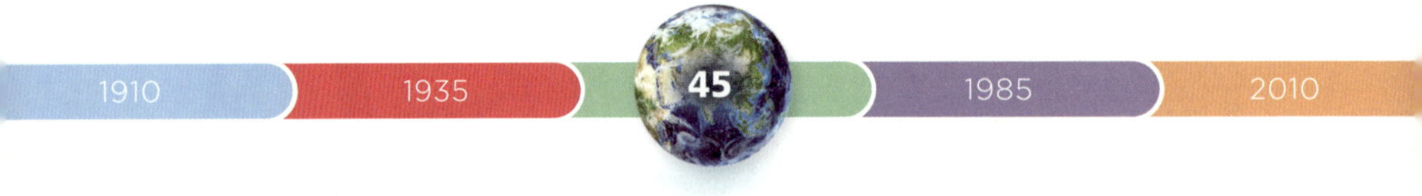

公元1978年

世界上第一个试管婴儿

1978 年，一名卡车司机的妻子以假名入院。她的血压很高——这是怀孕后期的一大风险，但还没罕见到成为媒体竞相报道的理由。然而，记者却纷纷假扮成水管工、洗窗工和牧师闯入医院看望这位莱斯利·布朗（Lesley Brown）[1]。

此前，布朗夫妇已经备孕 9 年，却毫无成效，于是这次他们尝试了体外受精（IVF），最终莱斯利生下了世界上第一个试管婴儿，一些人认为这是一个怪物。但在 7 月 25 日，婴儿出生了，皮肤粉嫩，十分健康。到了 2012 年，试管婴儿技术已经在世界范围内创造了 500 多万个新生儿[2]。

人类的妊娠通常始于女性的输卵管内，男性的精子与成熟卵子融合形成合子或受精卵。但全世界大约有 1/7 的夫妇无法生育[3]，如果医学上的治疗方式失败，体外受精就是另一种选择。从女性的身体中取出卵子，在玻璃容器中与男子的精子受精，然后转移回母亲的子宫。

这个过程是由生理学家罗伯特·爱德华兹（Robert Edwards）和妇科医生帕特里克·斯特普托（Patrick Steptoe）发明的[4]。此前，其他

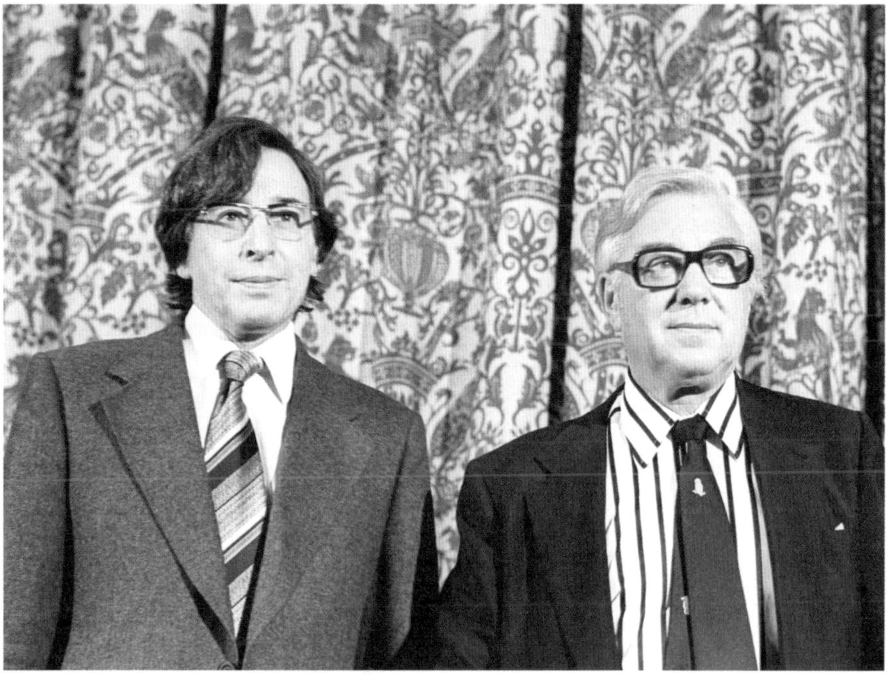

罗伯特·爱德华兹（左）对在繁殖学和免疫学方面的新发现感到兴奋，他与帕特里克·斯特普托（右）合作，斯特普托的腹腔镜技术使人类体外受精成为可能。

人已用动物做过类似实验。早在 1891 年，就有关于兔子胚胎移植的报道[5]。但在 20 世纪 50 年代，人类遗传学的新发现引起了爱德华兹的注意。医学界一致认为，人类通常有 46 条染色体，父母双方各有 23 条，而染色体的数量不同则会导致发育异常。爱德华兹已经发现，染色体对小鼠卵子的成熟而言十分重要，他想知道人类发育的异常是不是由同样的时间序列中的错误造成的。他希望通过研究这个问题能够预防基因和染色体疾病[6]。

帕特里克·斯特普托是一家生育诊所的负责人。通过腹腔镜手术（一种也叫“锁眼手术”的微创手术），他能够从诊所的不孕志愿者身上采集卵子。1969 年，他和爱德华兹开始合作，改进他们的技术，发表了一些具有里程碑意义的论文[7]。他们同时解决了科学和技术问题，最终取得了成功。

如今，在进行体外受精之前，女性需要通过药物抑制自己的月经周期，接着服用生育药物，使卵巢产生比正常更多的卵子。医生会将10个或20个卵子与男性精子一起孵育，产生的胚胎通常远远多于所需。父母必须决定在子宫中植入多少胚胎，以及如何处理其他胚胎[8]。它们应该被用于研究，还是捐赠给另一对不孕夫妇，或是被冷冻以备将来使用，还是被销毁？那些长大后会有先天性疾病的异常胚胎又该怎么处理呢？法律、伦理和道德的复杂性令人生畏。

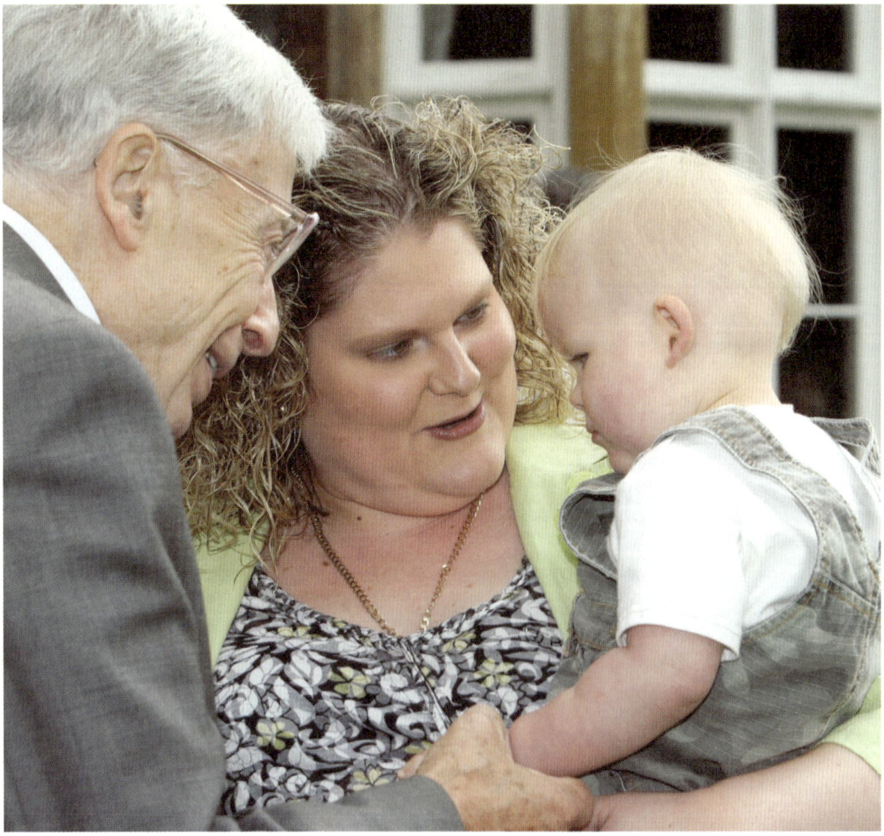

生理学家罗伯特·爱德华兹与第一个试管婴儿路易丝·布朗（Louise Brown）和她的儿子卡梅伦（Cameron）。

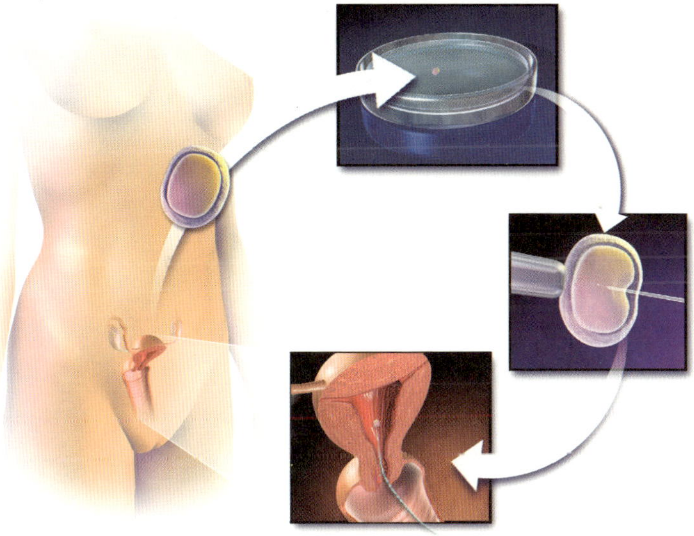

体外受精是在体外（玻璃器皿中）而不是在体内（生命中）进行的受精。来自母亲输卵管的卵子在体外与父亲的精子受精，由此产生的胎儿被植入母亲的子宫，以正常发育。

1978 年，莱斯利・布朗收到了恐吓信，信中“充满威胁和恐吓”，上面还溅着假血[9]。体外受精是引发伦理争议的导火索，因为就像其他医学突破一样，它让人类在某种程度上控制了过去被认为是命运的东西。它不仅让不孕的夫妇可以生育孩子，也让同性恋人、单亲父母和变性人可以拥有子嗣。卵子和精子可以由外人捐赠，若一名女性无法怀上自己的胚胎，还可以将胚胎植入代孕母亲的子宫。

爱德华兹和斯特普托多年来一直面临反对的声音，悬而未决的问题仍在成倍增加。但在 2010 年，这对搭档中尚在人世的爱德华兹获得了诺贝尔生理学或医学奖。

究竟是谁的孩子？

辅助生殖技术（ART）——包括生育药物、人工授精、体外受精和代孕——挑战了传统的亲子观念、女性在社会和家庭中的地位以及人格的定义[10]。关于父母权利的问题往往十分尖锐：

- 梅拉妮·博伊文（Melanie Boivin）捐出自己的卵子进行体外受精，这样她因遗传疾病无法生育的女儿就可以有小孩了[11]。谁才是孩子的母亲？
- 黛安娜·布拉德（Diane Blood）从垂死的丈夫身上提取并保存精子，使他成为本人死后母体怀上的2个孩子生物学上的父亲[12]。谁是孩子的父亲？
- 安娜·约翰逊（Anna Johnson）是代孕妈妈，她和一个试管婴儿的亲生父母签订了合同。生完孩子后，她却想留下孩子。谁才是孩子的母亲[13]？
- 体外受精的胚胎被搞混了，一对白人夫妇产下了一对黑人双胞胎。白人夫妇和黑人夫妇都想要这对双胞胎。孩子的合法父母是谁[14]？
- 辛西娅·戴利（Cynthia Daily）用捐精者的精子生下了一个孩子。7年后，她在网上的一个登记表上发现，她的孩子至少有150个同父异母的兄弟姐妹，他们的父亲都是同一个捐精者[15]。他们是一家人吗？

这些问题似乎没完没了。如果一个捐精者把他的遗产留给了“后代”，而不是指定的某个人，那么他那未知的亲生子女是否有权继承遗产呢？如果不认识的兄弟姐妹坠入爱河并结婚怎么办？那些冷冻的胚胎是合法的财产还是人？

罗伯特·爱德华兹希望他对人类胚胎的研究有助于预防遗传疾病。现在，医生已经可以诊断出发育中的胚胎异常，很容易就能拒绝植入有缺陷的胚胎。但是，这和堕胎在道德上是一样的吗？如果未来的父母可以选择只生健康的孩子，他们也可以选择只生男孩吗？

文明在与这些问题和其他问题作斗争。同时，也出现了相关的法律，如英国法律就设立了人类受精和胚胎学管理局来监管相关政策。此外，判例法都是在法庭上敲定的。哲学家、宗教领袖和专业组织纷纷就其后果进行辩论。作为国际咨询委员会主席，罗伯特·爱德华兹是1984年《赫尔辛基关于人类体外受精的声明》的第一个签署人。

避孕

有些人渴望怀孕，但也有人想避免怀孕。古往今来，女性尝试过的避孕方法多种多样，从鳄鱼粪（可能无效）到铅、砷和汞（通常是致命的）。19世纪的避孕方法包括避孕套、海绵、阴道冲洗器和栓剂，其中一些可能在某些时候有效。医生们即使知道一种万无一失的避孕的方法，也不能说出来[16]。

1873年，安东尼·科姆斯托克（Anthony Comstock）和他的惩恶协会主张通过一项反对淫秽的联邦法律，且许多州都通过了类似的法律[17]。大约在同一时期，各州以公共安全为基础禁止堕胎，很多妇女在手术后死于感染[18]。玛格丽特·桑格（Margaret Sanger）等人无视法律，建立了节育诊所，结果她们面临牢狱之灾[19]。1965年，美国最高法院裁定，已婚夫妇可以通过节育措施来避孕[20]。1972年，最高法院将这一权利扩大到未婚情侣[21]，并在1973年的罗伊诉韦德案中废除了得克萨斯州禁止堕胎的法律[22]。

与此同时，格雷戈里·古德温·平卡斯（Gregory Goodwin Pincus）博士研发了一种更好的避孕方法。1957年，美国食品和药物管理局批准异炔诺酮-炔雌醇甲醚片（Enovid）可治疗月经紊乱；1960年，它被批准为可采用的避孕措施。新一代女性称其为“避孕药”，它就像体外受精一样改变了整个社会。

公元1983年

癌症的一级预防与二级预防

1913 年，拥有希腊医学学士学位和德国动物学博士学位的移民乔治 · 帕帕尼古劳（George Papanicolaou）来到纽约市[1]。经过一番艰难的求职（甚至去售卖地毯[2]），他在康奈尔大学医学中心的解剖学系获得了一个职位。1917 年，他发现了一种方法，通过从实验豚鼠的阴道中提取涂片，观察细胞每天的变化，来判断豚鼠的卵子何时成熟到可以做实验。这对研究繁殖很有用。

20 世纪 20 年代，帕帕尼古劳发现一些阴道涂片中除了含有豚鼠自身的细胞外，还含有癌细胞。也就是说，医生不再需要通过穿刺活检来判断女性是否患有宫颈癌，简单的阴道拭子就可以做到这一点[3]。这种方法既便宜又无创，女性可以在出现任何症状之前进行常规检测，从而将这种疾病扼杀在萌芽状态。

不过，这一发现在当时并没有得到广泛认可，帕帕尼古劳的职业生涯也因此停滞了数年。1939 年，约瑟夫 · 欣西（Joseph Hinsey）成为康奈尔大学解剖学系主任。很快，乔治 · 帕帕尼古劳就有了研究伙伴，可以接触到妇科患者，并获得了资助。如今，美国妇女在常规体

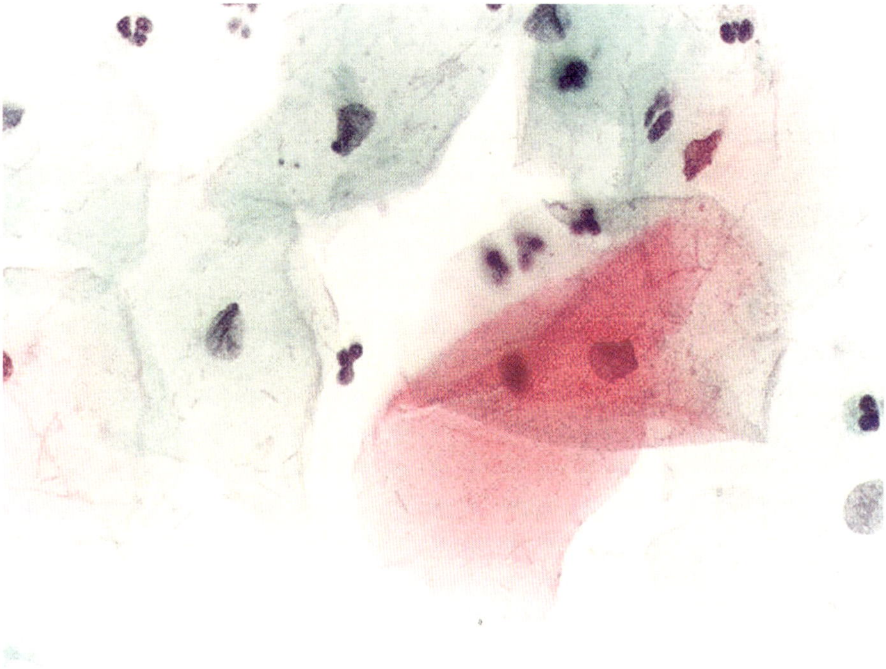

巴氏涂片检查显示这名女性的子宫颈细胞正常。正常的细胞很容易被识别，因为它们均匀一致，还有一个被称为细胞核的深色中心。

检中就会进行巴氏涂片检查，以便在病情发展到无法阻止的程度前检测出癌症。在实施了全国性大规模筛查项目的国家，帕帕尼古劳的简单检测可以预防高达 91% 的侵入性宫颈癌[4]。

巴氏涂片检查是一种二级预防手段，这类早期检查可以在小的癌症甚至是癌前病变扩散之前发现它们，从而挽救生命。一级预防则是指预防癌症的发生。由于一些癌症是由慢性感染引起的，疫苗就属于一级预防手段。

长期以来，研究人员一直怀疑宫颈癌与性有关。1842 年，里戈尼 – 斯特恩（Rigoni–Stern）研究了意大利维罗纳长达 80 年的医学相关记录，发现修女和处女不会得宫颈癌，但性工作者会[5]。20 世纪 50 年代的流行病学研究发现，这种病多发于年轻时性行为活跃并有多个伴侣的女性[6]。

有迹象表明这与生殖器疣有关。20 世纪 30 年代的研究将兔乳头状瘤（疣）与癌症联系在一起[7]，多篇轶事报道描述了生殖器疣在人身上会癌变的故事[8]。

但是追踪癌症和病原体之间的关系并不容易。人乳头瘤病毒（HPV）和其他致癌因子在许多人群中广泛存在，携带它们的人并不总是会患上癌症。而且当癌症病发时，通常是在感染后几十年，所以因果关系并不明显[9]。

20 世纪 70 年代，哈拉尔德·楚尔·豪森（Harald zur Hausen）及其同事对疣进行了活组织检查，发现人乳头瘤病毒（HPV）是一个由

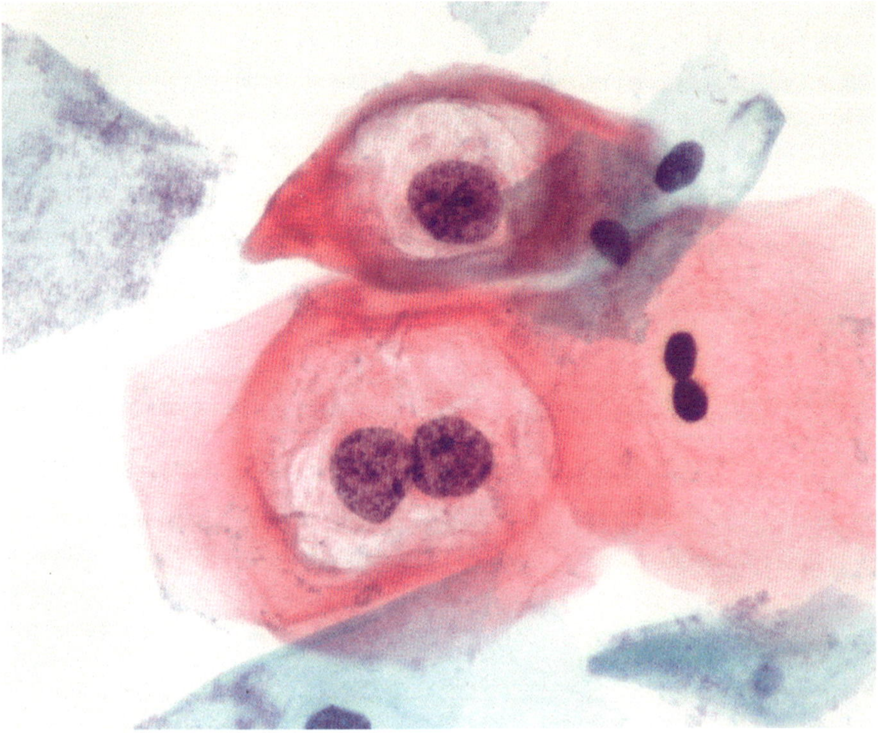

显示有癌前病变的异常巴氏涂片。异常细胞的中心较大，有时不规则，表明可能发生癌变或癌前病变。

多种类型组成的大家庭。大约 50% 的宫颈癌存在 HPV-16 的 DNA，另外 20% 存在 HPV-18 的 DNA[10]。人乳头瘤病毒有 100 多种，但针对 HPV-16 和 HPV-18 的疫苗已经研制出来了[11]。2006 年，美国食品药品监督管理局批准加卫苗上市，推荐 9～26 岁的年轻女性接种。

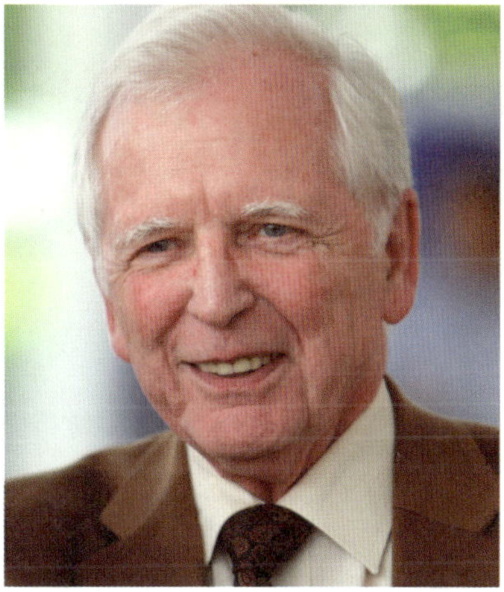

哈拉尔德·楚尔·豪森因发现人乳头瘤病毒致癌而获得 2008 年的诺贝尔奖，这一发现导致了广泛的疫苗接种。

其他病毒（包括 EB 病毒、人类免疫缺陷病毒、乙型肝炎病毒和丙型肝炎病毒）和病原体（包括幽门螺杆菌和至少两种扁形虫）已被证实与多种不同的癌症有关[12]。随着这些病原体被识别和分离，研究人员也开发出了针对它们的疫苗。因此，对于因感染致癌因子而患上的癌症，一级预防已经成为现实。

医学的伦理：知情同意

怎么知道人类的癌症是否会传染？要看是否可以通过注射活的癌细胞来让人患上癌症。切斯特·索瑟姆（Chester Southam）和他的同事们在20世纪50年代开始了这项研究，他们表示："这些研究对于我们了解组织移植和宿主防御机制至关重要。"[13] 他们从7种癌细胞中提取了一些物质（从癌组织中分离出来并在实验室中存活的细胞），然后将这些物质注入监狱犯人体内。一些人患上了癌症，那些已经患有其他癌症的人则风险更大。

这些研究引发了明显的伦理问题讨论。传统医学伦理警告医生不要伤害病人[14]，但研究人员对受试者有同样的义务吗？医学上的发现和创新可能会挽救无数人的生命，但首先必须对它们进行测试。一些早期的研究人员在自己身上做实验，而少数人如沃尔特·里德（Walter Reed）会通过合同来确保志愿者知道其中的风险和利益[15]。

但许多研究人员的实验对象无法自由地提供知情同意，囚犯和士兵不得不接受命令，避难所收容人员和儿童可能不明白其中的风险。研究的潜在好处是否证明了凌驾于这些弱势群体的权利是合理的？1900年，德国法律要求对风险进行全面披露，并要求患者同意接受治疗[16]，但世界各地的医生在理解这一原则方面进展缓慢。

第二次世界大战后，纳粹集中营的医生因以医学研究的名义对囚犯实施暴行而受到审判，这震惊了全世界[17]，在1947年的判决中，法官们制定了《纽伦堡法典》，包含十点声明。第一点中提到："需要受试者在完全法律能力下的自愿、知情、理解的同意。"[18]

1972年，丑闻暴发，当时新闻媒体曝光了由美国公共卫生部门支持的塔斯基吉梅毒实验。这项研究始于1932年，当时砷凡纳明和其他可用的治疗方法还远远不够理想，研究目的是发现梅毒自发痊愈的速率[19]。以今天的标准来看，这是非常不道德的。400多名非裔美国男性被观察了40年。他们没有被告知自己患有梅毒，故而不能给予知情同意；他们还接受了欺骗性的安慰剂治疗。此后，青霉素的引入使这项研究失去了意义，然而研究却并没有终止。

塔斯基吉的丑闻促使了1974年美国国家研究法案的通过。如今的伦理监督相较从前更加严格，要获得联邦资助，研究提案必须首先得到伦理审查委员会以及一些独立伦理委员会的批准，这些委员会通常包括非科学家、人道主义者和非专业人士[20]。

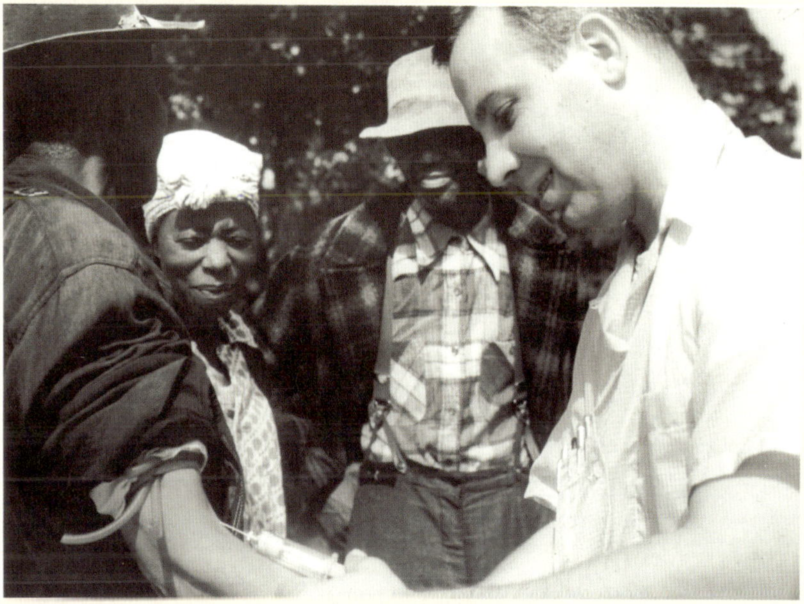

塔斯基吉梅毒实验的受试者没有被告知他们患有梅毒，但他们接受了针对“坏血”的安慰剂治疗。

47

公元1998年

MMR疫苗与自闭症——发现与学术欺诈

基兰（Kieran）是一个快乐的小孩，他的母亲十分爱他，也严格听从医生的建议。基兰 12 个月大的时候接种了 MMR 疫苗，以预防麻疹、腮腺炎和风疹。可之后他突然发烧了。他开始弓着背，身体僵硬，尖叫个不停。更糟糕的是，他变得不爱与人交往，拒绝吃饭、玩耍和拥抱，并且沉默不语。20 个月大时，基兰被诊断为患有自闭症[1]。

自闭症，或称孤独症谱系障碍（ASD），会影响学习、思考，尤其是社会交往[2]。虽然有 44% 的自闭症患者具有中等智商或天赋异禀，但大多数患者在生活中需要特殊帮助。基兰将无法拥有一个正常的童年。对他和他的家人来说，生活的大部分时间都将是一场斗争。他们并不是唯一一个这样的家庭，在 2000 年，大约每 150 个孩子中就有 1 个患有自闭症；到 2012 年，这一比例估计为 68：1[3]。许多人认为是 MMR 疫苗导致了这一灾难，事实却并非如此[4]。

而这一认识上的错误可能导致更多人丧生。在 MMR 疫苗问世之前，几乎每个儿童都感染过麻疹、腮腺炎和风疹，当时的人们认为这并不是坏事，反过来可以使他们在成年后免于罹患更严重的疾病[5]。

但是麻疹仍然是全世界儿童死亡的主要原因[6]。虽然它通常只会让患者发高烧、流鼻涕、咳嗽和全身出皮疹，但每 20 个患者中就可能有 1 个患上肺炎，每 1000 个患者中就有 1 个可能患脑炎，还有一些患者因此失明、失聪或智障[7]。风疹，或称德国麻疹，似乎比较温和，但若妇女在怀孕早期感染风疹，她们的孩子就有患上先天性风疹的风险[8]，这会导致耳聋、发育迟缓、癫痫或自闭症。

经过 2 个世纪的不懈研究，麻疹在美国于 2000 年被根除。人们一直都知道麻疹和天花一样，会让幸存者终身免疫。由于接种疫苗对天花有效，在 1758 年，人们也尝试利用疫苗预防麻疹，但只取得了部分成功[9]。

细菌理论和病毒的发现为研制更有效的疫苗铺平了道路。1954 年，约翰·恩德斯（John Enders）和他的同事培育出了麻疹病毒。1960 年，他们培育出了一种能够刺激抗体产生的毒株。1963 年，美国批准了两种

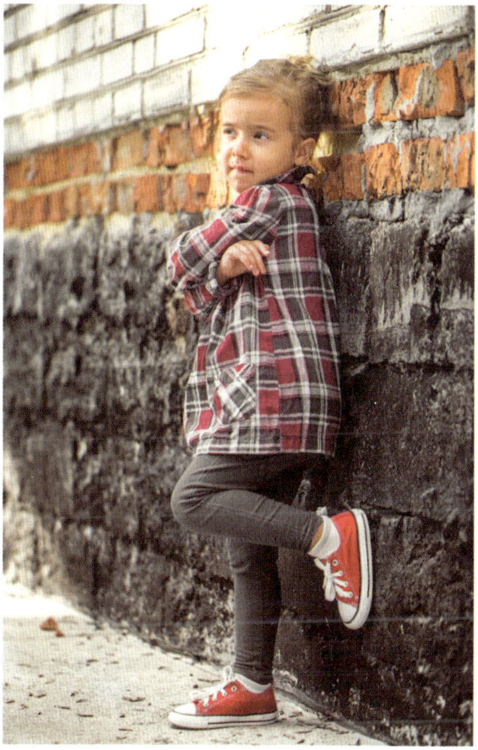

患有自闭症的儿童和成人通常看起来和同龄人并无二致，但会因为他们的异常行为而与常人格格不入。他们往往在社交方面很笨拙，很难获得社交暗示。

疫苗的使用，一种使用的是活病毒，它在超过 95% 的易感儿童中产生了免疫反应，其副作用（发烧和皮疹）可以得到控制；另一种使用的是灭活病毒，副作用较小，但效果较差。瑞典和荷兰的科学家最初支持灭活疫苗，但随着时间的推移，它的缺点逐渐显现出来。

除了有效性和副作用，疫苗研发人员还考虑了易用性。如果父母不得不带孩子去接种过多的疫苗，他们会不会手忙脚乱？若能在一种疫苗中结合几种抗原，就能简化接种疫苗的过程，1971 年，默克公司的 MMR 疫苗研发成功[10]。这是微生物学家莫里斯·希勒曼（Maurice Hilleman）的发明，他可能是 20 世纪挽救生命最多的医学家。

1998 年，英国有 91% 的儿童接种了 MMR 疫苗，只有 56 人感染了麻疹。那一年，安德鲁·韦克菲尔德（Andrew Wakefield）博士发表了一篇论文，声称 MMR 疫苗和 12 名儿童的自闭症之间存在联系。2000 年，他的一次电视采访震惊了家长们。2008 年，只有不到 80% 的英国儿童接种了疫苗，然而却有 1370 人感染了麻疹[11]。

其他科学家没有发现自闭症和疫苗之间的联系，甚至在一项对

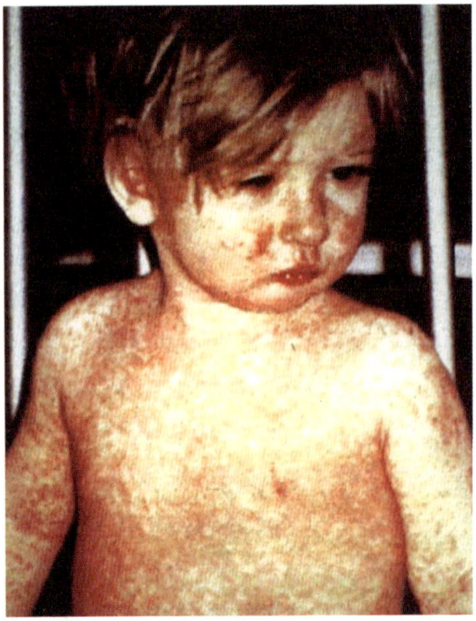

这个不幸的孩子患了典型的麻疹。接种疫苗可以预防感染麻疹病毒，但无法治愈，而且它可能会产生致命的并发症。2014 年，全世界有 114900 人死于麻疹。

95727 名儿童的研究中也没有发现这种关联[12]。调查人员发现，韦克菲尔德在针对疫苗制造商的诉讼中提供咨询，并获得了 67 万美元的报酬，他的研究结果是通过有偏见的抽样和虚假陈述得出的。他以医疗和科学不端行为，发表了一篇造假的论文[13]。然而，尽管他被揭穿了，许多家长却仍然相信他。来自国外的旅行者在出现症状前就可能会被传染，2014 年 12 月，在孩子们最爱的游乐园——迪士尼乐园里，有数十名未接种疫苗的孩子感染了麻疹。

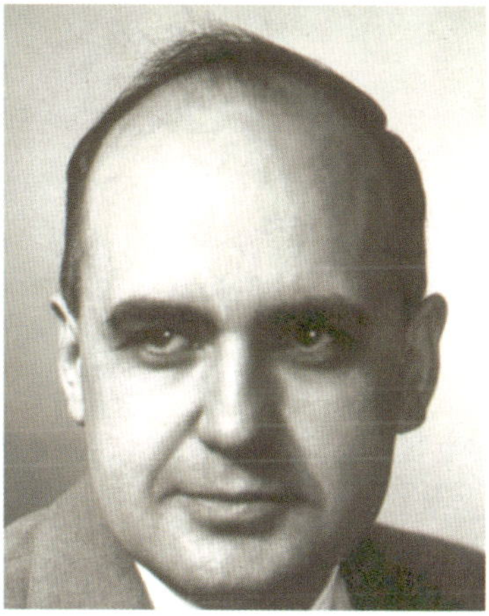

莫里斯·希勒曼发明的麻疹疫苗每年挽救了大约 100 万人的生命。

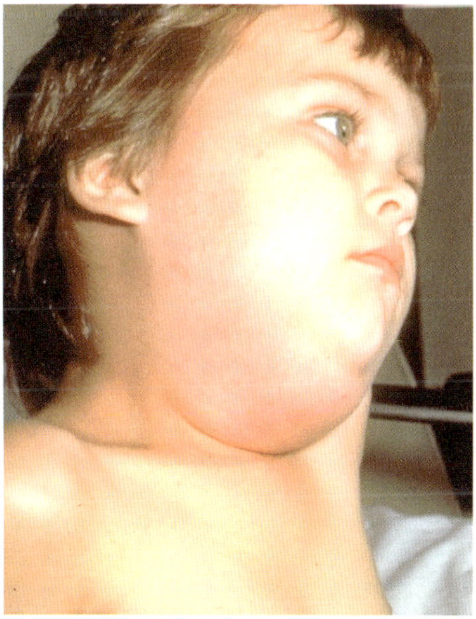

腮腺炎会引起发烧、肌肉疼痛、头痛、疲劳和腺体肿胀。

群体免疫

接种疫苗可以保护接种者，也可以保护其他人。只要能找到易感的新宿主，传染病就会在人与人之间传播。但并不是所有人都易感，那些已经痊愈或已经成功接种疫苗的人具有免疫力。一个群体中免疫的人越多，感染链就越有可能被打破，疾病也就越有可能停止传播。如果群体中有免疫力的人阻挡了感染，使病毒无法接触他们，那么那些自身没有免疫力的人就可以幸免。

麻疹是已知的最具传染性的人类疾病，必须有 96% 的人具有免疫能力才能使群体免疫发挥作用[14]。

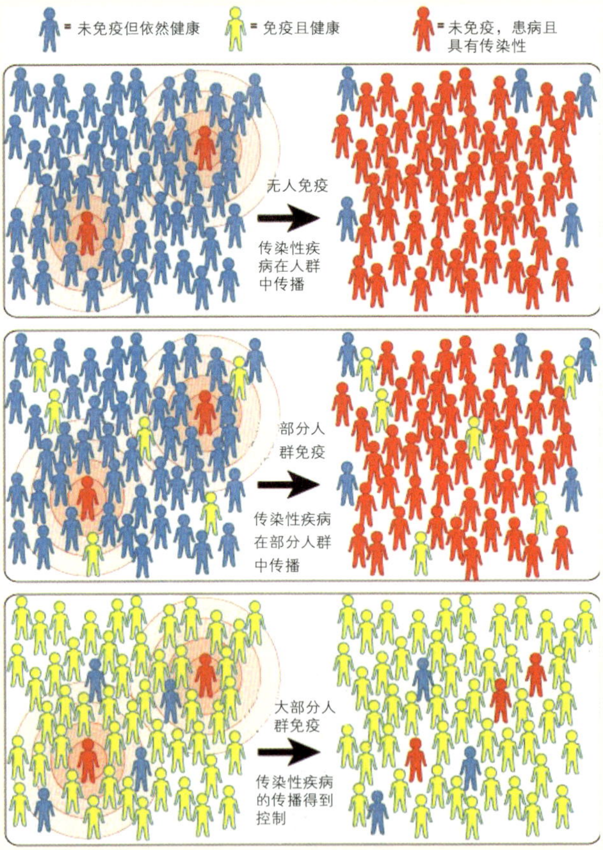

当没有人对一种传染病免疫时，它很快就会成为一种流行病。但如果只有少数人缺乏免疫力，他们可能会受到周围免疫人群的保护，从而免受感染。

科学发现与欺诈

科学发现是一个累积的过程，有时其速度慢得令人沮丧。从 1758 年算起，研制一种有效的麻疹疫苗需要几年甚至几个世纪的时间。对于 1943 年才被首次定义的自闭症[15]而言，研究它可能需要更长的时间。

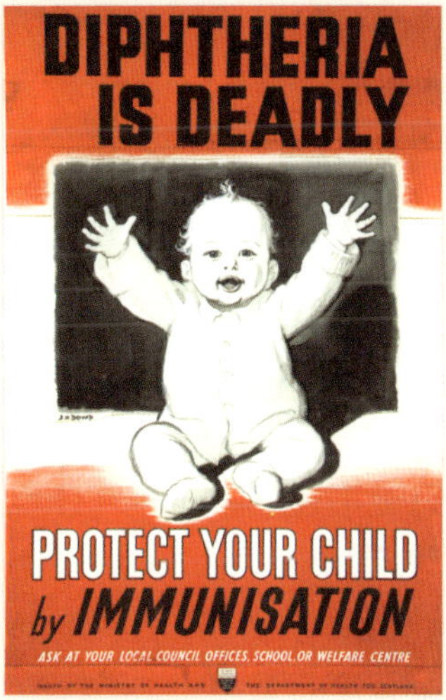

推广白喉疫苗接种的公共卫生海报。由于胃肠病学家安德鲁·韦克菲尔德 1998 年发表的论文错误地将自闭症与 MMR 疫苗联系起来，许多父母都拒绝给孩子接种疫苗。

安德鲁·韦克菲尔德 1998 年发表的论文似乎是一个突破，将自闭症的“退化”形式与小肠结肠炎联系起来，并指出两者都是由 MMR 疫苗引起的。虽然利奥·肯纳（Leo Kenner）的样本量很小，只有 12 个孩子，但他在 1943 年发表的论文也只分析了 11 个孩子的自闭症，而这篇论文却是极具突破性的。如果诚实研究，即使样本量小也能有好的成果。

不幸的是，韦克菲尔德的研究是假的。他隐瞒了重大的利益冲突：作为起诉疫苗制造商的律师的专家顾问，他从中获取了 67 万美元，自己还在另一种可替代疫苗的产品上享有专利。他在选择研究对象时存在偏见，只关注那些父母认为疫苗导致问题的孩子。即便如此，他也不得不篡改了他们的病例：其中 3 名儿童并没有被诊断为自闭症，另外 5 名儿童在接种疫苗前就存在发育问题[16]。

多个国家的科学家纷纷开始寻找 MMR 疫苗与自闭症之间的联系的证据，他们仔细审查了韦克菲尔德的数据，宣布其具有欺骗性。与此同时，也有一些名人接受了韦克菲尔德的想法，成了反疫苗活动人士，许多人仍然没有意识到他的骗局已经被揭穿了。科学是缓慢、谨慎、困难的，虚假的伪科学却可能华而不实、容易理解，而且非常容易让人相信。但科学的一个优点就是自我纠正。可疑的方法和虚假的发现最终会被揭露、被抛弃，只有合理的研究才能继续进行。

1990 2000 48 2020 2030

公元2011年

人体仿生部件

布鲁克·海斯（Brooke Hayes）才 20 多岁，可以玩的项目太多了——音乐会、摩托车和水上运动，但在 2011 年，她却“活得像个 80 岁的老人”，痛苦缠身。海斯出生时就患有一种骨骼发育障碍——脊椎骨骺发育不良（SEDC），她身高不足 122 厘米，但总是闲不下来，移动时，她的骨头会相互摩擦。练瑜伽和打针都不起作用，她需要进行髋关节置换手术，但这并不容易。标准的关节模型与她矮小、形状异常的身材不符。结合先进技术之后，布鲁克才得以重获新生[1]。

每年，外科医生都会植入数以百万计的人造部件，以取代出现问题的身体部位。白内障会使眼睛变得浑浊，通常会导致失明，但人工晶体可以替代浑浊的晶状体，使患者恢复视力[2]；牙齿脱落，取而代之的是钛钉加上烤瓷冠；心脏瓣膜衰竭，则植入人工瓣膜控制血液流动；当膝盖、肩膀和其他关节磨损时，人工关节可以代替它们。

骨关节炎是关节衰竭的主要原因。它会磨损起保护作用的软骨，直到骨头之间失去缓冲，直接互相摩擦。髋关节属于球窝关节。在布鲁克·海斯患有骨关节炎的臀部，每当她迈出一步或挣扎着从椅子上

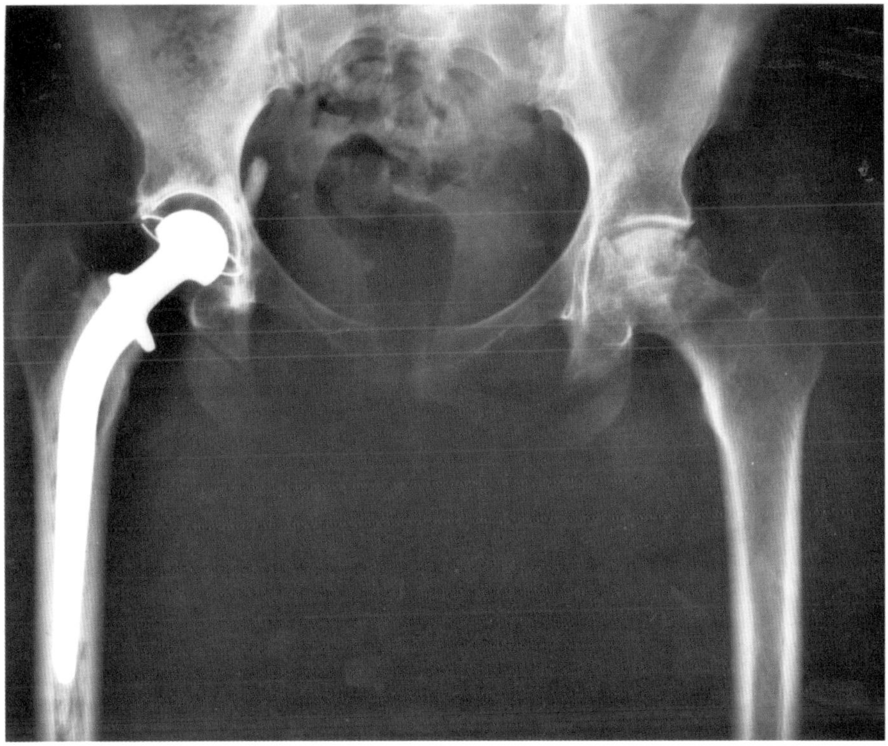

X 光显示右髋关节（图片左部）已经被替换，球窝关节的“球”被一个固定在股骨上的金属头所取代，臼窝则被一个白色的塑料杯替代。

站起来的时候，她的股骨顶部的“球”就会碰到盆骨处的“窝”。髋关节植入物就是将一个由陶瓷、聚乙烯或金属制成的球装入一个杯子中，形成一个与生物髋关节运动范围相同的人工关节。通常情况下，植入物可以让患者正常活动 15 年，之后则需要更换[3]。

从选择或者开发植入物的组成物质开始，每一种植入物都需要经过多次发现和发明才能产生。丙烯酸或硅酮制成的人工晶体不会引发排斥或异物反应[4]，种植牙和髋关节中的钛会与骨生长在一起。植入髋关节内的一层硬塑料可以防止金属刮擦，向血液中释放出高浓度的金属离子[5]。

新的装置需要经过不断评估。例如，经导管主动脉瓣置入术

（TAVI）可能会给那些年龄太大或病情太严重而无法进行心脏直视手术的人带来希望。它能将人工心脏瓣膜以折叠状态通过股动脉引入，穿过身体到达心脏，像雨伞一样在患者已失去功能的瓣膜处展开。数以万计的人做过这种手术，但费用昂贵，且比利时医疗保健系统的调查人员发现，这种手术使患者罹患中风的风险更高[6]。为解决一个问题而设计的手术常常会导致其他问题，对一项有缺陷的发明的评估会推动新的研究来改进它。

布鲁克·海斯获得了CT扫描和3D打印相结合的帮助。CT扫描会从多个角度拍摄X射线，并将它们结合起来生成横断面的图像。妙佑医疗国际的外科医生把海斯的CT数据输入到一个3D程序中，打印出她的骨骼模型，让他们可以事先对她的手术进行规划和练习[7]。

3D打印技术问世于20世纪80年代，从21世纪初开始被用于制作种植牙和其他定制的假体，从骨骼到耳朵，种类繁多[8]。2015年，中国

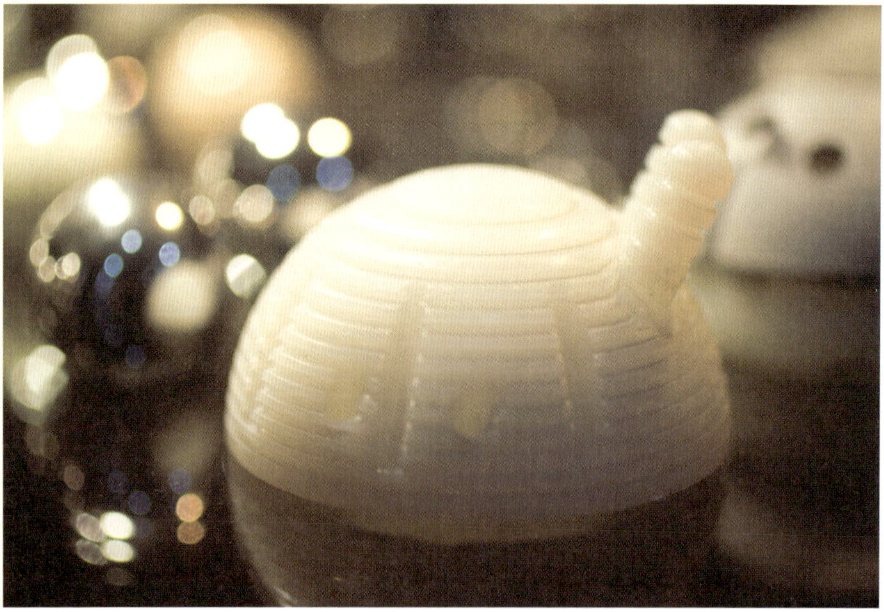

妙佑医疗国际的整形外科医生利用CT图像打印出布鲁克·海斯髋关节的3D模型，并事先规划了她的手术。

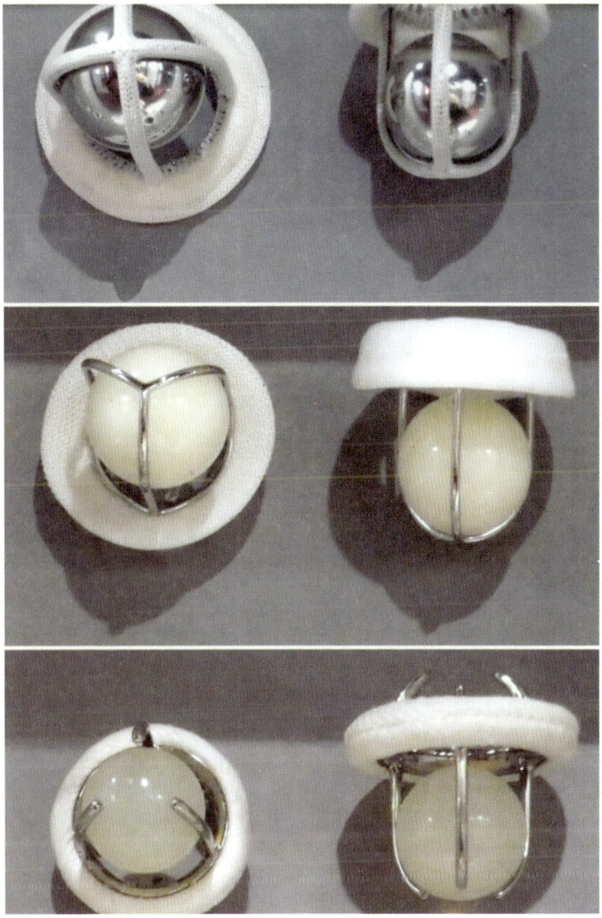

一个简单的人工心脏瓣膜由涤纶或特氟龙环、钛或不锈钢笼和一个硅胶球组成，主要通过缝合环缝合在心肌上，一只手就能轻松拿住。

批准了利用3D技术制作髋关节植入物[9]。近期，3D打印技术的其他医学应用包括组织和器官制造（气管、细胞培养、干细胞和血管网络）和药物研究（药物发现、输送和剂型）[10]。未来，打印出来的干细胞可以作为人造膀胱和其他中空器官的支架[11]，或者再生胰腺等器官，从而令糖尿病患者不再需要注射胰岛素[12]。这需要时间，许多问题必须首先得到解决[13]。在全球范围内，研究人员相互合作、相互竞争，把重要的见解和适度的创新结合起来，为未来制定可行的解决方案。

药物洗脱植入物

药物洗脱植入物是一种植入式药物输送系统，它由对活体组织毫无伤害的材料制成[14]，含有可以在体温下被缓慢吸收的药物。例如，阻塞的冠状动脉中的药物洗脱支架可以直接将血液稀释剂输送到阻塞部位，这样就不会形成新的血栓[15]。

有些植入物需要在皮肤下做手术切口。其他的，如具有长效避孕效果或含有激素的节育环，不需要手术，可以在体腔内佩戴1～3个月。植入子宫的节育植入物也越来越受欢迎，因为它们的有效期长达3～5年[16]。此外，一种新的阴道内避孕装置正在研发中，可用于避孕和预防艾滋病[17、18]。

一些药物洗脱装置可以为肺癌[19]、肠癌[20]、胰腺癌[21]患者提供靶向化疗；另外一些则可以用于缓解疼痛，有效期为1～3个月[22]，或者通过长期输送药物来治疗药物成瘾[23]。

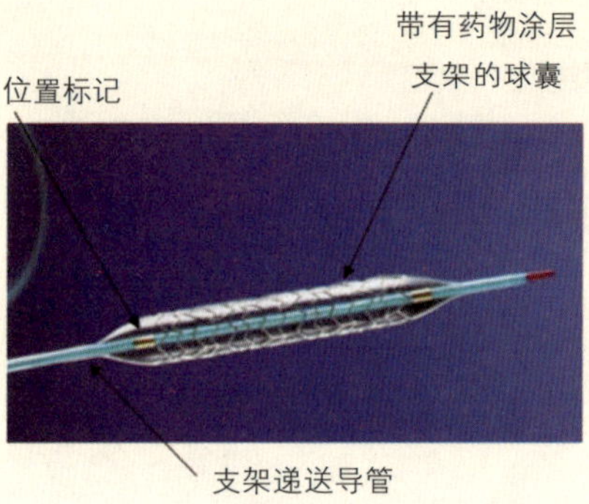

支架是一根可以植入血管或其他通道以保持其开放的导管，这可以在患者术后康复期间进行。药物洗脱支架是一种缓慢地将需要的药物释放到患者体内的支架。

1990 2000 49 2020 2030

公元2013年

粪便微生物疗法的应用

肠道里充满了细菌，也就是说，我们的体内充满了微生物，是这样吗？我们体内的每一个细胞都可能携带至少 10 种微生物[1]。其中大多数并不会让我们生病，有很多细菌甚至能帮助我们保持健康。就像我们周围的生态系统一样，我们身上的微生物（我们携带的微小的生态系统或微生物群落）有着惊人的多样性。人类才刚刚开始发现自己身上的细菌、病毒和其他微生物之间是如何相互作用的，又是如何与我们相互作用的。

如果这些平衡被打乱，就会出现问题。以艰难梭菌（CDI）为例，1978 年人们首次发现它是引起腹泻的原因。很多人在医院和养老院中感染了这种细菌，这使得它成为美国最主要的医院获得性感染的病原体[2]。艰难梭菌不断进化，使人们的病情比过去更严重，它还能抵抗更多的抗生素。截至 2015 年，每年有近 50 万美国人感染艰难梭菌，约有 2.9 万人在确诊后 1 个月内死亡[3]。

感染艰难梭菌的一大风险因素是接受抗生素治疗，这相当于对友军开火。对抗肺炎或链球菌性喉炎的抗生素是你的盟友，但它也会消

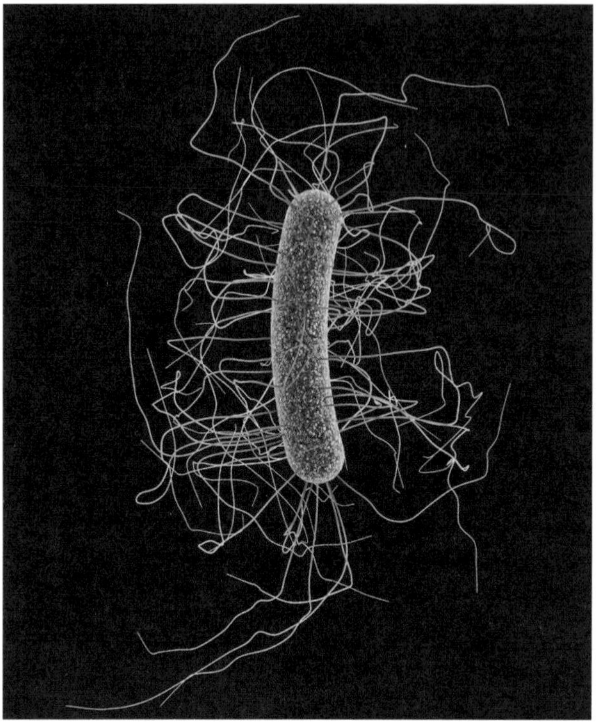

一种艰难梭菌的新菌株，出现在2004年。它的毒性更强，对抗生素的抗药性更强，感染并杀死了更多人。

灭你肠道中的有益微生物。艰难梭菌的菌落可能会抵抗抗生素，并侵入空出的栖息地。很快你就会开始发烧，全身痉挛并腹泻。

此时你需要另一种抗生素，比如甲硝唑或万古霉素。大多数患者在第一次出现这种情况时恢复得很快，但15%~35%的患者会复发。每一轮治疗中，患者更有可能患上无法治愈的腹泻。住院和静脉注射都不能治愈这些患者。停用抗生素后不久，他们又会回到重症监护室。

当抗生素失效时，我们该怎么办？进行粪便移植的想法怎么样？为了表述得不那么恶心，医学杂志通常称其为粪便微生物疗法，简称"FMT"，也就是将经过仔细过滤的健康粪便放入感染艰难梭菌或其他顽固性肠道疾病患者的肠道。葛洪描述了中国晋代的粪便疗法，明代的李时珍也使用过类似疗法，"二战"期间德国士兵尝试用骆驼粪便治疗相关患者，这是一种贝都因人（阿拉伯人里面的游牧部落）治疗痢疾的方法。1958 年，科罗拉多州的外科医生本·艾斯曼（Ben Eiseman）报告了 4 种使用粪便灌肠治疗小肠结肠炎的方法[4]。

FMT 真的有效吗？这值得我们更进一步研究。一篇文献中发现了 59 例粪便移植治疗艰难梭菌感染和其他肠道疾病的报告。只有 2 例是随机对照实验，其余多数是对单个或小系列病例的研究[5]。在较大的随机对照实验中，16 例复发性 CDI 患者在接受万古霉素治疗 4 天后接受了粪便微生物疗法，对照组 26 例患者则连续 14 天接受万古霉素治疗。由于粪便疗法比万古霉素有效得多，这项研究提前终止：接受粪便疗法的 16 名患者中有 15 人康复，而对照组的 26 人中只有 7 人康复[6]。在最近的一项研究中，妙佑医疗国际的医生用含有细菌孢子的药丸治疗了 30 名感染了艰难梭菌的患者，这些孢子来自健康粪便中发现的大约 50 种细菌，有 29 名患者康复[7]。

这些研究很有前途，但规模太小，无法保证 FMT 安全有效，必须谨慎对待[8]。但是 FMT 似乎是通过恢复患者肠道微生物多样性的健康水平来起作用的[9]。

FMT 研究和治疗的进展可能需要新的法律政策约束，一些人认为排泄物应该被归类为人体组织，而不是实验药物[10]。但新的发现也需要新的看待事物的方式。在过去的几个世纪里，我们想象，健康问题是由愤怒的神灵、体液失衡、瘴气、带有攻击性的微生物群或者基因突变引起的。人类的微生物群可能是比上述任何一种都要复杂的解释。

50

公元2016年

小头畸形与寨卡病毒

在法属波利尼西亚，一个 40 多岁的男人开车送女儿上学后便回家躺下休息。不料，2 分钟后他突然瘫痪了。之后，他在重症监护室待了 8 个月，还进行了 1 年多的康复治疗。拉里·利（Larry Ly）是该国最严重的吉兰－巴雷综合征（GBS）患者，当然，该国还有其他也患有此病的人。2013 年秋季，这种流行病开始蔓延，出现了 42 例 GBS 患者——大约是年平均水平的 10 倍[1]。包括拉里在内的 9 名患者不得不戴上呼吸机生活[2]，没有人死亡，但有些人因此失业，家庭动荡。

2 年后，震惊的母亲们在巴西某医院的走廊里排起了长队。其中一位问出了每个人心中的问题：“医生，他的头还会长大的，对吗？”[3]这些母亲的孩子额头低、头骨小，扫描显示孩子小小的大脑出现了钙化现象，缺少正常发育的大脑的复杂褶皱。巴西通常每年约有 150 例小头畸形病例[4]，但在 2015 年 10 月至 2016 年 7 月期间，出现了 8571 例该病患者[5]。

法属波利尼西亚的 GBS 病例和巴西的小头畸形病例都与寨卡病毒有关，而寨卡病毒过去一直被认为是无害的。寨卡病毒最早于 1947 年从一只发烧的猴子的血液中分离出来，并于1952年首次感染人类[6]。它似乎比它的近亲黄热病病毒和登革热病毒要温和，后二者都是由蚊子传播的病毒，会引起脑炎。2007年，当寨卡病毒在太平洋雅浦岛爆发时，只有大约20%的感染者出现了症状：轻度发热、轻微皮疹、关节和肌肉疼痛、头痛、眼睛发痒——这些类似于流感的症状通常会被我们忽略，大多数人在没有接受治疗的情况下会自行康复。直到2015年，巴西巴伊亚州的GBS病例激增，全世界才开始关注此事。接着，

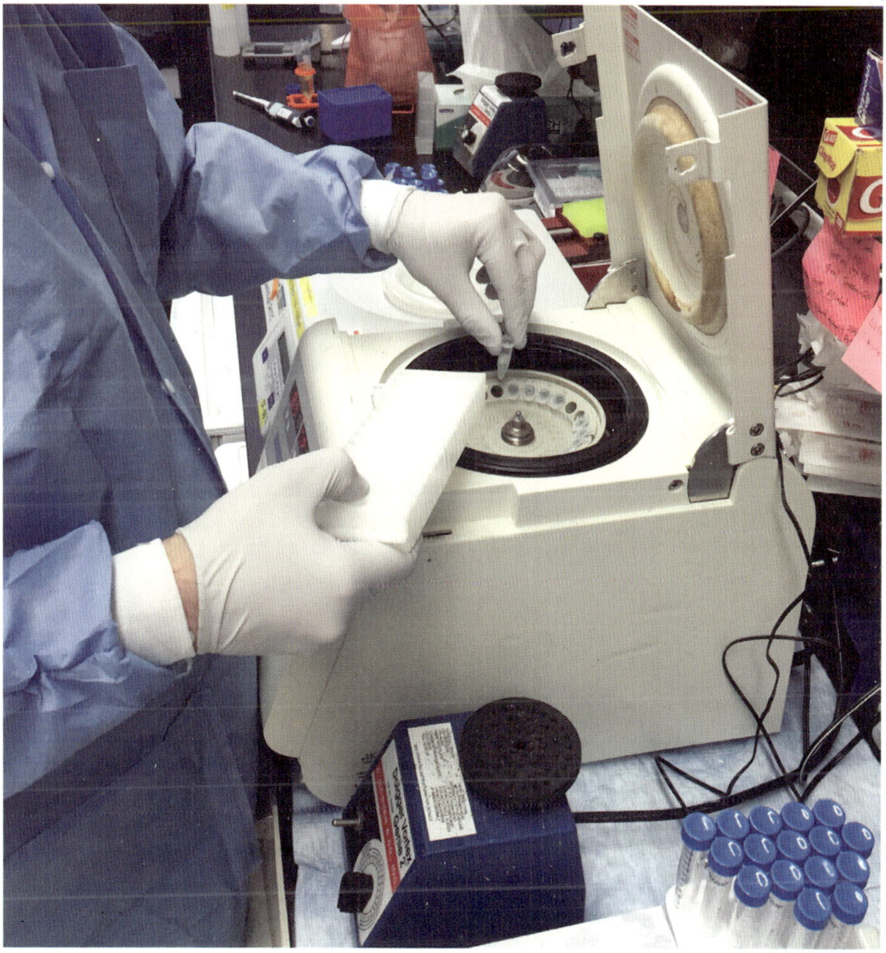

在美国国家过敏与传染病研究所，研究人员将样本装入离心机，他们的目的是研制寨卡病毒疫苗。

小头畸形婴儿也进入医学界的视野。

突然之间，每个人都想从世界卫生组织和疾病控制中心得到答案。如果寨卡病毒会导致 GBS 和小头畸形的发生，去受影响的国家旅行是否安全？人们应该采取什么预防措施？政府又采取了什么措施来保护公众？

尽管研究人员在全力攻克难关，但截至本文撰写时，还没有出现

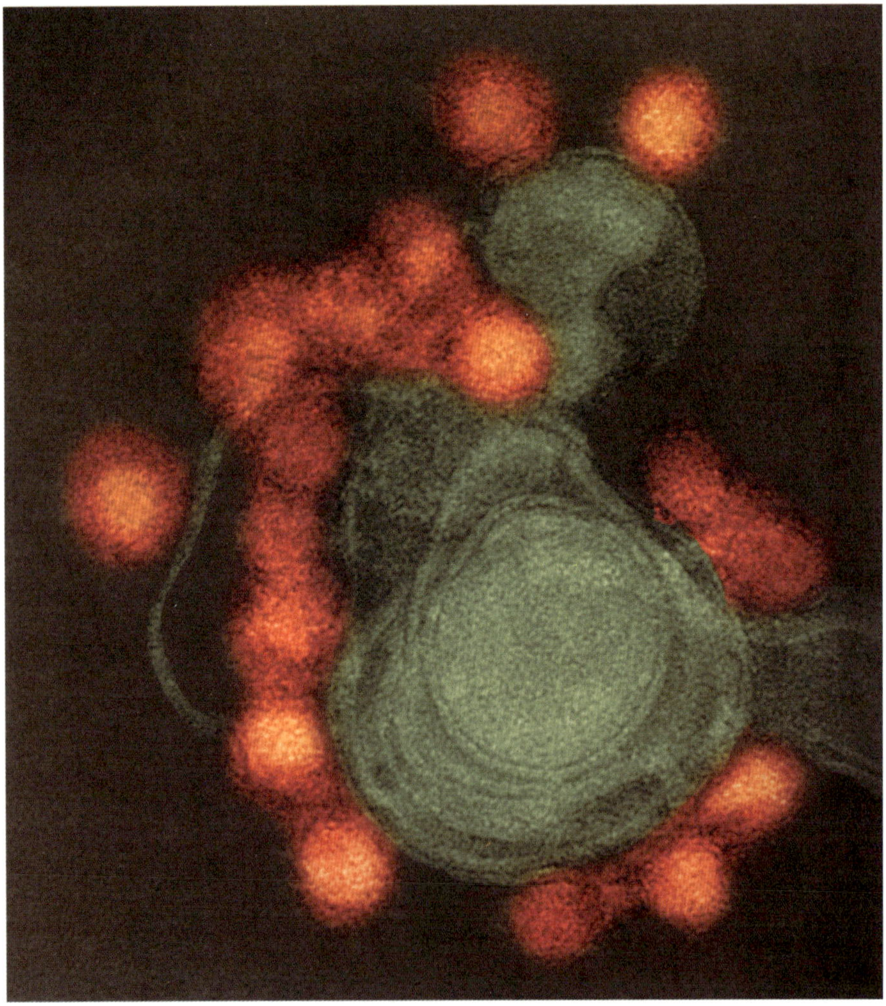

在这张电子显微镜图片中，巴西小头畸形病例感染的寨卡病毒呈红色。

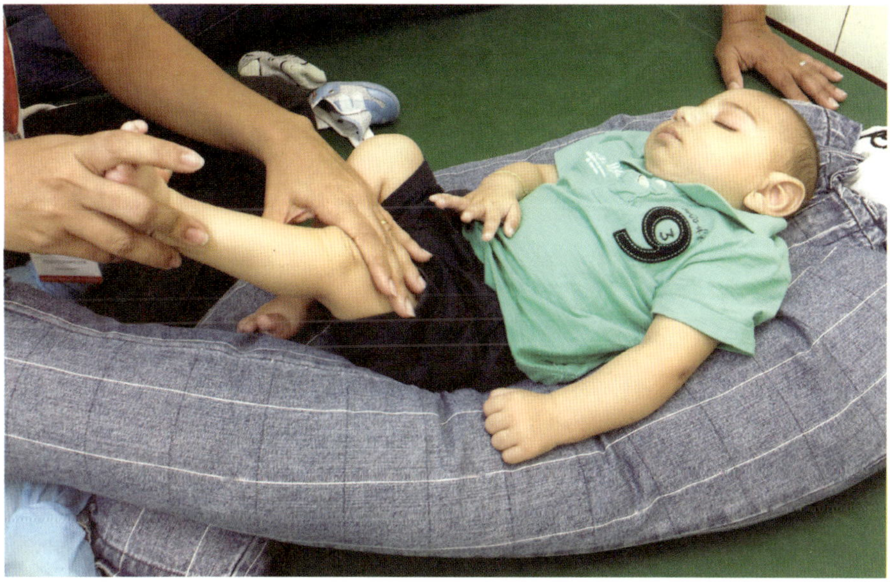

一个小头畸形婴儿在接受物理治疗。

针对寨卡病毒的有效疫苗，也没有治愈它的药物。在寨卡病毒暴发期间，最好的方法是避免蚊虫叮咬、无保护措施的性行为和怀孕等，从而阻止病毒传播[7]。尽管教皇也建议使用避孕套来防止寨卡病毒的传播，但人们并不能完全避免感染。世卫组织正在优先研发控蚊工具、诊断测试和疫苗[8]。可不可以让寨卡病毒无法在蚊子体内复制？一些务实的研究者希望通过基因修饰使蚊子不育，还有一些人希望用沃尔巴克氏菌感染蚊子，这种细菌可能会干扰病毒自身的复制机会[9]。

当地政府不愿承认是寨卡病毒导致了小头畸形[10]。它可能是由其他病毒、环境因素或突变基因引起的，但寨卡病毒似乎才是罪魁祸首，因为寨卡病毒暴发后，小头畸形的发病率更高，甚至在部分新生患儿的羊水和组织中已经检测出病毒；此外，在怀孕期间知道自己感染寨卡病毒的孕妇产下的胎儿中，患小头畸形的概率更高。一项研究发现，在 42 名感染寨卡病毒的孕妇中，有 29 人的胎儿出现畸形[11]。截

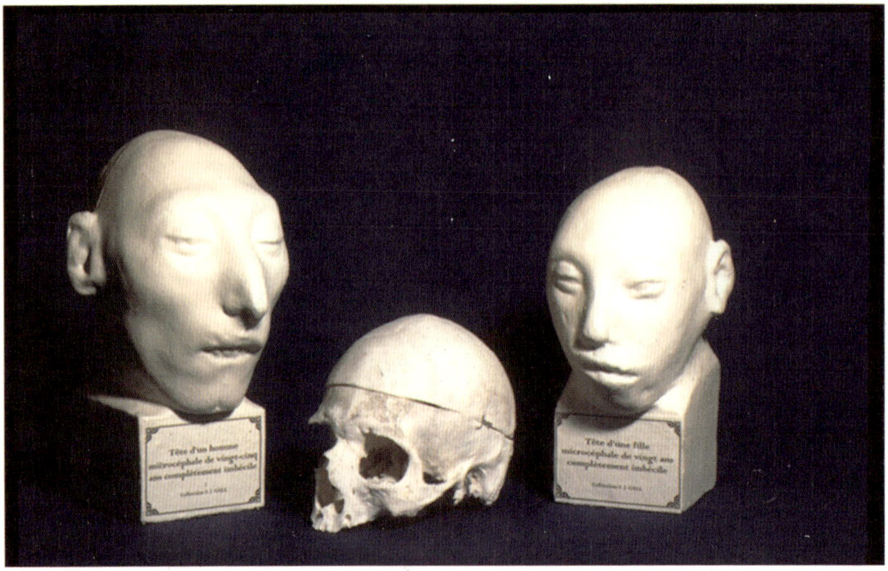

来自法国里昂解剖博物馆的小头畸形模型。患有小头畸形的人头部较小，大脑发育受到影响，部分患者的大脑发育和智力正常。这种情况可能有多种原因，包括基因突变、辐射暴露和病毒性疾病。

至 2016 年 7 月，巴西卫生部已确认，有 1709 例小头畸形存活病例和 102 例死产及流产病例与寨卡病毒有关，还有数百起病例有待调查[12]。

因此，这一因果关系现在已被普遍接受，但它是如何起作用的呢？寨卡病毒是如何穿过胎盘屏障的？为什么它会攻击大脑和神经系统？我们对寨卡病毒的了解，很可能会让我们对其他疾病和我们自己的身体产生意想不到的新认识。

后记

弥合传统治疗和生物科学之间的鸿沟

在本书第1章中，冰人奥茨在腰带上挂了一袋草药来治疗鞭虫感染。他使用的是一种叫桦剥管菌的真菌，服用后会引起腹泻。据估计，全世界有超过10亿人感染肠道蠕虫[1]，数千年来，这种真菌一直被用于驱除肠道蠕虫。但是桦剥管菌并不会杀死蠕虫，只能把它们赶走。

巧合的是，关于医学冒险和发现的故事让我们回顾了2015年的诺贝尔生理学或医学奖，该奖项表彰了两项发现。第一项是由一个研究小组提出的新型治疗方法，通过使用一种抗生素干扰蠕虫的新陈代谢，使它们麻痹并死亡，从而根除肠道蠕虫。这种抗生素是从土壤中的一种链霉菌中提取出来的[2]。这一发现在世界范围内具有重大意义，因为肠道蠕虫不仅仅会让人困扰，有些甚至会导致失明，还有些会导致淋巴系统的慢性损伤和衰弱性感染。这种新型抗生素被称为伊维菌素，在动物和人类身上都有效。它毒性低，一年只需要服用一到两次。如果奥茨有伊维菌素，就不需要为了消灭蠕虫而净化自己的肠道。谁知道呢，有可能是腹泻引起的脱水导致了他的死亡。也许如果有伊维菌素，他就不会在阿尔卑斯冰川下长眠几千年。

但这只是故事的一半。2015年诺贝尔生理学或医学奖的另一项奖项颁给了屠呦呦，以表彰她对青蒿素的研究以及发现了青蒿素的抗疟特性（见第44章）。

青蒿是一种草药，在许多文化中被用于驱虫、去除寄生虫、杀灭真菌和退烧。在希伯来圣经《埃伯斯纸莎草书》和迪奥斯科里季斯（Dioscorides）、普林尼和盖仑的药物学著作中都提到过青蒿，这证实了它在全球的使用已经有上千年的历史。在中国，古代医书《五十二病方》将其列为一种退烧药[3]。

蒿属植物有400多种，世人皆知其味苦、有毒。在北美洲和南美洲，这种植物被称为山艾树（sagebrush），是一种神圣的草本植物，美洲土著经常用其进行治疗。在一些美洲土著文化中，还会在精神净化仪式上焚烧这种植物，他们称之为“smudging”。在中国传统的艾灸疗法中，会将蒿属植物制成圆锥形，在身体的特定部位燃烧。青蒿在西方也享有抗疟药物的声誉，19世纪初，法国军队在阿尔及利亚使用青蒿来预防疟疾，消除蠕虫。

不幸的是，屠呦呦的研究成果只能在中国期刊上发表，因此她的研究一直被外界忽视。直到1981年，屠呦呦在北京召开的国际疟疾化疗会议上发表了自己的研究成果，这一研究引起了世界卫生组织和世界银行的兴趣。

跨国制药公司诺华和许多其他国际非政府组织提供了进一步研究的资金，它们正在寻求一种能在全球产生影响的药物。研究的成果便是以青蒿素为基础的联合疗法（ACT），再加上使用经杀虫剂处理的蚊帐和室内喷雾控制病媒，2000—2015年全球疟疾死亡率降低了60%（5岁以下儿童死亡率降低了65%）[4]。

诺贝尔奖授予那些专攻寄生虫病的研究人员是恰当的，这些疾病会给世界上最脆弱和最贫困的人带来毁灭性的后果，这在21世纪是一个特别尖锐的问题，因为医学上的许多创新、发明和发现只让少数人受益，只有他们才能负担得起高科技仿生部件和手术的高昂费用。2015年诺贝尔奖的发现与本书的主题交织在一起：民间医学和科学。我们已经看到了用发霉的面包来治疗伤口感染的民间疗法（见第35

章），什罗普郡的老妇人用毛地黄来治疗水肿（见第 13 章），南亚用折叠过的纱丽过滤水来预防霍乱（见第 20 章），以及用青蒿来治疗疟疾。

这些疗法实施起来要面对很多挑战。青蒿素的推广使用离不开世界领先的制药公司的帮助，弗莱明（见第 35 章）、布罗楚（见第 39 章）和埃利希（见第 33 章）等人的发现也是如此。在 20 世纪和 21 世纪，要想将新发现验证并推广使用，需要巨大的资金支持，这是任何个人或机构都无法提供的资源[5]。就青蒿素而言，有了中国政府、世界卫生组织、联合国儿童基金会、联合国开发计划署、世界银行、诺华制药以及其他许多中介机构的帮助，这一发现才得以实施[6]，由此产生的联合综合疗法才能够彻底根除疟疾。

从这个角度上讲，弥合传统治疗和生物科学之间的鸿沟是一项重大的全球挑战。世界卫生组织对 ACT 的支持[7]在非洲和其他地方引起了与传统疗法的冲突。在疟疾肆虐的国家，民间的草药医生、接生婆、接骨师、占卜师、宗教治疗师、传统外科医生、巫师以及其他许多人提供了 80% 的医疗服务，而 85% 的治疗都基于草药[8]。对 ACT 的两大异议已经得到了回应。高成本问题已经通过"可负担抗疟药采购机制"（AMFM）等示范项目得到圆满解决[9]，该项目将价格降至与效果较差的单一疗法相当的水平；而新的 ACT 疗法每天只需服药 2 次，另一大问题——遵守用药计划也因此得以解决[10]。

然而，在疟疾肆虐的国家，人们更有可能使用效果较差的民间疗法。现代医学还没有令人满意地解决下列问题：当地商业化种植青蒿的破坏性影响、当地文化对西方生物医学的不信任、对经济剥削和医疗胁迫的恐惧以及对传统遗产的骄傲心态[11]。要克服这些问题，需要的不只是一两个诺贝尔奖。

尾注

Introduction

1. Azizi, M. H. *et al*., "A Brief History of the Discovery of the Circulation of Blood in the Human Body," *Archive of Iranian Medicine* 11, 3 (May 2008): 345–50.
2. John H. Krystal and Matthew W. State, "Psychiatric Disorders: Diagnosis to Therapy," *Cell* 157, 1 (March 2014): 201–14.

Chapter 1

1. Paul Gostner *et al*., "New Radiological Insights into the Life and Death of the Tyrolean Iceman," *Journal of Archaeological Science* 38, 12 (2011): 3425–31.
2. James H. Dickson *et al*., "The Omnivorous Tyrolean Iceman," *Philosophical Transactions of the Royal Society B: Biological Sciences* 355, 1404 (2000): 1843–1849.
3. Richard Knox, "Oetzi the Iceman May Be the Last in His Family," NPR (30 October 2008): www.npr.org/templates/story/story.php?storyId=96328080.
4. Tina Hesman Saey, "Genome Paints a Better Portrait of the Iceman," *Science News* 181, 6 (24 March 2012): 5–6.
5. Sindya N. Bhanoo, "Lactose Intolerant, Before Milk Was on the Menu," *New York Times* (5 March 2006): www.nytimes.com/2012/03/06/science/iceman-had-brown-eyes-and-hair-and-was-lactose-intolerant.html.
6. Gostner *et al*., "New Radiological Insights."
7. Lois N. Magner, *A History of Medicine*, 2d ed. (New York: Taylor & Francis, 2005), 12.
8. Dickson *et al*., "The Omnivorous."
9. Marco Samadelli, *et al*., "Complete Mapping of the Tattoos of the 5300-year-old Tyrolean Iceman," *Journal of Cultural Heritage* 16, 5 (2015): 753–58.
10. L. Dorfer *et al*., "A Medical Report from the Stone Age?" *The Lancet* 354 (September 18, 1999): 1023–25.
11. U. Peintner *et al*., "The Iceman's Fungi," *Mycological Research* 102, 10 (1998): 1153–62.
12. John Noble Wilford, "Lessons in Iceman's Prehistoric Medicine Kit," *New York Times* (December 8, 1998). www.nytimes.com/1998/12/08/science/lessons-in-iceman-s-prehistoric-medicine-kit.html.
13. Wikipedia, "Ötzi," en.wikipedia.org/wiki/%C3%96tzi; Wikipedia, "*Fomes fomentarius*," en.wikipedia.org/wiki/Fomes_fomentarius.
14. Vincent E. C. Ooi and Fang Liu, "Immunomodulation and Anti-cancer Activity of Polysaccharide-protein Complexes," *Current Medical Chemistry* 7, 7 (2000): 715–29.
15. Karen Hardy *et al*., "Neanderthal Medics?" *Naturwissenschaften* 99, 8 (2012): 617–26.
16. Hardy *et al*., "Neanderthal Medics?"

Chapter 2

1. Bonnie J. Horrigan, "Lyall Watson, Ph.D.: Healers, Healing, and the Nature of Reality," *Explore* 2, 1 (2006): 47–54.
2. United Nations, "World Conference on Indigenous Peoples" (September 22–23, 2014), www.un.org/en/ga/69/meetings/indigenous/background.shtml.
3. Aboriginal Art, *Traditional Aboriginal Bush Medicine*, www.aboriginalartonline.com/culture/medicine.php; Randall Sexton and Ellen Anne Buljo Stabbursvik, "Healing in the Sámi North," *Culture, Medicine, and Psychiatry* 34 (2010): 571–89.
4. Irwin Press, "Urban Folk Medicine," *American Anthropologist* 80, 1 (1978): 71–84.
5. Press, "Urban Folk Medicine."
6. Aboriginal Art, *Traditional Aboriginal Bush Medicine.*
7. University of Ottawa, "Aboriginal Medicine and Healing Practices," *Society, the Individual, and Medicine* (July 8, 2009): www.med.uottawa.ca/sim/data/Aboriginal_Medicine_e.htm.
8. Hwa-Jin Lee *et al*., "Convergence of Dance and Korean Medicine: Focusing on the Therapeutic Function," *Oriental Pharmacy and Experimental Medicine* 15 (2015): 217–26.
9. Lois N. Magner, *A History of Medicine*, 2d ed. (New York: Taylor & Francis, 2005), 17.
10. Cumes, David. "South African Indigenous Healing: How It Works." *Explore* 9, 1 (2013): 58–65.
11. Cumes, "South African Indigenous Healing."

Chapter 3

1. Barbara Böck, "When You Perform the Ritual of 'Rubbing,'" *Journal of Near Eastern Studies* 62 (2003): 1–16.
2. Celsus, *De Medicina (On Medicine)*, penelope.uchicago.edu/Thayer/E/Roman/Texts/Celsus/2*.html.
3. Mayo Clinic Staff, "Massage Therapy: Overview," www.mayoclinic.org/tests-procedures/massage-therapy/home/ovc-20170282.
4. Andrea Petersen, "Don't Call It Pampering," *Wall Street Journal* (13 March 2012): www.wsj.com/articles/SB10001424052702304537904577277303049173934.
5. Mayo Clinic, "Massage Therapy."
6. Justin D. Crane *et al*., "Massage Therapy Attenuates Inflammatory Signaling," *Science Translational Medicine* 4, 119 (Feb. 1, 2012).
7. National Center for Complementary and Integrative Health, "Massage Therapy for Health Purposes," nccih.nih.gov/health/massage/massageintroduction.htm.
8. Celsus, *De Medicina*

9. Tiffany Field, "Massage Therapy Research Review," *Complementary Therapies in Clinical Practice* 20 (2014): 224–29.
10. Field, "Massage Therapy."
11. Nathan Seppa, "Massage May Accelerate Healing," *Science News* 181, 5 (3/10/2012).
12. National Center, "Massage Therapy."

Chapter 4

1. Lois N. Magner, *A History of Medicine* (New York: Marcel Dekker, 1992).
2. Mislav Čavka *et al.*, "CT-Guided Endoscopic Recovery of a Foreign Object from the Cranial Cavity of an Ancient Egyptian Mummy," *Radiographics* 32 (2012): 2151–57.
3. Andrew D. Wade *et al.*, "A Synthetic Radiological Study of Brain Treatment in Ancient Egyptian Mummies," *HOMO Journal of Comparative Human Biology* 62 (2011): 248–69.
4. Wade *et al.*, "Synthetic Radiological Study."
5. Čavka *et al.*, "CT-Guided Endoscopic Recovery."
6. Robert K. Ritner, "Innovations and Adaptations in Ancient Egyptian Medicine," *Journal of Near Eastern Studies* 59, 2 (2000): 107-17.
7. P.W. Brandt-Rauf and S.I. Brandt-Rauf, "History of Occupational Medicine: Relevance of Imhotep and the Edwin Smith Papyrus," *British Journal of Industrial Medicine* 44, 1 (1987): 68–70.
8. Brandt-Rauf and Brandt-Rauf, "History of Occupational Medicine."
9. James Finlayson, "Ancient Egyptian Medicine," *The British Medical Journal* 1, 1684 (1893): 748–52.
10. Patric Blomstedt, "Cataract Surgery in Ancient Egypt," *Journal of Cataract and Refractive Surgery* 40, 3 (2014): 485–89.
11. Patric Blomstedt, "Orthopedic Surgery in Ancient Egypt," *Acta Orthopaedica* 85, 6 (2014): 670–676.
12. William John Bishop, *The Early History of Surgery* (New York: Barnes and Noble, 1960).
13. H. von Staden, "The Discovery of the Body: Human Dissection and Its Cultural Contexts in Ancient Greece," *The Yale Journal of Biology and Medicine* 65, 3 (1992): 223–41.
14. Kenneth G. Zysk, "The Evolution of Anatomical Knowledge in Ancient India, with Special Reference to Cross-Cultural Influences," *Journal of the American Oriental Society* 106, 4 (1986): 687–705.
15. Zysk, "The Evolution of Anatomical Knowledge."
16. Ethel E. Thompson, "Doctors, Doctrines, and Drugs in Ancient Times," *Bulletin of the Medical Library Association* 50, 2 (1962): 236–42.
17. Tyler M. Muffly *et al.*, "History and Evolution of Sutures," *Journal of the Royal Society of Medicine* 104, 3 (2011): 107–12.
18. Muffly *et al.*, "History and Evolution of Sutures."

Chapter 5

1. Michael T. Compton, "The Union of Religion and Health in Ancient Asklepieia," *Journal of Religion and Health* 37, 4 (1998): 301–12.
2. Askitopoulou, Helen *et al.*, "Surgical Cures under Sleep Induction in the Asklepieion of Epidauros." *International Congress Series* 1242 (2002): 11– 17.
3. Askitopoulou *et al.*, "Surgical Cures."
4. Compton, "Union of Religion and Health."
5. Compton, "Union of Religion and Health."
6. Emma and Ludwig Edelstein, *Asclepius* (Baltimore: Johns Hopkins University Press, 1998).
7. M.P.J. Dillon, "The Didactic Nature of the Epidaurian Iamata," *Zeitschrift für Papyrologie und Epigraphik* 101 (1994): 239–60.
8. Askitopoulou *et al.*, "Surgical Cures."
9. Compton, "Union of Religion and Health."
10. Askitopoulou *et al.*, "Surgical Cures."
11. National Heart, Lung, and Blood Institute, "Why Is Sleep Important?" www.nhlbi.nih.gov/health/health-topics/topics/sdd/why.
12. Brice Faraut *et al.*, "Immune, inflammatory and cardiovascular consequences of sleep restriction and recovery," *Sleep Medicine Reviews* 16 (2012): 137–49.
13. Pindar, "Pythian 3," perseus.tufts.edu/hopper/text?doc=Perseus%3Atext%3A1999.01.0162%3Abook%3DP.%3Apoem%3D3.
14. Homer, *The Iliad of Homer*, trans. Richmond Lattimore (Chicago: University of Chicago Press, 1951), 95.
15. H. K. Beecher, "The Powerful Placebo," *Journal of the American Medical Association* 159, 17 (1953): 1602–06.
16. Eugene F. Traut and Edwin W. Passarelli, "Placebos in the Treatment of Rheumatoid Arthritis and Other Rheumatic Conditions," *Annals of the Rheumatic Diseases* 16, 1 (1957): 18–22.
17. Rebecca L. Waber *et al.*, "Commercial Features of Placebo and Therapeutic Efficacy," *JAMA* 299, 9 (2008): 1016–17.
18. Barry Blackwell *et al.*, "Demonstration to Medical Students of Placebo Responses and Non-drug Factors," *The Lancet* 299 (7763): 1279–82.
19. Beecher, "The Powerful Placebo," *Journal of the American Medical Association* 159, 17 (1955): 1602–06.
20. Harald Walach, "Placebo Controls," *Philosophical Transactions: Biological Sciences* 366, 1572 (2011): 1870–78.
21. Zelda Di Blasi and Jos Kleijnen, "Context Effects, Powerful Therapies, or Methodological Bias," *Evaluation & the Health Professions* 26, 2 (2003): 166–79.
22. P. Louhiala and R. Puustinen, "Rethinking the Placebo Effect," *Medical Humanities* 34, 2 (2008): 107–09.

Chapter 6

1. Vivian Nutton, "Galen and Roman Medicine," *European Review* 20, 4 (2012): 534–42.

2. Charles G. Gross, "Galen and the Squealing Pig," *Neuroscientist* 4 (1998): 216–21.
3. Vivian Nutton, "Logic, Learning, and Experimental Medicine," *Science, New Series* 295, 5556 (2002): 800–01.
4. John Scarborough, "The Galenic Question," *Sudhoffs Archiv* 65, 1 (1981): 1–31.
5. Vivian Nutton, "The Fatal Embrace: Galen and the History of Ancient Medicine," *Science in Context* 18, 1 (2005): 111–21.
6. Scarborough, "Galenic Question."
7. Nutton, "Logic, Learning, and Experimental Medicine."
8. Daya R. Varma, "From Witchcraft to Allopathy: Uninterrupted Journey of Medical Science," *Economic and Political Weekly* 41, 33 (2006): 3605–11.
9. "Origins & History of Chinese Medicine," Sacred Lotus (2001–2015), www.sacredlotus.com/go/foundations-chinese-medicine/get/origins-history-chinese-medicine.
10. "Origins & History of Chinese Medicine"; Wikipedia, "Huangdi Neijing," en.wikipedia.org/wiki/Huangdi_Neijing.
11. Donald M. Pachuta, "Chinese Medicine: The Law of Five Elements," *India International Centre Quarterly* 18, 2/3 (1991): 41–68.

Chapter 7

1. Sharif Khaf Al-Ghazal, "The Origin of Bismaristans (Hospitals) in Islamic Medical History" (Manchester, UK: Foundation for Science, Technology, and Civilization, April 2007): www.muslimheritage.com/uploads/The_Origin_of_Bimaristans_in_Islamic_Medical_History.pdf.
2. Albert Hourani, *A History of the Arab Peoples* (Cambridge, MA: The Belknap Press, 2002), 76.
3. G. W. Houston, "An Overview of Nestorians in Inner Asia," *Central Asiatic Journal* 24, 1/2 (1980): 60–68; Steve Cochrane, "Asian Centres of Learning and Witness before 1000 C.E.: Insights for Today," *Transformation* 26, 1 (2009): 30–39. 2009.
4. Al-Ghazal, "The Origin of Bismaristans."
5. Magner, *A History of Medicine*.
6. Ruth Stellhorn Mackensen, "Background of the History of Moslem Libraries (Continued)," *The American Journal of Semitic Languages and Literatures* 52, 1 (1935): 22–33.
7. Al-Ghazal, "The Origin of Bismaristans."
8. Al-Ghazal, "The Origin of Bismaristans."
9. Selma Tibi, "Al-Razi and Islamic Medicine in the 9th Century," *JLL Bulletin: Commentaries on the History of Treatment Evaluation* (2005): www.jameslindlibrary.org/articles/al-razi-and-islamic-medicine-in-the-9th-century/.
10. Peter E. Pormann, "Qualifying and Quantifying Medical Uncertainty in 10th Century Baghdad: Abu Bakr al-Razi," *JLL Bulletin* (2013): www.jameslindlibrary.org/articles/qualifying-and-quantifying-medical-uncertainty-in-10th-century-baghdad-abu-bakr-al-razi/.
11. Sina Zarrintan *et al*., "Early Contributions of Abu Bakr Muhammad ibn Zakariya Razi (865–925) to Evidence-Based Medicine," *International Journal of Cardiology* 168, 1 (September 20, 2013): 604–05.
12. Tibi, "Al-Razi."
13. Zarrintan *et al*., "Early Contributions."
14. Tibi, "Al-Razi."
15. Pormann, "Qualifying and Quantifying."
16. Tibi, "Al-Razi."
17. A. C. Miller, "Jundi-Shapur, Bimaristans, and the Rise of Academic Medical Centres," *Journal of the Royal Society of Medicine* 99, 12 (2006): 615–17.
18. G. W. Houston, "An Overview of Nestorians in Inner Asia," *Central Asiatic Journal* 24, 1/2 (1980): 60–68; Steve Cochrane, "Asian Centres of Learning and Witness before 1000 C.E.: Insights for Today," *Transformation* 26, 1 (2009): 30–39.
19. Allen O. Whipple, "Role of the Nestorians as the Connecting Link between Greek and Arabic Medicine," *Bulletin of the New York Academy of Medicine* 12, 7 (1936): 446–62.
20. Houston, "Overview of Nestorians."

Chapter 8

1. B. Boon, "Leonardo da Vinci on Atherosclerosis and the Function of the Sinuses of Valsalva," *Netherlands Heart Journal* 17, 12 (2009): 496–99.
2. Joao Martins e Silva, "Leonardo da Vinci and the First Hemodynamic Observations," *Revista portuguesa de cardiologia* 27, 2 (2008): 243–72.
3. Boon, "Leonardo da Vinci,"
4. Sanjib Kumar Ghosh, "Human Cadaveric Dissection: A Historical Account from Ancient Greece to the Modern Era," *Anatomy & Cell Biology* 48, 3 (2015): 153–69.
5. Martins e Silva, "Leonardo and the First Hemodynamic Observations."
6. Martins e Silva, "Leonardo and the First Hemodynamic Observations."
7. Francis C. Wells, *The Heart of Leonardo* (Heidelberg: Springer, 2013).
8. Boon, "Leonardo da Vinci."
9. Boon, "Leonardo da Vinci."
10. M. M. Bissell *et al*., "Flow Vortices in the Aortic Root: *In vivo* 4D-MRI Confirms Predictions of Leonardo da Vinci," *European Heart Journal* 35, 20 (2014): 1344.
12. Boon, "Leonardo da Vinci."
13. John B. West, "Ibn al-Nafis, the Pulmonary Circulation, and the Islamic Golden Age," *Journal of Applied Physiology* (1985) 105, 6 (2008): 1877–80.
14. Ijaz A. Khan, Samantapudi K. Daya, and Ramesh M. Gowda, "Evolution of the Theory of Circulation," *International Journal of Cardiology* 98, 3 (2005): 519–21.

15. Wells, *The Heart of Leonardo*.
16. Kenneth D. Keele, "Leonardo da Vinci's Influence on Renaissance Anatomy," *Medical History* 8, 4 (1964): 360–70.
17. Leonard C. Chiarelli, "Muslim Sicily and the Beginnings of Medical Licensing in Europe," *Journal of the Islamic Medical Association of North America* 31, 2 (1999).
18. Ghosh, "Human Cadaveric Dissection," *Anatomy & Cell Biology* 48, 3 (2015): 153–69.
19. E. T. Mesquita *et al.*, "Andreas Vesalius 500 Years: A Renaissance That Revolutionized Cardiovascular Knowledge," *Revista Brasileira de Cirurgia Cardiovascular* 30, 2 (2015): 260–65.

Chapter 9

1. Peter M. Dunn, "The Chamberlen Family (1560–1728) and Obstetric Forceps," *Archives of Disease in Childhood - Fetal and Neonatal Edition* 81, 3 (November 1, 1999): F232–34.
2. Alison Klairmont Lingo, "Obstetrics and Midwifery," *Encyclopedia of Children and Childhood in History and Society*. www.faqs.org/childhood/Me-Pa/Obstetrics-and-Midwifery.html.
3. Lingo, "Obstetrics and Midwifery."
4. Bryan M. Hibbard, *The Obstetrician's Armamentarium: Historical Obstetrical Instruments and Their Inventors*. San Anselmo, California: Norman Publishing, 2000.
5. Dunn, "The Chamberlen Family."
6. Dunn, "The Chamberlen Family."
7. Dunn, "The Chamberlen Family."
8. Sukhera Sheikh *et al.*, "The Birth of Forceps," *Journal of the Royal Society of Medicine Short Reports* 4 (2013): 1 – 4.
9. Lyle Massey, "Pregnancy and Pathology: Picturing Childbirth in Eighteenth-Century Obstetric Atlases," *The Art Bulletin* 87, 1 (2005): 73–91.
10. Polly F. Radosh, "Midwives in the United States: Past and Present," *Population Research and Policy Review* 5, 2 (1986): 129–146.
11. "Women in Medicine: Agnodice and Childbirth" (University of Virginia: 2007): http://exhibits.hsl.virginia.edu/antiqua/women/.
12. Girl Museum, "STEM Girls: Agnodice" (March 4: 2015): www.girlmuseum.org/stem-girls-agnodice/.
13. Soranus, of Ephesus. *Soranus' Gynecology*. Tr. Owsei Temkin. Baltimore, MD: Johns Hopkins Press, 1956.
14. Tonse N.K. Raju, "The Birth of Caesar and the Cesarean Misnomer," *American Journal of Perinatology* 24, 10 (2007): 567–68.

Chapter 10

1. Brian J. Ford, "The Royal Society and the Microscope," *Notes and Records of the Royal Society of London* 55, 1 (January 2001): 29–49.
2. Lodewijk C. Palm, "The Edition of Leeuwenhoek's Letters: Changing Demands, Changing Policies," *Text* 17 (2005): 265–76.
3. Douglas Anderson, "Still Going Strong: Leeuwenhoek at Eighty," *Antonie van Leeuwenhoek Journal of Microbiology* 105, 4 (2014): lensonleeuwenhoek.net/sites/default/files/avl_at_80.pdf.
4. Ford, "The Royal Society."
5. Palm, "Edition."
6. Howard Gest, "The Discovery of Microorganisms by Robert Hooke and Antoni van Leeuwenhoek," *Notes and Records of the Royal Society of London* 58, 2 (2004): 187–201
7. Anderson, "Still Going."
8. Palm, "Edition."
9. Gest, "Discovery of Microorganisms."
10. Edward G. Ruestow, "Leeuwenhoek and the Campaign against Spontaneous Generation," *Journal of the History of Biology* 17, 2 (1984): 225–48.
11. Ruestow, "Leeuwenhoek."
12. Henry Baker, "An Account of Mr. Leeuwenhoek's Microscopes," *Philosophical Transactions* 41 (1 January 1739): 503–19.
13. Anderson, "Still Going."
14. Palm, "Edition."
15. Wikipedia, "Gresham College and the Formation of the Royal Society," en.wikipedia.org/wiki/Gresham_College_and_the_formation_of_the_Royal_Society.
16. Royal Society, "History," royalsociety.org/about-us/history/.
17. Royal Society, "History."
18. Anderson, "Still Going."
19. Frank N. Egerton, "A History of the Ecological Sciences, Part 12: Invertebrate Zoology and Parasitology During the 1500s," *Bulletin of the Ecological Society of America* 85, 1 (2004): 27–31.
20. Stephen Porter, *The Great Plague* (Stroud, Gloucestershire: Sutton Publishing, 1999).

Chapter 11

1. Frank Fenner, "Smallpox: Emergence, Global Spread, and Eradication," *History and Philosophy of the Life Sciences* 15, 3 (1993): 397–420.
2. Stephen Coss, *The Fever of 1721: The Epidemic That Revolutionized Medicine and American Politics* (New York: Simon & Schuster, 2016), 171.
3. Cary P. Gross and Kent A. Sepkowitz, "The Myth of the Medical Breakthrough: Smallpox, Vaccination, and Jenner Reconsidered," *International Journal of Infectious Diseases* 3, 1 (1998): 54–60.
4. Gross and Sepkowitz, "Myth of the Medical Breakthrough."
5. Wikipedia, "Smallpox," en.wikipedia.org/wiki/Smallpox.
6. Wikipedia, "Variolation," en.wikipedia.org/wiki/Variolation.

7. Coss, *Fever of 1721*, 83, 84, 87.
8. Coss, *Fever of 1721*, 123.
9. David S. Jones, *Rationalizing Epidemics: Meanings and Uses of American Indian Mortality since 1600* (Cambridge, MA: Harvard University Press, 2004).
10. Coss, *Fever of 1721*, plate.
11. Stefan Riedel, "Edward Jenner and the History of Smallpox and Vaccination," *Proceedings* (Baylor University. Medical Center) 18, 1 (2005): 21–25.
12. Coss, *Fever of 1721*, 268.
13. Coss, *Fever of 1721*, 269.
14. Gross and Sepkowitz, "Myth of the Medical Breakthrough."
15. Cary P. Gross and Kent A. Sepkowitz, "The Myth of the Medical Breakthrough: Smallpox, Vaccination, and Jenner Reconsidered," *International Journal of Infectious Diseases* 3, 1 (1998): 54–60.
16. Parker A. Small and S. Small Natalie, "Mankind's Magnificent Milestone: Smallpox Eradication," *The American Biology Teacher* 58, 5 (1996): 264–71.
17. World Health Organization, "Smallpox."
18. World Health Organization, "Smallpox: Eradicating an Ancient Scourge," Chapter 1 in *Bugs, Drugs, and Smoke: Stories from Public Health*, 3–11 (World Health Organization, 2011).
19. World Health Organization, "Smallpox."
20. Wikipedia, "Smallpox," en.wikipedia.org/wiki/Smallpox.
21. Wikipedia, "Smallpox Demon," en.wikipedia.org/wiki/Smallpox_demon.
22. Angela Ki Che Leung, "'Variolation' and Vaccination in Late Imperial China, Ca 1570–1911," in *History of Vaccine Development*, ed. Stanley A. Plotkin, 5–12 (New York: Springer, 2011).
23. Charles O. Mann, *1491: New Revelations of the Americas Before Columbus* (New York: Vintage, 2011).
24. Adrienne Mayor, "The Nessus Shirt in the New World: Smallpox Blankets in History and Legend," *The Journal of American Folklore* 108, 427 (1995): 54–77.
25. Mayor, "Nessus Shirt."
26. Mayor, "Nessus Shirt."
27. Gross and Sepkowitz, "Myth of the Medical Breakthrough."
28. Small and Small, "Mankind's Magnificent Milestone."

Chapter 12

1. Egon H. Kodicek and Frank G. Young, "Captain Cook and Scurvy," *Notes and Records of the Royal Society of London* 24, 1 (1969): 43–63.
2. Louis Arthur Norton, "Maritime Occupational Disease: 'The Scurvy,'" *The Northern Mariner/le marin du nord* 20, 1 (2010): 57–70.
3. C. C. Lloyd, "The Conquest of Scurvy," *The British Journal for the History of Science* 1, 4 (1963): 357–63.
4. Eleanora C. Gordon, "Scurvy and Anson's Voyage Round the World: 1740–1744—An Analysis of the Royal Navy's Worst Outbreak," *American Neptune* 44 (1984): 155–65.
5. Lloyd, "The Conquest of Scurvy."
6. Jeremy Hugh Baron, "Sailors' Scurvy before and after James Lind—A Reassessment," *Nutrition Reviews* 67, 6 (2009): 315–32.
7. Baron, "Sailors' Scurvy."
8. Arnold Zuckerman, "Scurvy and the Ventilation of Ships in the Royal Navy: Samuel Sutton's Contribution," *Eighteenth-Century Studies* 10, 2 (1976): 222–34.
9. Iain Milne, "Who Was James Lind, and What Exactly Did He Achieve?" *JLL Bulletin: Commentaries on the History of Treatment Evaluation* (2012): www.jameslindlibrary.org/articles/who-was-james-lind-and-what-exactly-did-he-achieve/.
10. Mark Harrison, "Scurvy on Sea and Land: Political Economy and Natural History, 1780–1850," *Journal for Maritime Research* 15, 1 (2013): 7–25.
11. Baron, "Sailors' Scurvy."
12. Lloyd, "The Conquest of Scurvy."
13. Leonard J. Hoenig and Walter H. C. Burgdorf, "Scurvy Aboard Ferdinand Magellan's Voyage of Circumnavigation." *JAMA Dermatology* 150, 7 (2014): 742.
14. MedlinePlus, "Vitamin C," National Library of Medicine, www.nlm.nih.gov/medlineplus/ency/article/002404.htm.
15. Centers for Disease Control and Prevention, "Executive Summary," *Second National Report on Biochemical Indicators of Diet and Nutrition in the U.S. Population* (Atlanta, GA: National Center for Environmental Health, 2012): www.cdc.gov/nutritionreport/index.html.
16. Christiaan Eijkman, "Nobel Lecture," www.nobelprize.org/nobel_prizes/medicine/laureates/1929/eijkman-lecture.html.

Chapter 13

1. Withering, *Account*, 12–13.
2. Krickler, "Foxglove."
3. "William Withering," *Nature* 3724 (March 15, 1941): 325.
4. Krickler, "Foxglove."
5. Withering, *Account*, 2.
6. Withering, *Account*, xiv-xx.
4. Withering, *Account*.
8. S. H. Rahimtoola, "Digitalis and William Withering, the Clinical Investigator," *Circulation* 52 (1975): 969–71.
9. William Withering, *An Account of the Foxglove and Some of Its Medical Uses* (Birmingham: Robinson, 1785), 190.
10. J. Worth Estes and Paul Dudley White, "William Withering and the Purple Foxglove," *Scientific American* 212 (June 1965): 111–19.

11. Withering, *Account*, 192.
12. Dennis M. Krikler, "The Foxglove, 'The Old Woman from Shropshire,' and William Withering," *Journal of the American College of Cardiology* 5, 5 (1985), 3A–9A.
13. Withering, *Account*, 192.
14. Withering, *Account*, vi.
15. Withering, *Account*, 193.
16. Emily K. Teall, "Medicine and Doctoring in Ancient Mesopotamia," *Grand Valley Journal of History* 3, 1 (2014).
17. Teall, "Medicine and Doctoring."
18. R.D. Biggs, "Medicine, Surgery, and Public Health in Ancient Mesopotamia," *Journal of Assyrian Academic Studies* 19, 1 (2005): 1.
19. Rodney H. True, "Folk Materia Medica," *Journal of American Folklore* 14, 53 (1901): 105–14.

Chapter 14

1. Wikipedia, "George Washington," en.wikipedia.org/wiki/George_Washington.
2. David Morens, "Death of a President," *New England Journal of Medicine* 341, 24 (1999): 1845–49.
3. Lois N. Magner, *A History of Medicine*, 2d ed. (New York: Taylor & Francis, 2005), 308.
4. Morens, "Death of a President."
5. Morens, "Death of a President."
6. Ludwig M. Deppisch, "Andrew Jackson and American Medical Practice: Old Hickory and His Physicians," *Tennessee Historical Quarterly* 62, 2 (2003): 130–51.
7. Robert G. W. Kirk and Neil Pemberton, "Re-imagining Bleeders: The Medical Leech in the Nineteenth Century Bloodletting Encounter," *Medical History* 55, 3 (July 2011): 355–60.
8. I.S. Whitaker *et al*., "Hirudo Medicinalis: Ancient Origins of, and Trends in the Use of Medicinal Leeches throughout History," *British Journal of Oral & Maxillofacial Surgery* 42, 2 (2004): 133–37.
9. Kirk and Pemberton, "Re-imagining Bleeders."
10. Alfredo Morabia, "Pierre-Charles-Alexandre Louis and the Evaluation of Bloodletting," *Journal of the Royal Society of Medicine* 99 (2006): 158–60.
11. Morabia, "Pierre-Charles-Alexandre Louis."
12. Linda Kahn and Alfredo Morabia, "Using the Numerical Method in 1836," *Journal of Clinical Epidemiology* 68, 4 (2014).
13. N. Papavramidou *et al*., "The Ancient Surgical Bloodletting Method of Arteriotomy," *Journal of Vascular Surgery* 54, 6 (2011): 1842–44; Helen Christopoulou-Aletra and Niki Papavramidou, "Cupping: An Alternative Surgical Procedure Used by Hippocratic Physicians," *Journal of Alternative and Complementary Medicine* 14, 8 (2008): 899–902.
14. Liakat Ali Parapia, "History of Bloodletting by Phlebotomy," *British Journal of Haematology* 143 (2008): 490–95.
15. Howard Tandeter *et al*., "A Qualitative Study on Cultural Bloodletting among Ethiopian Immigrants," *Israel Medical Association Journal* 3, 12 (2001): 937–39.
16. Mim Dixon and Scott Kirchner, "'Poking,' an Eskimo Medical Practice in Northwest Alaska," *Études/Inuit/Studies* 6, 2 (1982): 109–125.
17. Altaf Hussain, "Kashmir Hospitals Using Leeches," *BBC News* (April 4, 2008): news.bbc.co.uk/2/hi/south_asia/7328369.stm.

Chapter 15

1. Tsung O. Cheng, "How Laënnec Invented the Stethoscope," *International Journal of Cardiology* 118 (2007): 281–285.
2. Lilian R. Furst, "Introduction: From Speculation to Science," 1–21. In *Medical Progress and Social Reality: A Reader in Nineteenth-Century Medicine and Literature*. Albany: State University of New York, 2000.
3. Haragopal Thadepalli, "Women Gave Birth to the Stethoscope: Laennec's Introduction of the Art of Auscultation of the Lung," *Clinical Infectious Diseases* 35, 5 (Sep. 1, 2002): 587–88.
4. John R. Scherer, "Before Cardiac MRI: Rene Laennec (1781–1826) and the Invention of the Stethoscope," *Cardiology Journal* 14, 5 (2007): 518–19.
5. John C. O'Neal, "Auenbrugger, Corvisart, and the Perception of Disease." *Eighteenth-Century Studies* 31, 4 (Summer, 1998): 473–89.
6. Cheng, "How Laënnec Invented the Stethoscope."
7. Jacalyn M. Duffin, "The Medical Philosophy of R.T.H. Laennec (1781–1826)," *History and Philosophy of the Life Sciences* 8, 2 (1986): 195–219.
8. Duffin, "Medical Philosophy."
9. Rachel Hajar, "The Air of History: Early Medicine to Galen (Part I)," *Heart Views* 13, 3 (Jul 2012): 120–28.
10. Nima Ghasemzadeh and A. Maziar Zafari, "A Brief Journey into the History of the Arterial Pulse," *Cardiology Research and Practice* 2011, Article ID 164832 (2011).
11. Hajar, "Air of History (I)."
12. James Finlayson, "Galen [a Biblographical Demonstration in the Library of the Faculty of Physicians and Surgeons of Glasgow,December 9th, 1891] (Concluded)," *The British Medical Journal* 1, 1632 (1892): 771–74.
13. Ghasemzadeh and Zafari, "Brief Journey."
14. Rachel Hajar, "The Air of History (Part V): Ibn Sina (Avicenna)," *Heart Views* 14, 4 (2013): 196–201.
15. Ghasemzadeh N, "A Brief Journey into the History of the Arterial Pulse."

Chapter 16

1. [Thomas Wakley], "The Operation of Lithotomy, by Mr. Bransby Cooper, Which Lasted Nearly One Hour!!" *The Lancet* 1827 – 28, v. 1 (March 29, 1828): 959–60.

2. [Wakley],"The Operation."
3. H. W. Herr, "'I Will Not Cut . . .' : The Oath That Defined Urology," *BJU International* 102, 7 (Sep 2008): 769–71.
4. Lloyd Duhaime, "1828: The First Recorded Medical Malpractice Litigation," duhaime.org/LawMuseum/LawArticle-1324/1828-The-First-Recorded-Medical-Malpractice-Litigation.aspx.
5. J. Shah and H.N. Whitfield, "Urolithiasis through the Ages," *BJU International* 89, 8 (2002): 801–10.
6. Mayo Clinic, "Kidney Stones," mayoclinic.org/diseases-conditions/kidney-stones/basics/definition/con-20024829.
7. Shah and Whitfield, "Urolithiasis."
8. R.C. Chakravorty, "Urinary Stones," *Hist Sci Med* 17, Spec 2 (1982): 328–32.
9. Herr, "I Will Not Cut."
10. Herr, "I Will Not Cut."
11. [Wakley],"The Operation."
12. [Wakley],"The Operation."
13. Roger Jones, "Thomas Wakley, Plagiarism, Libel, and the Founding of *The Lancet*," *The Lancet* 371 (2008): 1410–11.
14. Margaret S. Pearle, "Shock-Wave Lithotripsy for Renal Calculi." *New England Journal of Medicine* 367 (2012): 50–57.
15. Mahmoud M. Osman *et al.*, "5-year-follow-up of Patients with Clinically Insignificant Residual Fragments after Extracorporeal Shockwave Lithotripsy," *European Urology* 47 (2005): 860–864.
16. Wen Zhong *et al.*, "Percutaneous Nephrolithotomy for Renal Stones Following Failed Extracorporeal Shockwave Lithotripsy: Different Performances and Morbidities," *Urolithiasis* 41 (2013): 165–168.

Chapter 17
1. Cristin O'Keefe Aptowicz, *Dr. Mütter›s Marvels: A True Tale of Intrigue and Innovation at the Dawn of Modern Medicine* (New York: Avery, 2015), 16.
2. Chauncey D. Leake, "The Historical Development of Surgical Anesthesia," *The Scientific Monthly* 20, 3 (1925): 304–28.
3. E. Ashworth Underwood, "Before and after Morton: A Historical Survey of Anaesthesia," *The British Medical Journal* 2, 4475 (1946): 525–31.
4. Leake, "Historical Development."
5. Aptowicz, *Dr. Mütter›s Marvels*, 168.
6. Underwood, "Before and after."
7. Shirley Stallings and Michael Montagne, "A Chronicle of Anesthesia Discovery in New England," *Pharmacy in History* 35, 2 (1993): 77–80.
8. Aptowicz, *Dr. Mütter›s Marvels*, 168.
9. A. López-Valverde *et al.*, "The Discovery of Surgical Anesthesia: Discrepancies Regarding Its Authorship," *Journal of Dental Research* 90, 1 (2011): 31–34.
10. Mary Poovey, "'Scenes of an Indelicate Character': The Medical 'Treatment' of Victorian Women," *Representations* 14 (Spring, 1986): 137–168.
11. Aptowicz, *Dr. Mütter›s Marvels*, 267.
12. Christopher Hobbs, Medicinal Mushrooms, Overview.
13. Ahmed M. Abdel-Azeem, "The History, Fungal Biodiversity, Conservation, and Future Perspectives for Mycology in Egypt," *IMA Fungus* 1, 2 (Dec. 2010): 123–42.
14. Gaston Guzman, "Hallucinogenic Mushrooms in Mexico: An Overview," *Economic Botany* 62, 3 (2008): 404–12.

Chapter 18
1. Johannes Persson, "Semmelweis's Methodology from the Modern Stand-point: Intervention Studies and Causal Ontology," *Studies in History and Philosophy of Biological and Biomedical Sciences* 40 (2009): 204–09.
2. Donald Gillies, "Hempelian and Kuhnian Approaches in the Philosophy of Medicine: The Semmelweis Case," *Studies in History and Philosophy of Biological and Biomedical Sciences* 36 (2005): 159–81.
3. Patti J. Miller, "Semmelweis," *Infection Control* 3, 5 (1982): 405–09.
4. Cristin O'Keefe Aptowicz, *Dr. Mütter›s Marvels: A True Tale of Intrigue and Innovation at the Dawn of Modern Medicine* (New York: Avery, 2015), 255–61.
5. Gillies, "Hempelian and Kuhnian Approaches."
6. Gillies, "Hempelian and Kuhnian Approaches."
7. Gillies, "Hempelian and Kuhnian Approaches."
8. Gillies, "Hempelian and Kuhnian Approaches."
9. Miller, "Semmelweis."
10. Gillies, "Hempelian and Kuhnian Approaches."
11. M. Eileen Magnello, "Victorian Statistical Graphics and the Iconography of Florence Nightingale's Polar Area Graph," *BSHM Bulletin* 27 (2012): 13–37.
12. Christopher J. Gill and Gillian C. Gill, "Nightingale in Scutari: Her Legacy Reexamined," *Clinical Infectious Diseases* 40, 12 (June 15, 2005): 1799–805.
13. Gill and Gill, "Nightingale."

Chapter 19
1. Steven Johnson, *The Ghost Map* (New York: Riverhead Books, 2006), 114.
2. Elizabeth Fee and Theodore M. Brown, "The Public Health Act of 1848," *Bulletin of the World Health Organization* 83, 11 (2005): 866–67.
3. Wikipedia, "Edwin Chadwick," en.wikipedia.org/wiki/Edwin_Chadwick.

4. Johnson, *Ghost Map*, 114.
5. Johnson, *Ghost Map*, 114.
6. C. E. Dolman, "The Sanitarian's Place in Public Health." *Canadian Journal of Public Health / Revue Canadienne de Santé Publique* 39, no. 2 (1948): 41–51.
7. Johnson, *Ghost Map*.
8. M. Jansen, "Water supply and sewage disposal at Mohenjo-Daro," *World Archaeology* 21, 2 (1991): 177–92; Carr, "Harappan Civilization."
9. T.S. Subramanian, "The Rise and Fall of a Harappan City," *Frontline: India's National Magazine* 27, 12 (June 5–18, 2010): www.frontline.in/static/html/fl2712/stories/20100618271206200.htm.
10. Jansen, "Water supply and sewage disposal at Mohenjo-Daro."
11. Harold Farnsworth Gray, "Sewerage in Ancient and Mediaeval Times," *Sewage Works Journal* 12, 5 (1940): 939–46.
12. Jansen, "Water Supply."
13. Gray, "Water Supply and Sewage."

Chapter 20
1. P. Bingham *et al.*, "John Snow, William Farr and the 1849 Outbreak of Cholera That Affected London," *Public Health* 118 (2004): 387–94.
2. Stephen W. Lacey, "Cholera: Calamitous Past, Ominous Future," *Clinical Infectious Diseases* 20, 5 (May, 1995): 1409–19.
3. Steven Johnson, *The Ghost Map* (New York: Riverhead Books, 2006).
4. Ashleigh R. Tuite *et al.*, "Cholera, Canals, and Contagion," *Journal of Public Health Policy* 32, 3 (August 2011): 320–33.
5. Bingham *et al.*, "John Snow, William Farr."
6. Bingham *et al.*, "John Snow, William Farr."
7. Laura Ball, "Cholera and the Pump on Broad Street," *The History Teacher* 43, 1 (2009): 105–19.
8. Johnson, *Ghost Map*.
9. Ball, "Cholera."
10. Johnson, *Ghost Map*.
11. Lacey, "Cholera."
12. Johnson, *Ghost Map*.
13. Ball, "Cholera."
14. Lacey, "Cholera."

Chapter 21
1. Gavin de Beer, "Mendel, Darwin, and Fisher (1865–1965)," *Notes and Records of the Royal Society of London* 19, 2 (1964): 192–226.
2. P. M. Dunn, "Gregor Mendel, OSA (1822–1884), Founder of Scientific Genetics," *Archives of Disease in Childhood: Fetal and Neonatal Edition* 88, 6 (November 2003): F537–39.
3. de Beer, "Mendel, Darwin, and Fisher."
4. Shannon Hackett *et al.*, "Genes and Genius: The Inheritance of Gregor Mendel," *DNA and Cell Biology* 25, 12 (2006): 655–58.
5. Nelio Bizzo and Charbel N. El-Hani, "Darwin and Mendel: Evolution and Genetics," *Journal of Biological Education* 43, 3 (2009): 108–14.
6. Hackett *et al.*, "Genes and Genius."
7. Mauricio De Castro, "Johann Gregor Mendel: Paragon of Experimental Science," *Molecular Genetics & Genomic Medicine* 4, 1 (2016): 3–8.
8. Hackett *et al.*, "Genes and Genius."
9. Susan Offner, "Mendel's Peas & the Nature of the Gene: Genes Code for Proteins & Proteins Determine Phenotype," *The American Biology Teacher* 73, 7 (2011): 382–87.
10. de Beer, "Mendel, Darwin, and Fisher."
11. de Beer, "Mendel, Darwin, and Fisher."
12. Offner, "Mendel's Peas."
13. World Health Organization, "Sickle-cell Disease and Other Haemoglobin Disorders," Fact Sheet 308 (2011): www.who.int/mediacentre/factsheets/fs308/en/.
14. World Health Organization. "New Report Signals Country Progress in the Path to Malaria Elimination." News Release (December 9, 2015): www.who.int/mediacentre/news/releases/2015/report-malaria-elimination/en/.
15. Lucio Luzzatto, "Sickle Cell Anaemia and Malaria," *Mediterranean Journal of Hematology and Infectious Diseases* 4, 1 (2012).
16. Luzzato, "Sickle Cell."

Chapter 22
1. William T. Clower and Stanley Finger, "Discovering Trepanation: The Contribution of Paul Broca," *Neurosurgery* 49, 6 (December 2001): 1417–25.
2. Stanley Finger and Hiran R. Fernando, "E. George Squier and the Discovery of Cranial Trepanation," *Journal of the History of Medicine* 56 (Oct. 2001): 353–81.
3. Clower and Finger, "Discovering Trepanation."
4. Clower and Finger.
5. Xianli Lv *et al.*, "Prehistoric Skull Trepanation in China," *World Neurosurgery* 80, 6 (2013): 897–99.
6. Lv *et al.*, "Prehistoric Skull Trepanation in China."
7. Manolis J. Papagrigorakas *et al.*, "Neurosurgery During the Bronze Age: A Skull Trepanation in 1900 BC Greece," *World Neurosurgery* 81, 2 (2014): 431–35.

8. G. Tsermoulas *et al.*, "The Skull of Chios," *Journal of Neurosurgery* 121, 2 (2014): 328–32.
9. K. S. Lee, "History of Chronic Subdural Hematoma," *Korean Journal of Neurotrauma* 11, 2 (2015): 27–34.
10. Brian May *et al.*, "The Life and Medical Practice of Hua Tuo," *Pacific Journal of Oriental Medicine* 14 (2000): 40–54.

Chapter 23

1. Wikipedia, "Spontaneous Generation," en.wikipedia.org/wiki/Spontaneous_generation.
2. Harry B. Weiss, "Francesco Redi, the Father of Experimental Entomology," *Scientific Monthly* 23, 3 (1926): 220–24.
3. Edward G. Ruestow, "Leeuwenhoek and the Campaign against Spontaneous Generation," *Journal of the History of Biology* 17, 2 (Summer, 1984): 225–48.
4. Anton E. Lawson, "Human Traits Vs. Crucial Experiments," *The American Biology Teacher* 36, 6 (1974): 334–48.
5. Lawson, "Human Traits."
6. Lilian R. Furst, *Medical Progress and Social Reality: A Reader in Nineteenth-century Medicine and Literature* (Albany: State University of New York Press, 2000): 10.
7. Kendall Smith, "Louis Pasteur, the Father of Immunology?" *Frontiers in Immunology* 3, Article 68 (2012): www.ncbi.nlm.nih.gov/pmc/articles/PMC3342039/.
8. Smith, "Louis Pasteur."
9. Smith, "Louis Pasteur."
10. Prof. [Louis] Pasteur, "On the Germ Theory," *Science* 2, 62 (1881): 420–22.
11. W. W. Keen, "Before and after Lister," *Science* 41, 1067 (1915): 845–53.
12. Hector C. Cameron, "Lord Lister and the Evolution of Modern Surgery," *British Medical Journal* 2, 2189 (1902): 1844–48.
13. Jason R. Francoeur, "Joseph Lister: Surgeon Scientist (1827–1912)," *Journal of Investigative Surgery* 13 (2000): 129–32.
14. Zachary Cope, "Joseph Lister, 1827 – 1912," *British Medical Journal* 2, 5543 (1967): 7–8.
15. Francoeur, "Joseph Lister."
16. S. Robert Lathan, "Caroline Hampton Halsted: The First to Use Rubber Gloves in the Operating Room," *Proceedings* (Baylor University Medical Center) 23, 4 (2010): 389–92.
17. Leslie Hurt, "Dr. Robert Koch: A Founding Father of Biology," *Primary Care Update for OB/Gyns* 10, 2 (2003): 73–74.
18. Steve M. Blevins and Michael S. Bronze, "Robert Koch and the 'Golden Age' of Bacteriology," *International Journal of Infectious Diseases* 14 (2010): e744–e751.

Chapter 24

1. John Frith, "History of Tuberculosis, Part 2: The Sanatoria and the Discoveries of the Tubercle Bacillus," *Journal of Military and Veterans' Health* 22, 2 (2016).
2. Jeanne E. Abrams, "Spitting Is Dangerous, Indecent, and against the Law!" *Journal of the History of Medicine and Allied Sciences* 68, 3 (2013): 416–50.
3. Thomas M. Daniel, "The History of Tuberculosis," *Respiratory Medicine* 100 (2006): 1862–70.
4. Daniel, "The History of Tuberculosis."
5. Steven Johnson, *The Ghost Map* (New York: Riverhead Books, 2006).
6. JoAnne L. Flynn and John Chan, "Tuberculosis: Latency and Reactivation," *Infection and Immunity* 69,7 (2001): 4195–4201.
7. Arthur Stanley Pease, "Some Remarks on the Diagnosis and Treatment of Tuberculosis in Antiquity," *Isis* 31, 2 (1940): 380–93.
8. S. Sabbatani, "[Historical Insights into Tuberculosis]," *Le Infezioni in Medicina* 12, 4 (2004): 284–91.
9. Daniel, "The History of Tuberculosis."
10. Peter Warren, "The Evolution of the Sanatorium," *Canadian Bulletin of Medical History* 23, 2 (2006): 457–70.
11. Daniel, "The History of Tuberculosis."
12. David S. Barnes, "Historical Perspectives on the Etiology of Tuberculosis," *Microbes and Infection* 2 (2000): 431–40.
13. Warren, "Evolution of the Sanatorium."
14. Warren, "Evolution of the Sanatorium."
15. Marc Garetier and Jean Rousset, "Thoracic Balls," *CMAJ/JAMC* 183, 14 (2011): e1091. www.ncbi.nlm.nih.gov/pmc/articles/PMC3185102/.
16. Abrams, "Spitting Is Dangerous."
17. Abrams, "Spitting Is Dangerous."
18. Daniel, "The History of Tuberculosis."
19. World Health Organization, "Tuberculosis: Fact Sheet 104," www.who.int/mediacentre/factsheets/fs104/en/.
20. Barnes, "Historical Perspectives on Etiology."
21. World Health Organization, "Tuberculosis."
22. Stefan Grzybowski and Edward A. Allen, "History and Importance of Scrofula," *The Lancet* 346, 8988 (1995): 1472–74.
23. Wikipedia. "Royal Touch." en.wikipedia.org/wiki/Royal_touch.
24. Michael Bell, "Vampires and Death in New England, 1784 to 1892," *Anthropology and Humanism* 31, 2 (2006): 124–40.

Chapter 25

1. Rosany Bochner, "Paths to the Discovery of Antivenom Serotherapy in France," *Journal of Venomous Animals and Toxins including Tropical Diseases* 22, 1 (2016): 1–7.

2. Wikipedia, "Albert Calmette," en.wikipedia.org/wiki/Albert_Calmette.
3. Annick Guénel, "The Creation of the First Overseas Pasteur Institute, or the Beginning of Albert Calmette's Pastorian Career," *Medical History* 43 (1999): 1–25.
4. Bochner, "Paths."
5. Bochner, "Paths."
6. Guénel, "Creation."
7. Guénel, "Creation."
8. Bochner, "Paths."
9. Raymond L. Ditmars, "Deadly Snakes Now Conquered by Science," *The Science News-Letter* 11, 321 (4 June 1927): 349–50 + 355–56.
10. Centers for Disease Control, "Your Immune System," www.cdc.gov/bam/diseases/immune/immunesys.html.
11. Stefan H.E. Kaufmann, "Elie Metchnikoff's and Paul Ehrlich's Impact on Infection Biology," *Microbes and Infection* 10 (2008): 1417–19.
12. Bochner, "Paths."
13. Guénel, "Creation."
14. Franz Luttenberger, "Arrhenius vs. Ehrlich on Immunochemistry: Decisions about Scientific Progress in the Context of the Nobel Prize," *Theoretical Medicine* 13, 2 (1992): 137–73.
15. Kaufmann, "Elie Metchnikoff's and Paul Ehrlich's Impact."
16. "The Nobel Prize in Physiology or Medicine 1908," *NobelPrize.org*. www.nobelprize.org/nobel_prizes/medicine/laureates/1908/.
17. Paul Ehrlich, "Partial Cell Functions," Nobel Lecture (December 11, 1908): nobelprize.org/nobel_prizes/medicine/laureates/1908/ehrlich-lecture.html
18. "The Immune System: In Defense of Our Lives," Nobel Prize.org (September 6, 2010). www.nobelprize.org/educational/medicine/immuneresponses/overview/.
19. Wikipedia, "Mithridates VI of Pontus," en.wikipedia.org/wiki/Mithridates_VI_of_Pontus.

Chapter 26

1. Peter B. Riesz, "The Life of Wilhelm Conrad Roentgen," *American Journal of Roentgenology* 165 (1995): 1533–37.
2. Otto Glasser, "W. C. Roentgen and the Discovery of the Roentgen Rays," *American Journal of Roentgenology* 165 (1995): 1033–40.
3. Wikipedia, "Crookes Tube," en.wikipedia.org/wiki/Crookes_tube.
4. Riesz, "Life of Wilhelm Conrad Roentgen."
5. Riesz, "Life of Wilhelm Conrad Roentgen."
6. Glasser,"W. C. Roentgen."
7. Richard I. Frankel, "Centennial of Röntgen's Discovery of X-Rays," *Western Journal of Medicine* 164, 6 (1996): 497–501.
8. Frankel, "Centennial."

Chapter 27

1. Edward A. Crawford, Jr., "Paul-Louis Simond and His Work on Plague," *Perspectives in Biology and Medicine* 39, 3 (1996): 446–58.
2. Ludwik Gross, "How the Plague Bacillus and Its Transmission through Fleas Were Discovered: Reminiscences from My Years at the Pasteur Institute in Paris," *Proceedings of the National Academy of Sciences of the United States of America* 92, 17 (August 1995): 7609–11.
3. Crawford, "Paul-Louis Simond."
4. Gross, "How."
5. David J. Bibel and T.H. Chen, "Diagnosis of Plague: An Analysis of the Yersin-Kitasato Controversy," *Bacteriological Reviews* 40, 3 (September 1976): 633–51.
6. Wikipedia, "Waldemar Haffkine," en.wikipedia.org/wiki/Waldemar_Haffkine.
7. Gross, "How."
8. Crawford, "Paul-Louis Simond."
9. Centers for Disease Control, "Plague," www.cdc.gov/plague/index.html.
10. Crawford, "Paul-Louis Simond."
11. Lester K. Little, ed., *Plague and the End of Antiquity: The Pandemic of 541–750* (New York: Cambridge University Press: 2007).
12. National Institute of Allergies and Infectious Diseases, "Plague" (2015): www.niaid.nih.gov/topics/plague/Pages/Default.aspx.
13. Little, *Plague and the End of Antiquity*.
14. Samuel K. Cohn, Jr., "The Black Death: End of a Paradigm," *American Historical Review* 107, 3 (2002): 703–38.
15. Michael McCormick, "Rats, Communications, and Plague: Toward an Ecological History," *Journal of Interdisciplinary History* 34, 1 (2003): 1–25.
16. Graham Twigg, *The Black Death: A Biological Reappraisal* (London: Batsford, 1984).
17. D.M. Wagner *et al*., "*Yersinia pestis* and the Plague of Justinian 541–543 AD," *The Lancet. Infectious diseases* 14, 4 (2014): 319–26.
18. Stephanie Haensch *et al*., "Distinct Clones of *Yersinia pestis* Caused the Black Death," *PLoS Pathogens* 6, 10 (2010).
19. T. N. Tran *et al*., "Brief Communication: Co-detection of *Bartonella quintana* and *Yersinia pestis*," *American Journal of Physical Anthropology* 145, 3 (2011): 489–94.

Chapter 28

1. Thomas M. Rivers, "Viruses and Koch's Postulates," *Journal of Bacteriology* 33, 1 (1937): 1–12.

2. L. Bos, "Beijerinck's Work on Tobacco Mosaic Virus: Historical Context and Legacy," *Philosophical Transactions: Biological Sciences* 354, 1383 (Mar. 29, 1999): 675–85.
3. Bos, "Beijerinck's Work."
4. W. Ian Lipkin, "Microbe Hunting in the 21st Century," *Proceedings of the National Academy of Sciences* 106, 1 (2009): 6–7.
5. Mark Woolhouse et al., "Human Viruses: Discovery and Emergence," *Philosophical Transactions of the Royal Society B: Biological Sciences* 367, 1604 (2012): 2864–71.
6. Rivers, "Viruses."
7. David N. Fredericks and David A. Relman, "Sequence-Based Identification of Microbial Pathogens," *Clinical Microbiology Reviews* 9, 1 (1996): 18–33.
8. World Health Organization, "Yellow Fever," www.who.int/mediacentre/factsheets/fs100/en/.
9. J. H. Bauer, "Yellow Fever," *Public Health Reports (1896–1970)* 55, 9 (1940): 362–71.
10. Porterfield, "Yellow Fever."
11. "Nobel Prize 1951," *The British Medical Journal* 2, 4738 (1951).
12. J. Gordon Frierson, "The Yellow Fever Vaccine: A History," *The Yale Journal of Biology and Medicine* 83, 2 (2010): 77–85.
13. Woolhouse, "Human Viruses."
14. W. M. Stanley, "Progress in the Conquest of Virus Diseases," *Science* 101, 2617 (1945): 185–88.

Chapter 29

1. Sara Rockwell, "The Life and Legacy of Marie Curie," *Yale Journal of Biology and Medicine* 76 (2003): 167–80.
2. Nancy Fröman, "Marie and Pierre Curie and the Discovery of Polonium and Radium," Nobelprize.org (December 1996): www.nobelprize.org/nobel_prizes/themes/physics/curie/.
3. Denise Ham, "Marie Sklodowska Curie: The Woman Who Opened the Nuclear Age," *21st Century* (Winter 2002 – 2003): 30 – 68.
4. Sara Rockwell, "The Life and Legacy of Marie Curie," *Yale Journal of Biology and Medicine* 76 (2003): 167–80.
5. Marie Curie, "The Discovery of Radium," lateralscience.blogspot.com/2012/07/the-discovery-of-radium-by-marie-curie.html.
6. Fröman, "Marie and Pierre Curie."
7. Curie, "The Discovery of Radium."
8. Curie, "The Discovery of Radium."
9. Jean-Jacques Mazeron and Alain Gerbaulet, "The Centenary of Discovery of Radium," *Radiotherapy and Oncology* 49 (1998): 205–16.
10. B. W. Fox, "The History of Radium in Medicine in Manchester," *Clinical Oncology* 10 (1998): 115–24.
11. Jean Dutreix *et al.*, "The Hazy Dawn of Brachytherapy," *Radiotherapy and Oncology* 49 (1998): 223–32.
12. Mazeron and Gerbaulet, "Centenary."
13. Wikipedia, "Marie Curie," en.wikipedia.org/wiki/Marie_Curie.
14. Dutreix, "Hazy Dawn."
15. David I. Harvie, "The Radium Century," *Endeavour* 23, 3 (1999): 100–05.
16. U.S. Department of Commerce, *Measures for Progress: A History of the National Bureau of Standards*.
17. Fox, "History of Radium."
18. Harvie, "Radiation Century."

Chapter 30

1. Kim Pelis, "Blood Clots: The Nineteenth-Century Debate over the Substance and Means of Transfusion in Britain," *Annals of Science* 54 (1997): 331–60.
2. "History of Blood Transfusion," *The British Medical Journal* 1, 4280 (Jan. 16, 1943): 74.
3. Cyrus C. Sturgis, "The History of Blood Transfusion," *Bulletin of the Medical Library Association* 30, 2 (1942): 105–12.
4. Thomas F. Baskett, "The Resuscitation Greats: James Blundell," *Resuscitation* 52 (2002): 229–33.
5. Pelis, "Blood Clots."
6. Baskett, "James Blundell."
7. Pelis, "Blood Clots."
8. Karl Landsteiner, "Individual Differences in Human Blood," *Science , New Series* 73, 1894 (Apr. 17, 1931): 403–09.
9. Landsteiner, "Individual Differences."
10. Wikipedia, "ABO Blood Group System," en.wikipedia.org/wiki/ABO_blood_group_system.
11. Landsteiner, "Individual Differences."
12. Pelis, "Blood Clots."
13. Sturgis, "History of Blood Transfusion."
14. Peter H. Pinkerton, "Norman Bethune, Eccentric, Man of Principle, Man of Action, Surgeon," *Transfusion Medicine Reviews* 21, 3 (2007): 255–64.
15. William DeKleine, "The Blood Plasma Reservoir," *American Journal of Nursing* 41, 5 (1941): 572–73.
16. DeKleine, "Blood Plasma Reservoir."
17. Wikipedia, "Charles R. Drew," en.wikipedia.org/wiki/Charles_R._Drew.

Chapter 31

1. Associated Press, "Tanya Angus," CBS News (January 17, 2013): www.cbsnews.com/news/tanya-angus-woman-who-couldnt-stop-growing-dies-at-34/.
2. MedlinePlus, "Endocrine Diseases," medlineplus.gov/endocrinediseases.html; Wikipedia, "Endocrine System," en.wikipedia.org/wiki/Endocrine_system.

3. Jamshed R. Tata, "100 Years of Hormones," *EMBO Reports* 6, 6 (2005): 490–96
4. J. H. Henriksen and O. B. Schaffalitzky de Muckadell, "Secretin, Its Discovery, and the Introduction of the Hormone Concept," *Scandinavian Journal of Clinical and Laboratory Investigation* 60 (2000): 463–72.
5. Henriksen and Schaffalitzky de Muckadell, "Secretin."
6. Henriksen and Schaffalitzky de Muckadell, "Secretin."
7. Simon N. Young, "How to Increase Serotonin in the Human Brain without Drugs," *Journal of Psychiatry & Neuroscience* 32, 6 (2007): 394–99.
8. F. López-Muñoz *et al.*, "An Historical View of the Pineal Gland and Mental Disorders," *Journal of Clinical Neuroscience* 18 (2011): 1028–37.
9. Charles L. Ralph, "Evolution of Pineal Control of Endocrine Function in Lower Vertebrates," *American Zoologist* 23, 3 (1983): 597-605.
10. M. Mila Macchi and Jeffrey N. Bruce, "Human Pineal Physiology and Functional Significance of Melatonin," *Frontiers in Neuroendocrinology* 25, 3 (2004): 175–95.
11. W. Michael G. Tunbridge, "La Mujer Barbuda by Ribera, 1631: A Gender Bender." *Quarterly Journal of Medicine* 104, 8 (2011): 733–36.
12. Myron Genel, "The Olympic Games and Athletic Sex Assignment," *JAMA* 316, 13 (October 4, 2016): 1359–60.

Chapter 32

1. George A. Soper, "The Curious Career of Typhoid Mary," *Bulletin of the New York Academy of Medicine* 15, 10 (1939): 698–712.
2. Soper, "Curious Career"; Philip P. Mortimer, "Mr N the Milker, and Dr Koch's Concept of the Healthy Carrier," *The Lancet* 353, 9161 (1999): 1354–56.
3. Soper, "Curious Career."
4. World Health Organization, "Typhoid Fever," www.who.int/topics/typhoid_fever/en/
5. Robert Moorhead, "William Budd and Typhoid Fever," *Journal of the Royal Society of Medicine* 95, 11 (2002): 561–564.
6. Christopher Brightman, "Typhoid Fever: Yesterday, Today and Unfortunately Still Tomorrow," *Trends in Urology & Men's Health* 6, 6 (2015).
7. Heather Munro Prescott, "Sending Their Sons into Danger: Cornell University and the Ithaca Typhoid Epidemic of 1903," *New York History* 78, 3 (1997): 273–308.
8. Mortimer, "Mr N the Milker."

Chapter 33

1. Florian Winau *et al.*, "Paul Ehrlich—In Search of the Magic Bullet," *Microbes and Infection* 6 (2004): 786–89.
2. Igor Buchwalow *et al.*, "The Contribution of Paul Ehrlich to Histochemistry," *Virchows Archiv* 466 (2015): 111–16.
3. Anthony S. Travis, "Science as Receptor of Technology," *Science in Context* 3 (1989): 383–408.
4. Travis, "Science as Receptor."
5. Travis, "Science as Receptor."
6. Florian Winau *et al.*, "Paul Ehrlich."
7. Fèlix Bosch and Laia Rosich, "The Contributions of Paul Ehrlich to Pharmacology," *Pharmacology* 82 (2008): 171–79.
8. K. J. Williams, "The Introduction of 'Chemotherapy' Using Arsphenamine—the First Magic Bullet," *Journal of the Royal Society of Medicine* 102, 8 (2009): 343–48.
9. Bosch and Rosich, "Contributions of Paul Ehrlich."
10. Bosch and Rosich, "Contributions of Paul Ehrlich."
11. Williams, "Introduction of 'Chemotherapy.'"
12. Williams, "Introduction of 'Chemotherapy.'"
13. Lawrence M. Principe, *The Secrets of Alchemy* (Chicago: University of Chicago Press, 2013).
14. Wikipedia, "William Henry Perkin," en.wikipedia.org/wiki/William_Henry_Perkin.
15. Bruce M. Rothschild, "History of Syphilis," *Clinical Infectious Diseases* 40, 10 (2005): 1454–63.
16. Rothschild, "History of Syphilis."
17. Heinz Hofmann, "Columbus and Epic Recusatio: Fracastoro's Syphilis," in *The Classical Tradition and the Americas*, ed. Wolfgang Haase and Meyer Reinhold (Berlin, New York: Walter De Gruyter, 1994).
18. Charles Webster, "Paracelsus, and 500 Years of Encouraging Scientific Inquiry," *British Medical Journal* 306, 6878 (1993): 597–98.
19. John Parascandola, "From Mercury to Miracle Drugs: Syphilis Therapy over the Centuries," *Pharm Hist* 51, 1 (2009): 14–23.
20. Parascandola, "From Mercury to Miracle Drugs."

Chapter 34

1. Science Museum: Brought to Life, "Leonard Thompson (1908–35)." www.sciencemuseum.org.uk/broughttolife/people/frederickbanting.
2. Wikipedia, "History of Diabetes," en.wikipedia.org/wiki/History_of_diabetes.
3. Lois N. Magner, *A History of Medicine*, 2d ed. (New York: Taylor & Francis, 2005): 18, 60.
4. Nobelprize.org, "The Discovery of Insulin." www.nobelprize.org/educational/medicine/insulin/discovery-insulin.html.
5. Columbia Doctors, "The Pancreas and Its Functions," columbiasurgery.org/pancreas/pancreas-and-its-functions.

6. Michael Bliss, "Dr. Frederick Banting: Getting out of Town," *Canadian Medical Association Journal* (May 1, 1984): 1215–21.
7. Dimitrios T. Karamitsos, "The Story of Insulin Discovery," *Diabetes Research and Clinical Practice* 93S (2011): S2–S8.
8. A. Helmstädter, "Antidiabetic Drugs Used in Europe Prior to the Discovery of Insulin," *Pharmazie* 62, 9 (2007): 717–20.
9. Warren A. Sawyer, "Frederick Banting's Misinterpretations of the Work of Ernest L. Scott as Found in Secondary Sources," *Perspectives in Biology and Medicine* 29, 4 (1986): 611–18.
10. J. Sjöquist, "Physiology or Medicine 1923 – Presentation Speech," Nobelprize.org. www.nobelprize.org/nobel_prizes/medicine/laureates/1923/press.html.
11. M. Bliss, "The Eclipse and Rehabilitation of JRR Macleod, Scotland's Insulin Laureate," *Journal of the Royal College of Physicians of Edinburgh* 43 (2013): 366–73.
12. J. B. Collip, "Frederick Grant Banting, Discoverer of Insulin," *The Scientific Monthly* 52, 5 (1941): 472–74.
13. Bliss, "Dr. Frederick Banting."
14. Collip, "Frederick Grant Banting."
15. Bliss, "Eclipse and Rehabilitation."

Chapter 35

1. Ernst Chain, "Thirty Years of Penicillin Therapy," *Proceedings of the Royal Society of London. Series B, Biological Sciences* 179, 1057 (1971): 293–319.
2. Alexander Fleming, "Penicillin," *British Medical Journal* 2, 4210 (1941): 386.
3. Jos Houbraken *et al.*, "Fleming's Penicillin Producing Strain Is Not *Penicillium Chrysogenum* but *P. Rubens*," *IMA Fungus: The Global Mycological Journal* 2, 1 (2011): 87–95.
4. Edward Abraham, "Penicillin and Its Successors: A Personal View," *Bulletin of the American Academy of Arts and Sciences* 39, 1 (1985): 8–27.
5. Abraham, "Penicillin."
6. H. W. Florey, "Penicillin: A Survey," *British Medical Journal* 2, 4361 (1944): 169–71.
7. B. Lee Ligon, "Penicillin: Its Discovery and Early Development," *Seminars in Pediatric Infectious Diseases* 15, 1 (2004): 52–57.
8. Florey, "Penicillin."
9. Ligon, "Sir Alexander Fleming."
10. Florey, "Penicillin."
11. Ligon, "Penicillin."
12. Abraham, "Penicillin."
13. Milton Wainwright, "Moulds in Ancient and More Recent Medicine," *The Mycologist* (1989): fungi4schools.org/Reprints/Mycologist_articles/Post-16/Medical/V03pp021-023folk_medicine.pdf.
14. Milton Wainwright, "Moulds in Folk Medicine." *Folklore* 100, 2 (1989): 162–66.
15. Sheryl Persson, *Smallpox, Syphilis and Salvation* (Wollombi, NSW: Exisle Publishing, 2009).
16. Persson.

Chapter 36

1. Nobelprize.org. "Egas Moniz—Facts." nobelprize.org/nobel_prizes/medicine/laureates/1949/moniz-facts.html.
2. NPR, "'My Lobotomy': Howard Dully's Journey" (16 November 2005): npr.org/2005/11/16/5014080/my-lobotomy-howard-dullys-journey.
3. Wikipedia, "Rosemary Kennedy," en.wikipedia.org/wiki/Rosemary_Kennedy.
4. A. Miller, "The Lobotomy Patient a Decade Later," *Canadian Medical Association Journal* 96 (April 15, 1967): 1095–1103.
5. Charles Barber, "The Brain: A Mindless Obsession," *The Wilson Quarterly* 32, 1 (2008): 32–44.
6. Siang Yan Tan and Angela Yip, "António Egas Moniz (1874–1955): Lobotomy Pioneer and Nobel Laureate," *Singapore* 55, 4 (2014): 175–76.
7. A. Miller, "The Lobotomy Patient a Decade Later: A Follow-up Study of a Research Project Started in 1948." *Canadian Medical Association Journal* 96 (April 15, 1967): 1095–1103.
8. Cynthia J. Tsay, "Julius Wagner-Jauregg and the Legacy of Malarial Therapy for the Treatment of General Paresis of the Insane." *Yale Journal of Biology and Medicine* 86, 2 (06/13 2013): 245–54.
9. R. Aaron Robinson *et al.*, "Surgery of the Mind, Mood, and Conscious State: An Idea in Evolution," *World Neurosurgery* 80, 3/4 (2013): S2–S26.
10. Barber, "The Brain: A Mindless Obsession."
11. Barber, "The Brain: A Mindless Obsession."
12. Mical Raz, "Psychosurgery, Industry and Personal Responsibility, 1940–1965," *Social History of Medicine* 23, 1 (2010): 116–33.
13. Brianne M. Collins and Henderikus J. Stam, "Freeman's Transorbital Lobotomy as an Anomaly: A Material Culture Examination of Surgical Instruments and Operative Spaces," *History of Psychology* 18, 2 (20154): 119–31.
14. Raz, "Psychosurgery."
15. Brianne M. Collins and Henderikus J. Stam, "A Transnational Perspective on Psychosurgery: Beyond Portugal and the United States," *Journal of the History of the Neurosciences* 23, 4 (2014): 335–54.

Chapter 37

1. Karl Paul Link, "The Discovery of Dicumarol and Its Sequels," *Circulation* 19 (1959): 534–38.
2. Richard L. Mueller and Stephen Scheidt, "History of Drugs for Thrombotic Disease," *Circulation* 89, 1 (Jan 1994): 432–49.
3. Link, "Discovery of Dicumarol."
4. John M. Kingsbury, "Commentary: One Man's Poison," *BioScience* 30, 3 (1980): 171–76.

5. Kingsbury, "One Man's Poison."
6. Kingsbury, "One Man's Poison."
7. Mike Scully, "Warfarin Therapy: Rat Poison and the Prevention of Thrombosis," *Biochemist* (Feb 2002): 15–17.
8. "In Science Fields." *The Science News-Letter* 40, 3 (1941): 40–41.
9. Link, "Discovery of Dicumarol."
10. Scully, "Warfarin Therapy."
11. Link, "Discovery of Dicumarol."
12. A. Lichtenstein, "Award Ceremony Speech," The Nobel Prize in Physiology or Medicine 1943. www.nobelprize.org/nobel_prizes/medicine/laureates/1943/press.html.

Chapter 38

1. R. J. Dubos, "Oswald Theodore Avery," *Biographical Memoirs of Fellows of the Royal Society* 2 (1956): 35–48.
2. Olga Amsterdamska, "From Pneumonia to DNA," *Historical Studies in the Physical and Biological Sciences* 24, 1 (1993): 1–40.
3. Frank Portugal, "Oswald T. Avery: Nobel Laureate or Noble Luminary?" *Perspectives in Biology and Medicine* 53, 4 (2010): 558–70.
4. Amsterdamska, "From Pneumonia to DNA."
5. Wikipedia, "Griffith's Experiment," en.wikipedia.org/wiki/Griffith%27s_experiment.
6. Dubos, "Avery."
7. Amsterdamska, "From Pneumonia to DNA."
8. Dubos, "Avery."
9. U. S. Army Medical Department, *The Medical Department of the United States Army in the World War*, Chapter XXV, history.amedd.army.mil/booksdocs/wwi/adminamerexp/chapter25.html.
10. National Institutes of Health, "Bacterial Pneumonia Caused Most Deaths in 1918 Influenza Pandemic," www.nih.gov/news-events/news-releases/bacterial-pneumonia-caused-most-deaths-1918-influenza-pandemic.
11. Wikipedia, "Griffith's Experiment."
12. Dubos, "Avery."
13. Florian Maderspacher, "Rags before the Riches: Friedrich Miescher and the Discovery of DNA," *Current Biology* 14, 15 (2004): R608; Ralf Dahm, "Friedrich Miescher and the Discovery of DNA," *Developmental Biology* 278 (2005): 274–88.
14. Maderspacher, "Rags"; Dahm, "Friedrich Miescher."
15. Petter Portin, "The Birth and Development of the DNA Theory of Inheritance: Sixty Years since the Discovery of the Structure of DNA," *Journal of Genetics* 93, 1 (2014): 293–302.
16. Portin, "The Birth and Development of the DNA Theory."
17. Portugal, "Avery."
18. Wikipedia, "DNA," en.wikipedia.org/wiki/DNA.
19. James D. Watson and Francis H.C. Crick. "Molecular Structure of Nucleic Acids: A Structure for Deoxyribose Nucleic Acid." *Nature* 171 (1953): 737–38.
20. Áurea Anguera de Sojo *et al.*, "Serendipity and the Discovery of DNA." *Foundations of Science* 19 (2014): 387–401.
21. Portin, "The Birth and Development of the DNA Theory."
22. Francis S. Collins *et al.*, "The Human Genome Project: Lessons from Large-Scale Biology," *Science* 300, 5617 (2003): 286–90.
23. Bruce Ponder, "Genetic Testing for Cancer Risk," *Science* 278, 5340 (1997): 1050–54.
24. National Cancer Institute, "BRCA1 and BRCA2: Cancer Risk and Genetic Testing," www.cancer.gov/about-cancer/causes-prevention/genetics/brca-fact-sheet.

Chapter 39

1. Milton Wainwright, "Moulds in Folk Medicine," *Folklore* 100, 2 (1989): 162–66.
2. B. Scarpa, "Homage from One Sardinian to Another," *Clinical Microbiology and Infection* 6, S3 (2000): 3–5.
3. G. Bo, "Giuseppe Brotzu and the Discovery of Cephalosporins," *Clinical Microbiology and Infection* 6, S3 (2000): 6–8.
4. Scarpa, "Homage."
5. Beniamino Orrù *et al.*, "Giuseppe Brotzu and the Discovery of Cephalosporins," Cologne: 8th European Conference of Medical and Health Libraries (2002).
6. Scarpa, "Homage."
7. Giuseppe Brotzu, "Research on a New Antibiotic," translated R. Pompei and G. Cornaglia, *Publications of the Cagliari Institute of Hygiene* (1948): 6–19; Orrù *et al.*
8. Brotzu, "Research."
9. Bo, "Giuseppe Brotzu."
10. Edward Abraham, "Penicillin and Its Successors: A Personal View," *Bulletin of the American Academy of Arts and Sciences* 39, 1 (1985): 8–27.
11. Bo, "Giuseppe Brotzu."

Chapter 40

1. Willem J. Kolff, "The Artificial Kidney and Its Effect on the Development of Other Artificial Organs," *Nature Magazine* 8, 10 (October 2002): 1063–65.
2. Theodore H. Stanley, "A Tribute to Dr Willem J. Kolff," *Journal of Cardiothoracic and Vascular Anesthesia* 27, 3 (June 2013): 600–13.
3. Mayo Clinic Staff, "Acute Kidney Failure," www.mayoclinic.org/diseases-conditions/kidney-failure/basics/definition/con-20024029.

4. James H. Shinaberger, "Quantitation of Dialysis," *Seminars in Dialysis* 14, 4 (2001): 238–45.
5. Kolff, "Artificial Kidney."
6. Stanley, "Tribute."
7. Stanley, "Tribute."
8. Stanley, "Tribute."
9. Kolff, "Artificial Kidney."
10. Stephen A. Schwid and Willem J. Kolff, "Closed Sleeve Bandage to Protect Dialysis Shunts," *JAMA* 202, 2 (1967): 156.
11. Kolff, "Artificial Kidney."
12. Lynne M. Dunphy, "Iron Lungs," *American Journal of Nursing* 103, 5 (2003): 64I.
13. Dunphy, "Iron Lungs."
14. Wikipedia, "Iron Lung," en.wikipedia.org/wiki/Iron_lung.
15. Dunphy, "Iron Lungs."
16. Wikipedia, "Iron Lung."

Chapter 41

1. James Whale, director, *Frankenstein: The Man Who Made a Monster*. Clip showing monster animated by electricity: www.youtube.com/watch?v=1qNeGSJaQ9Q.
2. Susan J. Wolfson, "'*This* Is *My* Lightning' or; Sparks in the Air," *Studies in English Literature 1500 – 1900* 55, 4 (2015): 751–86.
3. Lester D. Friedman, "It's *Still* Alive: *Victor Frankenstein*," *The Pharos* (Spring 2016): 49–52.
4. Wikipedia, "Artificial Cardiac Pacemaker," en.wikipedia.org/wiki/Artificial_cardiac_pacemaker.
5. Jean B. Rosenbaum and Darwood Hansen, "Simple Cardiac Pacemaker and Defibrillator," *JAMA* 155, 13 (1954): 1151.
6. "Jean Rosenbaum: Health Association Executive, Fitness Physician," Prabook: prabook.org/web/person-view.html?profileId=596729.
7. Oscar Aquilina, "A Brief History of Cardiac Pacing," *Images in Paediatric Cardiology* 8, 2 (2006): 17–81.
8. Aquilina, "Brief History"; Wikipedia, "Artificial Cardiac Pacemaker."
9. Catherine Ward *et al.*, "A Short History on Pacemakers," *International Journal of Cardiology* 169 (2013): 244–48.
10. Ward, "A Short History."
11. Oscar Aquilina, "A Brief History of Cardiac Pacing," *Images in Paediatric Cardiology* 8, 2 (2006): 17–81.
12. Smithsonian. National Museum of American History. "Yorick, the Bionic Skeleton." americanhistory.si.edu/collections/search/object/nmah_1203675.

Chapter 42

1. Mary Patterson McPherson *et al.*, "Baruch S. Blumberg: 28 July 1925–5 April 2011," *Proceedings of the American Philosophical Society* 155, 3 (2011): 301–11.
2. H. Roger Segelken, "Baruch S. Blumberg," *New York Times* (April 6, 2011): nytimes.com/2011/04/07/health/07blumberg.html?_r=0.
3. Baruch S. Blumberg, "The Hepatitis B Virus," *Public Health Reports* 95, 5 (1980): 427–35.
4 Baruch S. Blumberg, "Biographical," Nobelprize.org (1976, 2006): nobelprize.org/nobel_prizes/medicine/laureates/1976/blumberg-bio.html.
5. Baruch S. Blumberg, "The Hepatitis B Virus," *Public Health Reports* 95, 5 (1980): 427-35.
6. Blumberg, "Hepatitis B Virus, the Vaccine, and the Control of Primary Cancer of the Liver," *Proceedings of the National Academy of Science* 94, 14 (1997): 7121–25.
7. Blumberg, "Hepatitis B."
8. B. S. Blumberg *et al.*, "The Relation of Infection with the Hepatitis B Agent to Primary Hepatic Carcinoma," *American Journal of Pathology* 81, 3 (1975): 669–82.
9. Blumberg, "Hepatitis B Virus, the Vaccine."
10. John R. Senior *et al.*, "The Australia Antigen and Role of the Late Philadelphia General Hospital," *Hepatology* 54, 3 (2011): 753–56.
11. Blumberg, "Hepatitis B Virus, the Vaccine."
12. World Health Organization, "World Health Report: Infectious Diseases and Cancer," 1996: who.int/whr/1996/media_centre/press_release/en/index7.html.
13. National Cancer Institute, "Cancer Vaccines," cancer.gov/about-cancer/causes-prevention/vaccines-fact-sheet#q8.

Chapter 43

1. "First Human Hearts Transplanted." *Science News* 92, 25 (1967): 581.
2. "Balancing the Drug Dosage." *Science News* 93, 1 (1968): 7–8.
3. "First Human Hearts."
4. Thomas E. Starzl, "The Landmark Identical Twin Case," *JAMA* 251, 19 (1984): 2572–73; Thomas E. Starzl and Clyde Barker, "The Origin of Clinical Organ Transplantation Revisited," *JAMA* 301, 19 (May 20, 2009): 2041–43.
5. Lawrence K. Altman, "Christiaan Barnard, Surgeon for First Heart Transplant, Dies," *New York Times* (September 3, 2001).
6. Irving S. Wright, "A New Challenge to Ethical Codes: Heart Transplants," *Journal of Religion and Health* 8, 3 (1969): 226–41.
7. "Ss. Cosmas and Damian, the Patron Saints of Medicine," *The British Medical Journal* 2, 2180 (1902): 1176–77.
8. Christiaan N. Barnard, "Heart Transplants Fell into Disrepute," *New York Times* Arts and Leisure, D1 (November 26, 1972).

9. Nobelprize.org. "Peter Medawar - Biographical." www.nobelprize.org/nobel_prizes/medicine/laureates/1960/medawar-bio.html.
10. Thomas E. Starzl, "The Birth of Clinical Organ Transplantation," *Journal of the American College of Surgeons* 192, 4 (2001): 431–46.
11. Thomas E. Starzl, "History of Clinical Transplantation," *World Journal of Surgery* 24, 7 (2000): 759–82.
12. Starzl, "Birth of Clinical Organ Transplantation."
13 Starzl, "History of Clinical Transplantation."
14. Thomas E. Starzl, "Peter Brian Medawar: Father of Transplantation," *Journal of the American College of Surgeons* 180, 3 (1995): 332–36.
15. "Peter Medawar."
16. Starzl, "Birth."
17. C. J. E. Watson and J. H. Dark, "Organ Transplantation," *British Journal of Anaesthesia* 108, suppl 1 (1 January 2012): i29–42.
18. R. N. Ankney, "Miracle in South Africa: A Historical Review of US Magazines' Coverage of the First Heart Transplant." *Ecquid Novi: African Journalism Studies* 19, 2 (1998): 26–38.
19. Wright, "A New Challenge."
20. Wikipedia, "Brain Death," en.wikipedia.org/wiki/Brain_death.
21. U.S. Department of Health and Human Services, "Organ Transplantation: The Process," www.organdonor.gov/about/transplantationprocess.html.
22. Wright, "A New Challenge."
23. Marguerite Holloway, "Graft and Host, Together Forever," *Scientific American*, 2007.

Chapter 44

1. Tu, "Discovery."
2. Miller and Su, "Artemisinin."
3. Miller and Su, "Artemisinin."
4. Tu, "Discovery."
5. Miller and Su, "Artemisinin."
6. World Health Organization, "WHO/UNICEF Report: Malaria MDG Target Achieved amid Sharp Drop in Cases and Mortality," www.who.int/mediacentre/news/releases/2015/malaria-mdg-target/en/.
7. McKenna, "Malaria's Nemesis."

Chapter 45

1. Robin Marantz Henig, "Lesley Brown, b. 1964," *New York Times* (December 30, 2012): www.nytimes.com/interactive/2012/12/30/magazine/the-lives-they-lived-2012.html?view=Lesley_Brown.
2. Denise Grady, "Lesley Brown, Mother of the World's First 'Test-Tube Baby,' Dies at 64." *New York Times* (June 24, 2012) www.nytimes.com/2012/06/24/health/lesley-brown-mother-of-first-test-tube-baby-dies-at-64.html.
3. Human Fertilisation & Embryo Authority, "About Infertility," (June 1, 2012): www.hfea.gov.uk/infertility.html.
4. Geoff Watts, "IVF Pioneer Robert Edwards Wins Nobel Prize for Medicine," *British Medical Journal* 341, 7776 (2010): 747.
5. John D. Biggers, "IVF and Embryo Transfer: Historical Origin and Development," *Reproductive Biomedicine Online* 25 (2012): 118–27.
6. Martin H. Johnson, "Robert Edwards: Nobel Laureate in Physiology or Medicine," Nobel Lecture, 2010. www.nobelprize.org/nobel_prizes/medicine/laureates/2010/edwards-lecture.html.
7. Johnson, "Robert Edwards."
8. Jessica R. Hoffman, "You Say Adoption, I Say Objection," *Family Law Quarterly* 46, 3 (2012): 397–417.
9. Victoria Ward, "Louise Brown, the First IVF Baby, Reveals Family Was Bombarded with Hate Mail," *The Telegraph* (24 July 2015): www.telegraph.co.uk/news/health/11760004/Louise-Brown-the-first-IVF-baby-reveals-family-was-bombarded-with-hate-mail.html.
10. Robyn Rowland, "Donor Insemination to in Vitro Fertilization," *Politics and the Life Sciences* 12, 2 (1993): 192–93.
11. Bob Simpson, "Managing Potential in Assisted Reproductive Technologies," *Current Anthropology* 54, S7 (2013): S87–S96.
12. Bob Simpson, "Making 'Bad' Deaths 'Good': The Kinship Consequences of Posthumous Conception," *Journal of the Royal Anthropological Institute* 7, 1 (2001): 1–18.
13. Rowland, "Donor Insemination to in Vitro Fertilization."
14. Clare Dyer, "White Couple Can Keep Mixed Race Twins after IVF Blunder," *BMJ* 325, 7372 (2002): 1055.
15. Jacqueline Mroz, "One Sperm Donor, 150 Offspring," New York Times (6 September 2011): www.nytimes.com/2011/09/06/health/06donor.html.
16. Elizabeth B. Connell, "Contraception in the Prepill Era," *Contraception* 59 (1999): 7S–10S.
17. Carol Flora Brooks, "The Early History of the Anti-Contraceptive Laws in Massachusetts and Connecticut," *American Quarterly* 18, 1 (1966): 3–23.
18. Carole Joffe, "Portraits of Three 'Physicians of Conscience,'" *Journal of the History of Sexuality* 2, 1 (1991): 46–67.
19. Kathleen E. Powderly, "Contraceptive Policy and Ethics Illustrations from American History," *The Hastings Center Report* 25, 1 (1995): S9–S11.
20. Powderly, "Contraceptive Policy."
21. Marc Stein, "The Supreme Court's Sexual Counter-Revolution," *OAH Magazine of History* 20, 2 (2006): 21–25.
22. Linda Greenhouse and Reva B. Siegel, "Before (and after) Roe V. Wade: New Questions About Backlash," *Yale Law Journal* 120, 8 (2011): 2028–87.

Chapter 46

1. Monica J. Casper and Adele E. Clarke, "Making the Pap Smear into the 'Right Tool' for the Job," *Social Studies of Science* 28, 2 (1998): 255–90.
2. Siddhartha Mukherjee, *The Emperor of All Maladies: A Biography of Cancer* (New York: Scribner, 2010): 287.
3. Casper and Clarke, "Making the Pap Smear."
4. Lynette Denny *et al.*, "Cervical Cancer," in *Cancer: Disease Control Priorities*, Third Edition (Volume 3). Washington (DC): The World Bank, 2015. ncbi.nlm.nih.gov/books/NBK343648/.
5. Harald zur Hausen, "Papillomaviruses in the Causation of Human Cancers—A Brief Historical Account," *Virology* 384 (2009): 260–65.
6. Ernest L. Wynder, "Environmental Factors in Cervical Cancer: An Approach to Its Prevention," *British Medical Journal* 1, 4916 (1955): 743–47.
7. Zur Hausen, "Papillomaviruses."
8. Harald zur Hausen, "Biographical," Nobelprize.org, nobelprize.org/nobel_prizes/medicine/laureates/2008/hausen-bio.html.
9. Zur Hausen, "Nobel Lecture."
10. Zur Hausen, "Biographical."
11. Meenakshi Dawar *et al.*, "Human Papillomavirus Vaccines Launch a New Era," *Canadian Medical Association Journal* 177, 5 (2007): 456–61.
12. National Cancer Institute, "Causes and Prevention: Infectious Agents," cancer.gov/about-cancer/causes-prevention/risk/infectious-agents.
13. Chester M. Southam *et al.*, "Homotransplantation of Human Cell Lines," *Science, New Series* 125, 3239 (1957): 158–60.
14. L.J. Sandlow, "Oaths, Codes, and Charters in Medicine over the Ages," *Hektoen International* (Fall 2011): hektoeninternational.org/index.php?option=com_content&view=article&id=399:oaths-codes-and-charters-in-medicine-over-the-ages&catid=71&Itemid=716.
15. Susan Lederer, "Experimentation on Human Beings," *OAH Magazine of History* 19, 5 (2005): 20–22.
16. Jochen Vollmann and Rolf Winau, "Informed Consent in Human Experimentation before the Nuremberg Code," *BMJ: British Medical Journal* 313, 7070 (1996): 1445–47.
17. George J. Annas and Edward R. Utley, *The Nazi Doctors and the Nuremberg Code: Human Rights in Human Experimentation* (New York: Oxford University Press, 1992).
18. Wikipedia, "Nuremberg Code," en.wikipedia.org/wiki/Nuremberg_Code.
19. Gregory J. Higby, "Tuskegee Syphilis Study Revisited," *Pharmacy in History* 41, 4 (1999): 169–70.
20. Lederer, "Experimentation."

Chapter 47

1. Cynthia Stark, "MMR Vaccine and Autism—A Mother's Journey to Heal Her Child," Vaccine Choice Canada (February 2013): vaccinechoicecanada.com/personal-stories/mmr-vaccine-and-autism-a-mothers-journey-to-heal-her-child/.
2. Centers for Disease Control, "Autism Spectrum Disorder (ASD) Facts." www.cdc.gov/ncbddd/autism/facts.html.
3. Centers for Disease Control, "Autism Spectrum Disorder (ASD) Data & Statistics." www.cdc.gov/ncbddd/autism/data.html.
4. Dennis K. Flaherty, "The Vaccine-Autism Connection: A Public Health Crisis Caused by Fraudulent Science," *Annals of Pharmacotherapy* 45 (October 2011): 1302–04.
5. William Meacham, "Postinfection Immunity to Measles Was Known to Common Folk Well Before Its Discovery by Science," *American Journal of the Medical Sciences* 347, 6 (June 2014): 502–03.
6. World Health Organization, Media Centre, "Measles Fact Sheet" (2016): www.who.int/mediacentre/factsheets/fs286/en/.
7. St. Louis Children's Hospital, "Case Study: July 'First Disease,'" www.stlouischildrens.org/health-care-professionals/publications/doctors-digest/september-october-2013/case-study-july-first-d.
8. World Health Organization, Media Centre, "Rubella Fact Sheet," (2016): www.who.int/mediacentre/factsheets/fs367/en/.
9. Meacham, "Postinfection Immunity."
10. Jan Hendriks and Stuart Blume, "Measles Vaccination before the Measles-Mumps-Rubella Vaccine," *American Journal of Public Health* 103, 8 (August 2013): 1393–1401.
11. Flaherty, "The Vaccine-Autism Connection."
12. Anjali Jain *et al.*, "Autism Occurrence by MMR Vaccine Status Among US Children With Older Siblings With and Without Autism," *Journal of the American Medical Association* 313, 15 (2015): 1534–40.
13. Flaherty, "The Vaccine-Autism Connection."
14. Gregory A. Poland, "MMR Vaccine and Autism: Vaccine Nihilism and Postmodern Science," *Mayo Clinic Proceedings* 86, 9 (September 2011): 869–71.
15. Wikipedia, "Leo Kanner," en.wikipedia.org/wiki/Leo_Kanner.
16. Flaherty, "The Vaccine-Autism Connection."

Chapter 48

1. Stacy Theobald, "Custom Surgery Creates Normal Hips for 30-Year-Old," Mayo Clinic (October 27, 2011): sharing.mayoclinic.org/discussion/custom-surgery-creates-normal-hips-for-30-year-old/.
2. Thomas Kohnen *et al.*, "Cataract Surgery with Implantation of an Artificial Lens," *Deutsches Ärzteblatt International* 106, 43 (10/23/2009): 695–702.
3. Mark Spangehl, "Hip Resurfacing: An Alternative to Conventional Hip Replacement?" Mayo Clinic (2014): www.mayoclinic.org/hip-resurfacing/expert-answers/faq-20057913.
4. Kohnen *et al.*, "Cataract Surgery."
5. Spangehl, "Hip Resurfacing."

6. Hans Van Brabandt *et al.*, "Transcatheter Aortic Valve Implantation (TAVI): Risky and Costly," *BMJ: British Medical Journal* 345, 7868 (2012): 24–27.
7. Theobald, "Custom Surgery."
8. C. Lee Ventola, "Medical Applications for 3D Printing: Current and Projected Uses," *Pharmacy and Therapeutics* 39, 10 (2014): 704–711.
9. Stephen Chen, "'This Is Just the Beginning': China Approves World's First 3D-Printed Hip Joint for General Use," *South China Morning Post* (1 September 2015): www.scmp.com/tech/science-research/article/1854369/just-beginning-china-approves-worlds-first-3d-printed-hip.
10. Ventola, "Medical Applications."
11. Thomas K. Grose, "Human Spare Parts," ASEE Prism 24, 6 (2015): 24–29.
12. Grose, "Human Spare Parts."
13. Ventola, "Medical Applications."
14. "Advanced Delivery Devices: Implantable Drug-Eluting Devices," *Drug Development and Delivery* (2015): www.drug-dev.com/Main/Back-Issues/ADVANCED-DELIVERY-DEVICES-Implantable-DrugEluting-1006.aspx.
15. "Sbu Systematic Review Summaries," In *Drug-Eluting Stents in Coronary Arteries* (Stockholm: Swedish Council on Health Technology Assessment, 2014).
16. Advanced Delivery Devices.
17. Advanced Delivery Devices.
18. Bob Roehr, "Vaginal Ring Offers Hope in HIV Prevention," *Scientific American* (February 24, 2016): www.scientificamerican.com/article/vaginal-ring-offers-hope-in-hiv-prevention/.
19. Wolfgang Hohenforst-Schmidt *et al.*, "Drug Eluting Stents for Malignant Airway Obstruction: A Critical Review of the Literature." *J Cancer* 7, 4 (2016): 377–90.
20. E. Dabizzi and P. G. Arcidiaco, "Update on Enteral Stents," *Current Treatment Options in Gastroenterology* 14, 2 (2016): 178–84.
21. Moy, Brian T. and John W. Birk. "An Update to Hepatobiliary Stents." *Journal of Clinical and Translational Hepatology* 3, 1 (2015): 67–77.
22. Advanced Delivery Devices.
23. Advanced Delivery Devices.

Chapter 49

1. William Hsiao and Claire Fraser-Liggett, "Human Microbiome Project," *Drug Discovery Today* 14, 7 (2009): 331–33.
2. Robert Orenstein *et al.*, "Moving Fecal Microbiota Transplantation into the Mainstream," *Nutrition in Clinical Practice* 28, 5 (2013): 589–98.
3. CDC Press Room, "Nearly Half a Million Americans Suffered from *Clostridium difficile* Infections in a Single Year." (Feb. 25, 2015): www.cdc.gov/media/releases/2015/p0225-clostridium-difficile.html.
4. Giovanni Cammarota *et al.*, "Gut Microbiota Modulation," *Internal and Emergency Medicine* 9 (2014): 365–73.
5. Cammarota *et al.*, "Gut Microbiota Modulation."
6. Els van Nood *et al.*, "Duodenal Infusion of Donor Feces for Recurrent *Clostridium difficile*," *New England Journal of Medicine* 368, 5 (2013): 407–15.
7. Carl Zimmer, "Fecal Transplants Can Be Life-Saving, but How?" *New York Times* (July 15, 2016): nytimes.com/2016/07/15/science/fecal-transplants-bacteria-viruses.html?_r=0.
8. Trevor C. Van Schooneveld *et al.*, "Duodenal Infusion of Donor Feces: To the Editor," *New England Journal of Medicine* 368, 22 (May 30, 2013): 2143.
9. van Nood *et al.*, "Duodenal Infusion."
10. Dinesh Vyas *et al.*, "Fecal Transplant Policy and Legislation," *World Journal of Gastroenterology* 21, 1 (Jan 7, 2015): 6–11.

Chapter 50

1. Donald G. McNeil, Jr., *Zika: The Emerging Epidemic* (New York: W. W. Norton, 2016), 42–45.
2. Enny S. Paixão *et al.*, "History, Epidemiology, and Clinical Manifestations of Zika," *American Journal of Public Health* 106, 4 (April 2016): 606–12.
3. McNeil, *Zika*, 53.
4. McNeil, *Zika*, 66.
5. Brazil, "Ministry of Health Confirmed 1,709 Cases of Microcephaly." (16 July 2016): translate.google.com/translate?hl=en&sl=pt&u=portalsaude.saude.gov.br/&prev=search.
6. Paixão *et al.*, "History, Epidemiology, and Clinical Manifestations of Zika."
7. CDC, "Zika Virus," cdc.gov/zika/index.html.
8. World Health Organization, "Zika Virus and Complications," who.int/emergencies/zika-virus/en/.
9. Weaver, "Zika Virus."
10. McNeil, *Zika*.
11. Scott C. Weaver *et al.*, "Zika Virus: History, Emergence, Biology, and Prospects for Control," *Antiviral Research* 130 (2016): 69–80.
12. Brazil, "Ministry of Health."

Conclusion

1. Simon Brooker, "Estimating the Global Distribution and Disease Burden of Intestinal Nematode Infections: Adding up the Numbers – a Review," *International Journal for Parasitology* 40, 10 (04/27/2010): 1137-44.
2. Jan Andersson *et al.*, "Avermectin and Artemisinin: Revolutionary Therapies against Parasitic Diseases," www.nobelprize.org/nobel_prizes/medicine/laureates/2015/advanced-medicineprize2015.pdf.

3. "Ancient Chinese Anti-fever Cure Becomes Panacea for Malaria: An Interview with Zhou Yiqing." *Bulletin of the World Health Organization* 87 (2009): 743–744. www.who.int/bulletin/volumes/87/10/09-051009.pdf.
4. World Health Organization, "Malaria Fact Sheet," April, 2016: www.who.int/mediacentre/factsheets/fs094/en/.
5. Elisabeth Hsu, "Reflections on the 'Discovery' of the Antimalarial Qinghao," *British Journal of Clinical Pharmacology* 61, 6 (2006): 666–70.
6. "Ancient Chinese Anti-fever Cure."
7. World Health Organization, "WHO Position Statement" (2012): www.who.int/malaria/publications/atoz/position_statement_herbal_remedy_artemisia_annua_l/en/.
8. A. Falodun, "Herbal Medicine in Africa: Distribution, Standardization and Prospects," *Research Journal of Phytochemistry*, 4 (2010): 154–161.
9. Ambrose O. Talisuna *et al.*, "The Affordable Medicines Facility-malaria," *Malaria Journal* 11 (2012): 370.
10. Novartis Malaria Initiative, "First-in-Class Treatment," www.malaria.novartis.com/malaria-initiative/treatment/first-in-class-treatment/index.shtml.
11. Caroline Meier zu Biesen, "The Rise to Prominence of *Artemisia Annua* L.—The Transformation of a Chinese Plant to a Global Pharmaceutical," *African Sociological Review* 14, 2 (2010): 24–46.

诺贝尔生理学或医学奖年表（1901—2021年）

数据来源：诺贝尔奖官方网站（https://www.nobelprize.org）

1895年11月27日，阿尔弗雷德·诺贝尔签署了他最后的意志和证明，将他最大的财富份额捐给了一系列奖项，即诺贝尔奖。诺贝尔生理学或医学奖是根据诺贝尔的遗嘱而设立的五个诺贝尔奖之一，旨在表彰在生理学或医学领域作出重要发现或发明的人。诺贝尔生理学或医学奖的甄选委员会通常在每年10月公布得主，颁奖典礼于每年12月10日（诺贝尔逝世周年纪念日），在瑞典斯德哥尔摩举行，并由瑞典国王亲自颁奖。

截至2021年，诺贝尔生理学或医学奖共颁发112次，有224人获得该奖，其中212名男性以及12名女性；39次由一人获得，34次由二人分享，39次由三人共享。有9年因故停止颁发：1915—1918年、1921年、1925年、1940—1942年，其中1915—1918年由于第一次世界大战、1940—1942年由于第二次世界大战。

最年轻的诺贝尔生理学或医学奖得主是弗雷德里克·班廷（在1923年获奖时32岁）。

最年长的诺贝尔生理学或医学奖得主是裴顿·劳斯（在1966年获奖时87岁）。

1935年，中国现代医学先驱伍连德成为首位获提名的华人；2015年，屠呦呦成为第一位获得该奖的中国本土科学家。

获奖时间	获奖者	国家	获奖时所属机构	获奖原因
901 年	埃米尔·阿道夫·冯·贝林（Emil Adolf von Behring）	德国	马尔堡大学（德国）	在血清治疗方面的研究，特别是其在白喉方面的应用，在医学领域开辟了一条新的道路，从而使医生手中拥有一种对抗疾病和死亡的胜利武器
902 年	罗纳德·罗斯（Ronald Ross）	英国	利物浦大学学院（今利物浦大学，英国）	他在疟疾方面的工作展示了疟疾是如何进入生物体的，从而为成功研究和防治这种疾病奠定了基础
1903 年	尼尔斯·吕贝里·芬森（Niels Ryberg Finsen）	丹麦	芬森医学光研究所（丹麦）	为了表彰他在用集中光辐射治疗疾病，特别是寻常狼疮方面的贡献，他为医学研究开辟了一条的新途径
1904 年	伊万·巴甫洛夫（Ivan Petrovich Pavlov）	俄罗斯	圣彼得堡军事医学院（俄罗斯）	在消化生理学方面的研究工作，使该主题的重要方面的知识由此被转化和扩展
1905 年	罗伯特·科赫（Robert Koch）	德国	普鲁士皇家传染病研究所（今罗伯特·科赫研究所，德国）	表彰他在结核病方面的研究和发现
1906 年	卡米洛·高尔基（Camillo Golgi）	意大利	帕维亚大学（意大利）	表彰他们在神经系统结构方面的研究工作
	圣地亚哥·拉蒙－卡哈尔（Santiago Ramóny Cajal）	西班牙	马德里康普顿斯大学（西班牙）	
1907 年	夏尔·路易·阿方斯·拉韦朗（Charles Louis Alphonse Laveran）	法国	巴斯德研究所（法国）	表彰他对原生动物在致病中所起作用的研究工作
1908 年	伊拉·梅契尼科夫（Ilya Mechnikov）	俄罗斯	巴斯德研究所（法国）	表彰他们在免疫研究方面的贡献
	保罗·埃利希（Paul Ehrlich）	德国	哥廷根大学（德国）；法兰克福实验医疗研究所（德国）	

获奖时间	获奖者	国家	获奖时所属机构	获奖原因
1909 年	埃米尔·特奥多尔·科赫尔（Emil Theodor Kocher）	瑞士	伯尔尼大学（瑞士）	在甲状腺生理学、病理学和外科学方面的研究工作
1910 年	阿尔布雷希特·科塞尔（Albrecht Kossel）	德国	海德堡大学（德国）	表彰他在蛋白质（包括核酸）方面的研究对细胞化学做出的贡献
1911 年	阿尔瓦·古尔斯特兰德（Allvar Gullstrand）	瑞典	乌普萨拉大学（瑞典）	在眼屈光学方面的研究工作
1912 年	亚历克西·卡雷尔（Alexis Carrel）	法国	洛克菲勒医学研究所（美国）	表彰他在血管缝合以及血管和器官移植方面的研究工作
1913 年	夏尔·罗贝尔·里歇（Charles Robert Richet）	法国	索邦大学（法国）	表彰他在过敏反应方面的研究工作
1914 年	罗伯特·巴拉尼（Robert Bárány）	奥地利	维也纳大学（奥地利）	在前庭器官的生理学与病理学研究工作
1915—1918 年	停止颁发			
1919 年	朱尔·博尔代（Jules Bordet）	比利时	布鲁塞尔大学（比利时）	在免疫方面的发现
1920 年	沙克·奥古斯特·史丁伯格·克罗（Schack August Steenberg Krogh）	丹麦	哥本哈根大学（丹麦）	发现毛细血管运动的调节机理
1921 年	停止颁发			
1922 年	阿奇博尔德·维维安·希尔（Archibald Vivian Hill）	英国	伦敦大学（英国）	发现肌肉产生热量
	奥托·弗利策·迈尔霍夫（Otto Fritz Meyerhof）	德国	基尔大学（德国）	发现肌肉中氧的消耗和乳酸代谢之间的固定关系
1923 年	弗雷德里克·班廷（Frederick Banting）	加拿大	多伦多大学（加拿大）	发现胰岛素
	约翰·麦克劳德（John Macleod）	加拿大	多伦多大学（加拿大）	
1924 年	威廉·艾因特霍芬（Willem Einthover）	荷兰	莱顿大学（荷兰）	发明心电图与量测装置

获奖时间	获奖者	国家	获奖时所属机构	获奖原因
1925 年	停止颁发			
1926 年	约翰尼斯·安德列亚斯·格列伯·菲比格（Johannes Andreas Grib Fibiger）	丹麦	哥本哈根大学（丹麦）	发现螺旋体癌（一种致癌寄生物，可以使老鼠患上胃癌）
1927 年	朱利叶斯·瓦格纳－尧雷格 (Julius Wagner–Jauregg)	奥地利	维也纳大学（奥地利）	发现接种疟疾疫苗对麻痹性痴呆的治疗价值
1928 年	查尔斯·朱尔斯·亨利·尼科尔 (Charles Jules Henri Nicolle)	法国	巴斯德研究院（突尼斯）	在斑疹伤寒方面的研究工作
1929 年	克里斯蒂安·艾克曼 (Christiaan Eijkman)	荷兰	乌得勒支大学（荷兰）	发现抗神经炎维生素（维生素 B1）
	弗雷德里克·高兰·霍普金斯爵士 (Sir Frederick Gowland Hopkins)	英国	剑桥大学（英国）	发现促进生长的维生素
1930 年	卡尔·兰德斯坦纳 (Karl Landsteiner)	奥地利	洛克菲勒医学研究所（美国）	发现人类的血型
1931 年	奥托·海因里希·瓦尔堡（Otto Heinrich Warburg）	德国	威廉皇帝科学研究所（今马克斯·普朗克研究所，德国）	发现呼吸酶的性质和作用方式
1932 年	查尔斯·斯科特·谢灵顿爵士（Sir Charles Scott Sherrington）	英国	牛津大学（英国）	发现神经元的功能
	埃德加·阿德里安（Edgar Douglas Adrian）	英国	剑桥大学（英国）	
1933 年	托马斯·亨特·摩尔根（Thomas Hunt Morgan）	美国	加州理工学院（美国）	发现染色体在遗传中的作用
1934 年	乔治·霍伊特·惠普尔（George Hoyt Whipple）	美国	罗切斯特大学（美国）	发现贫血的肝脏治疗法
	乔治·理查兹·迈诺特（George Richards Minot）	美国	哈佛大学（美国）	
	威廉·帕里·莫菲（William Parry Murphy）	美国	哈佛大学（美国）；彼得·本特·布列根医院（今哈佛大学医学院教学附属布列根和妇女医院，美国）	

获奖时间	获奖者	国家	获奖时所属机构	获奖原因
1935 年	汉斯・斯佩曼（Hans Spemann）	德国	弗赖堡大学（德国）	发现胚胎发育的组织者（胚胎发育中起中心作用的胚胎区域）效应
1936 年	亨利・哈利特・戴尔爵士（Sir Henry Hallett Dale）	英国	国家医学研究所（英国）	发现神经冲动的化学传递
	奥托・勒维（Otto Loewi）	奥地利	格拉茨大学（奥地利）	
1937 年	阿尔伯特・圣捷尔吉・纳扎波尔蒂（Albert von Szent-Györgyi Nagyrápolt）	匈牙利	赛格德大学（匈牙利）	因其与生物燃烧过程有关的发现，特别是关于维生素 C 和反丁烯二酸的催化作用
1938 年	柯奈尔・海门斯（Corneille Jean François Heymans）	比利时	根特大学（比利时）	发现窦和主动脉机制在呼吸调节中所起的作用
1939 年	格哈德・多马克（Gerhard Domagk）	德国	明斯特大学（德国）	发现百浪多息（一种磺胺类药物）的抗菌作用
1940—1942 年	停止颁发			
1943 年	亨里克・达姆（Henrik Dam）	丹麦	罗彻斯特大学（美国）	发现维生素 K
	爱德华・阿德尔伯特・多伊西（Edward Adelbert Doisy）	美国	圣路易斯大学（美国）	发现维生素 K 的化学性质
1944 年	约瑟夫・厄尔兰格（Joseph Erlanger）	美国	圣路易斯华盛顿大学（美国）	发现单一神经纤维的高度分化功能
	赫伯特・斯潘塞・加塞（Herbert Spencer Gasser）	美国	洛克菲勒医学研究所（美国）	
1945 年	亚历山大・弗莱明爵士（Sir Alexander Fleming）	英国	伦敦大学（英国）	发现青霉素及其对各种传染病的疗效
	恩斯特・伯利斯・钱恩（Ernst Boris Chain）	英国	牛津大学（英国）	
	霍华德・沃尔特・弗洛里（Howard Walter Florey）	英国	牛津大学（英国）	
1946 年	赫尔曼・约瑟夫・马勒（Hermann Joseph Muller）	美国	印第安纳大学（美国）	发现通过 X 射线照射引起的突变

获奖时间	获奖者	国家	获奖时所属机构	获奖原因
1947 年	卡尔・斐迪南・科里（Carl Ferdinand Cori）	美国	圣路易斯华盛顿大学（美国）	发现糖原的催化转化过程
	格蒂・特蕾莎・科里（Gerty Theresa Cori）	美国	圣路易斯华盛顿大学（美国）	
	贝尔纳多・奥赛（Bernardo Houssay）	阿根廷	生物学和实验医学研究所（阿根廷）	发现垂体前叶激素在糖代谢中的作用
1948 年	保罗・赫尔曼・穆勒（Paul Hermann M ü ller）	瑞士	盖基染料公司实验室（瑞士）	发现 DDT 作为杀死几种节肢动物的接触性毒药具有高效性
1949 年	瓦尔特・鲁道夫・赫斯（Walter Rudolf Hess）	瑞士	苏黎世大学（瑞士）	发现间脑（脊椎动物前脑的后部）功能组织对内脏活动的调节功能
	安东尼奥・埃加斯・莫尼兹（António Egas Moniz）	葡萄牙	里斯本大学（葡萄牙）；里斯本神经研究所（葡萄牙）	发现前脑叶白质切除术对某些精神疾病的治疗意义
1950 年	菲利普・肖瓦特・亨奇（Philip Showalter Hench）	美国	梅奥医学中心（美国）	发现肾上腺皮质激素及其结构和生物效应
	爱德华・卡尔文・肯德尔（Edward Calvin Kendall）	美国	梅奥医学中心（美国）	
	塔德乌什・赖希施泰因（Tadeus Reichstein）	瑞士	巴塞尔大学（瑞士）	
1951 年	马克斯・泰累尔（Max Theiler）	南非	洛克菲勒基金会国际卫生部病毒实验室（美国）	发现黄热病及其治疗方法
1952 年	赛尔曼・A・瓦克斯曼（Selman Abraham Waksman）	美国	罗格斯大学（美国）	发现链霉素，这是第一种有效对抗结核病的抗生素
1953 年	汉斯・阿道夫・克雷布斯（Hans Adolf Krebs）	英国	谢菲尔德大学（英国）	发现三羧酸循环
	弗里茨・阿尔贝特・李普曼（Fritz Albert Lipmann）	美国	哈佛医学院（美国）；麻省总医院（美国）	发现辅酶 A 及其对中间代谢的重要性

获奖时间	获奖者	国家	获奖时所属机构	获奖原因
1954 年	约翰·富兰克林·恩德斯（John Franklin Enders）	美国	哈佛医学院（美国）；波士顿儿童医学中心传染病研究室（美国）	发现脊髓灰质炎病毒在各种组织培养物中的生长能力
	弗雷德里克·查普曼·罗宾斯（Frederick Chapman Robbins）	美国	西储大学（今凯斯西储大学，美国）	
	托马斯·哈克尔·韦勒（Thomas Huckle Weller）	美国	波士顿儿童医学中心传染病研究室（美国）	
1955 年	阿克塞尔·胡戈·特奥多尔·特奥雷尔（Axel Hugo Theodor Theorell）	瑞典	卡罗林斯卡学院（瑞典）	发现氧化酶的性质和作用方式
1956 年	安德烈·弗雷德里克·考南德（André Frédéric Cournand）	美国	哥伦比亚大学（美国）；贝尔维尤医院（美国）	发明心脏导管术及发现循环系统的病理变化
	沃纳·福斯曼（Werner Forssmann）	德国	美因茨大学（德国）	
	迪金森·伍德拉夫·理查兹（Dickinson Woodruff Richards）	美国	哥伦比亚大学（美国）	
1957 年	达尼埃尔·博韦（Daniel Bovet）	意大利	高等卫生研究所（首席公共卫生研究所，意大利）	发现抑制某些机体物质作用的合成化合物，特别是它们对血管系统和骨骼肌的作用
1958 年	乔治·韦尔斯·比德尔（George Wells Beadle）	美国	加州理工学院（美国）	发现基因受到特定化学过程的调控
	爱德华·劳里·塔特姆（Edward Lawrie Tatum）	美国	洛克菲勒医学研究所（美国）	
	乔舒亚·莱德伯格（Joshua Lederberg）	美国	威斯康星大学麦迪逊分校（美国）	发现细菌遗传物质及基因重组现象
1959 年	阿瑟·科恩伯格（Arthur Kornberg）	美国	斯坦福大学（美国）	发现核糖核酸和脱氧核糖核酸的生物合成机制
	塞韦罗·奥乔亚（Severo Ochoa）	美国	纽约大学（美国）	

获奖时间	获奖者	国家	获奖时所属机构	获奖原因
1960 年	麦克法兰・伯内特爵士（Sir Macfarlane Burnet）	澳大利亚	沃尔特和伊丽莎・霍尔医学研究所（澳大利亚）	发现获得性免疫耐受
	彼得・梅达沃（Peter Medawar）	英国	伦敦大学学院（英国）	
1961 年	盖欧尔格・冯・贝凯希（Georg von Békésy）	美国	哈佛大学（美国）	发现耳蜗内刺激的物理机理
1962 年	弗朗西斯・哈里・康普顿・克里克（Francis Harry Compton Crick）	英国	英国剑桥医学研究委员会分子生物学实验室（英国）	发现核酸的分子结构及其对遗传信息传递的重要性
	詹姆斯・杜威・沃森（James Dewey Watson）	美国	哈佛大学（美国）	
	莫里斯・威尔金斯（Maurice Wilkins）	英国	伦敦大学（英国）	
1963 年	约翰・卡鲁・埃克尔斯爵士（Sir John Carew Eccles）	澳大利亚	澳大利亚国立大学（澳大利亚）	发现神经细胞膜外围和中央部分兴奋和抑制的离子机制
	艾伦・劳埃德・霍奇金（Alan Lloyd Hodgkin）	英国	剑桥大学（英国）	
	安德鲁・菲尔丁・赫胥黎（Andrew Fielding Huxley）	英国	伦敦大学学院（英国）	
1964 年	康拉德・布洛赫（Konrad Bloch）	美国	哈佛大学（美国）	发现胆固醇和脂肪酸的代谢的机制和调节
	费奥多尔・吕南（Feodor Lynen）	德国	马克斯・普朗克研究所（德国）	
1965 年	方斯华・贾克柏（François Jacob）	法国	巴斯德研究所（法国）	在酶和病毒合成的基因调控方面的发现
	安德列・利沃夫（Andr é Lwoff）	法国	巴斯德研究所（法国）	
	贾克・莫诺（Jacques Monod）	法国	巴斯德研究所（法国）	
1966 年	裴顿・劳斯（Peyton Rous）	美国	洛克菲勒大学（美国）	发现诱发肿瘤的病毒
	查尔斯・布兰顿・哈金斯（Charles Brenton Huggins）	美国	芝加哥大学本・梅癌症研究实验室（美国）	发现前列腺癌的激素疗法

获奖时间	获奖者	国家	获奖时所属机构	获奖原因
1967 年	拉格纳・格拉尼特（Ragnar Granit）	瑞典	卡罗林斯卡学院（瑞典）	发现眼睛的主要生理及化学视觉过程
	霍尔登・凯弗・哈特兰（Haldan Keffer Hartline）	美国	洛克菲勒大学（美国）	
	乔治・沃尔德（George Wald）	美国	哈佛大学（美国）	
1968 年	罗伯特・威廉・霍利（Robert William Holley）	美国	康奈尔大学（美国）	对遗传密码及其在蛋白质合成中的功能的解释
	哈尔・葛宾・科拉纳（Har Gobird Khorana）	美国	威斯康星大学麦迪逊分校（美国）	
	马歇尔・沃伦・尼伦伯格（Marshall Warren Nirenberg）	美国	美国国立卫生研究院（美国）	
1969 年	马克斯・德尔布吕克（Max Delbrück）	美国	加州理工学院（美国）	发现病毒的复制机制和基因结构
	阿弗雷德・赫希（Alfred Hershey）	美国	华盛顿卡内基研究所（美国）	
	萨尔瓦多・卢瑞亚（Salvador Luria）	美国	麻省理工学院（美国）	
1970 年	朱利叶斯・阿克塞尔罗德（Julius Axelrod）	美国	美国国立卫生研究院（美国）	发现神经末梢的体液递质及其储存、释放和失活等机制
	乌尔夫・冯・奥伊勒（Ulf von Euler）	瑞典	卡罗林斯卡学院（瑞典）	
	伯纳德・卡茨爵士（Sir Bernard Katz）	英国	伦敦大学学院（英国）	
1971 年	小厄尔・威尔伯・萨瑟兰（Earl Wilbur Sutherland,Jr.）	美国	范德堡大学（美国）	发现激素的作用机制
1972 年	杰拉尔德・埃德尔曼（Gerald Edelmar）	美国	洛克菲勒大学（美国）	发现抗体的化学结构
	罗德尼・罗伯特・波特（Rodney Robert Porter）	英国	牛津大学（英国）	
1973 年	卡尔・冯・弗利（Karl von Frisch）	德国	慕尼黑大学动物学研究所（德国）	在个体和社会行为的构成和激发方面的发现
	康拉德・洛伦茨（Konrad Lorenz）	奥地利	康拉德－奥地利科学院洛伦兹研究所行为学研究中心（奥地利）	
	尼可拉斯・廷伯根（Nikolaas Tinbergen）	英国	牛津大学（英国）	

获奖时间	获奖者	国家	获奖时所属机构	获奖原因
1974 年	阿尔伯特・克劳德（Albert Claude）	比利时	鲁汶大学（比利时）	发现细胞的结构和功能组织
	克里斯汀・德・迪夫（Christian de Duve）	比利时	洛克菲勒大学（美国）；鲁汶大学（比利时）	
	乔治・埃米尔・帕拉德（George Emil Palade）	美国	耶鲁大学（美国）	
1975 年	戴维・巴尔的摩（David Baltimore）	美国	麻省理工学院（美国）	发现肿瘤病毒与细胞遗传物质之间的相互作用
	雷纳托・杜尔贝科（Renato Dulbecco）	美国	帝国癌症研究基金会实验室（英国）	
	霍华德・马丁・特明（Howard Martin Temin）	美国	威斯康星大学麦迪逊分校（美国）	
1976 年	巴鲁克・布隆伯格（Baruch Blumberg）	美国	费城癌症研究所（今福克斯・蔡斯癌症中心，美国）	发现传染病的起源和传播新机制
	丹尼尔・卡尔顿・盖杜谢克（Daniel Carleton Gajdusek）	美国	美国国立卫生研究院（美国）	
1977 年	罗歇・吉耶曼（Roger Guillemin）	美国	索尔克研究所（美国）	发现大脑分泌的肽类激素
	安德鲁・沙利（Andrew Schally）	美国	新奥尔良退伍军人管理医院（美国）	
	罗莎琳・耶洛（Rosalyn Yalow）	美国	布朗克斯退伍军人管理医院（美国）	开发肽类激素的放射免疫分析法
1978 年	沃纳・亚伯（Werner Arber）	瑞士	巴塞尔大学（瑞士）	发现限制性内切酶及其在分子遗传学方面的应用
	丹尼尔・内森斯（Daniel Nathans）	美国	约翰斯・霍普金斯大学（美国）	
	汉弥尔顿・史密斯（Hamilton Smith）	美国	约翰斯・霍普金斯大学（美国）	

获奖时间	获奖者	国家	获奖时所属机构	获奖原因
1979 年	阿兰・麦克莱德・科马克（Allan MacLeod Cormack）	美国	塔夫茨大学（美国）	开发计算机辅助断层扫描技术
	高弗雷・豪斯费尔德（Godfrey Hounsfield）	英国	EMI（电气和音乐工业有限公司）中央研究实验室（英国）	
1980 年	巴茹・贝纳塞拉夫（Baruj Benacerraf）	美国	哈佛医学院（美国）	发现调节免疫反应的细胞表面受体的遗传结构
	让・多塞（Jean Dausset）	法国	巴黎大学血液免疫实验室（法国）	
	乔治・斯内尔（George Snell）	美国	杰克森实验室（美国）	
1981 年	罗杰・斯佩里（Roger Sperry）	美国	加州理工学院（美国）	在大脑半球功能分工方面的发现
	大卫・休伯尔（David Hubel）	美国	哈佛医学院（美国）	在视觉系统信息处理方面的发现
	托斯坦・维厄瑟尔（Torsten Wiesel）	瑞典	哈佛医学院（美国）	
1982 年	苏恩・伯格斯特龙（Sune Bergström）	瑞典	卡罗林斯卡学院（瑞典）	发现前列腺素及其相关生物活性物质
	本格特・萨米尔松（Bengt Samuelsson）	瑞典	斯德哥尔摩大学（瑞典）	
	约翰・范恩（John Vane）	英国	维康研究实验室（英国）	
1983 年	芭芭拉・麦克林托克（Barbara McClintock）	美国	冷泉港实验室（美国）	发现可移动遗传因子
1984 年	尼尔斯・杰尼（Niels Jerne）	丹麦	巴塞尔免疫学研究院（瑞士）	关于免疫系统发育和控制特异性的理论，以及单克隆抗体产生原理的发现
	乔治斯・克勒（Georges Köhler）	德国	巴塞尔免疫学研究院（瑞士）	
	塞萨尔・米尔斯坦（C é sar Milstein）	英国	MRC 分子生物学实验室（英国）	
1985 年	麦可・布朗（Michael Brown）	美国	得克萨斯大学西南医学中心（美国）	在调节胆固醇代谢方面的发现
	约瑟夫・里欧纳德・戈尔茨坦（Joseph Goldstein）	美国	得克萨斯大学西南医学中心（美国）	

获奖时间	获奖者	国家	获奖时所属机构	获奖原因
1986 年	斯坦利・科恩（Stanley Cohen）	美国	范德堡大学医学院（美国）	发现生长因子
	丽塔・列维－蒙塔尔奇尼（Rita Levi-Montalcini）	意大利	意大利国家研究委员会细胞生物学研究室（意大利）	
1987 年	利根川进（Susumu Tonegawa）	日本	麻省理工学院（美国）	发现产生抗体多样性的遗传原理
1988 年	詹姆斯・布莱克爵士（Sir James Black）	英国	伦敦国王学院（英国）	发现药物治疗的重要原理
	格特鲁德・埃利恩（Gertrude Elion）	美国	维康研究实验室（美国）	
	乔治・希钦斯（George Hitchings）	美国	维康研究实验室（美国）	
1989 年	迈克尔・毕晓普（Michael Bishop）	美国	加利福尼亚大学旧金山分校（美国）	发现逆转录病毒致癌基因的细胞起源
	哈罗德・瓦慕斯（Harold Varmus）	美国	加利福尼亚大学旧金山分校（美国）	
1990 年	约瑟夫・默里（Joseph Murray）	美国	哈佛大学医学院教学附属布列根和妇女医院（美国）	发明应用于人类疾病治疗的器官和细胞移植术
	唐纳尔・托马斯（Donnall Thomas）	美国	福瑞德・哈金森癌症研究中心（美国）	
1991 年	厄温・内尔（Erwin Neher）	德国	马克斯・普朗克研究所（德国）	发现细胞中单个离子通道的功能
	伯特・萨克曼（Bert Sakmann）	德国	马克斯普朗克研究所（德国）	
1992 年	埃德蒙・费希尔（Edmond Fischer）	美国	华盛顿大学（美国）	发现蛋白质的可逆磷酸化是一种生物调节机制
	埃德温・克雷布斯（Edwin G. Krebs）	美国	华盛顿大学（美国）	
1993 年	理察德・罗伯茨（Richard Roberts）	英国	新英格兰生物实验室（美国）	发现断裂基因
	菲利普・夏普（Phillip Sharp）	美国	麻省理工学院癌症研究所（美国）	

获奖时间	获奖者	国家	获奖时所属机构	获奖原因
1994 年	艾尔佛列·吉尔曼（Alfred Gilman）	美国	得克萨斯大学西南医学中心（美国）	发现 G 蛋白及其在细胞信号转导中的作用
	马丁·罗德贝尔（Martin Rodbell）	美国	美国国家环境健康研究所（美国）	
1995 年	爱德华·路易斯（Edward Lewis）	美国	加州理工学院（美国）	发现早期胚胎发育中的遗传调控机理
	克里斯汀·纽斯林－沃尔哈德（Christiane Nüsslein–Volhard）	德国	马克斯·普朗克研究所（德国）	
	艾瑞克·威斯乔斯（Eric Wieschaus）	美国	普林斯顿大学（美国）	
1996 年	彼得·杜赫提（Peter Doherty）	澳大利亚	圣裘德儿童研究医院（美国）	发现细胞介导的免疫防御特性
	罗夫·辛克纳吉（Rolf Zinkernagel）	瑞士	苏黎世大学（瑞士）	
1997 年	史坦利·布鲁希纳（Stanley Prusiner）	美国	加利福尼亚大学旧金山分校（美国）	发现朊病毒——一种新的感染生物学原理
1998 年	罗伯特·佛契哥特（Robert Furchgott）	美国	纽约州立大学健康科学中心（美国）	发现一氧化氮是心血管系统的信号分子
	路易斯·路伊格纳洛（Louis J. Ignarro）	美国	加利福尼亚大学洛杉矶分校（美国）	
	费瑞·慕拉德（Ferid Murad）	美国	得克萨斯大学（美国）	
1999 年	古特·布洛伯尔（Günter Blobel）	美国	洛克菲勒大学（美国）	发现蛋白质具有内在信号以控制其在细胞内的传递和定位
2000 年	阿尔维德·卡尔森（Arvid Carlsson）	瑞典	哥德堡大学（瑞典）	在神经系统中的信号转导方面的发现
	保罗·格林加德（Paul Greengard）	美国	洛克菲勒大学（美国）	
	艾瑞克·坎德尔（Eric Kandel）	美国	哥伦比亚大学（美国）	

获奖时间	获奖者	国家	获奖时所属机构	获奖原因
2001 年	利兰·哈特韦尔（Leland Hartwell）	美国	福瑞德·哈金森癌症研究中心（美国）	发现细胞周期的关键调节因子
	蒂姆·亨特（Tim Hunt）	英国	英国帝国癌症研究基金会（今伦敦癌症研究所，英国）	
	保罗·纳斯爵士（Sir Paul Nurse）	英国	英国帝国癌症研究基金会（今伦敦癌症研究所，英国）	
2002 年	悉尼·布伦纳（Sydney Brenner）	南非	分子科学研究院（美国）	在器官发育和程序性细胞死亡的基因调控方面的发现
	罗伯特·霍维茨（Robert Horvitz）	美国	麻省理工学院（美国）	
	约翰·苏尔斯顿爵士（Sir John Sulston）	英国	维康基金桑格研究院（英国）	
2003 年	保罗·劳特伯（Paul Lauterbur）	美国	伊利诺伊大学厄巴纳－香槟分校（美国）	在核磁共振成像方面的发现
	彼得·曼斯菲尔德爵士（Sir Peter Mansfield）	英国	诺丁汉大学（英国）	
2004 年	理查德·阿克塞尔（Richard Axel）	美国	哥伦比亚大学（美国）	发现气味受体和嗅觉系统的组织方式
	琳达·巴克（Linda Buck）	美国	福瑞德·哈金森癌症研究中心（美国）	
2005 年	巴里·马歇尔（Barry Marshall）	澳大利亚	西澳大学 NHMRC 幽门螺杆菌实验室（澳大利亚）	发现幽门螺杆菌及其在胃炎和消化性溃疡等疾病中的作用
	罗宾·沃伦（Robin Warren）	澳大利亚	官方未公布	
2006 年	安德鲁·法尔（Andrew Fire）	美国	斯坦福大学（美国）	发现 RNA 干扰现象——双链 RNA 的基因沉默
	克雷格·梅洛（Craig Mello）	美国	马萨诸塞大学（美国）	

获奖时间	获奖者	国家	获奖时所属机构	获奖原因
2007 年	马里奥·卡佩奇（Mario Capecchi）	美国	犹他大学（美国）	发现利用胚胎干细胞把特定基因改性引入实验鼠的原理
	马丁·埃文斯爵士（Sir Martin Evans）	英国	卡迪夫大学（英国）	
	奥利弗·史密斯（Oliver Smithies）	美国	北卡罗来纳大学教堂山分校（美国）	
2008 年	哈拉尔德·楚尔·豪森（Harald zur Hausen）	德国	德国癌症研究中心（德国）	发现导致宫颈癌的人乳头瘤病毒（HPV）
	弗朗索瓦丝·巴尔–西诺西（Françoise Barré–Sinoussi）	法国	巴斯德研究所（法国）	发现人类免疫缺陷病毒（即艾滋病毒，HIV）
	吕克·蒙塔尼（Luc Montagnier）	法国	世界艾滋病研究和预防基金会（法国）	
2009 年	伊丽莎白·布莱克本（Elizabeth Blackburn）	澳大利亚	加利福尼亚大学旧金山分校（美国）	发现端粒和端粒酶是如何保护染色体的
	卡罗尔·格雷德（Carol Greider）	美国	约翰斯·霍普金斯大学（美国）	
	杰克·绍斯塔克（Jack Szostak）	英国	哈佛医学院（美国）；麻省总医院（美国）；霍华德·休斯医学研究所（美国）	
2010 年	罗伯特·爱德华兹（Robert Edwards）	英国	剑桥大学（英国）	研发体外人工受精技术
2011 年	布鲁斯·巴特勒（Bruce Beutler）	美国	得克萨斯大学西南医学中心（美国）；斯克利普斯研究所（美国）	在激活先天免疫机制方面的发现
	朱尔斯·霍夫曼（Jules Hoffmann）	法国	斯特拉斯堡大学（法国）	
	拉尔夫·斯坦曼（Ralph Steinman）	加拿大	洛克菲勒大学（美国）	发现树突状细胞及其在适应性免疫中的作用

获奖时间	获奖者	国家	获奖时所属机构	获奖原因
2012 年	约翰・格登爵士（Sir John Gurdon）	英国	剑桥大学格登研究所（英国）	发现成熟细胞可被重写成多功能细胞（细胞核重编程技术）
	山中伸弥（Shinya Yamanaka）	日本	京都大学（日本）；格莱斯顿研究所（美国）	
2013 年	詹姆斯・罗斯曼（James Rothman）	美国	耶鲁大学（美国）	发现细胞囊泡运输与调节机制
	兰迪・谢克曼（Randy Schekman）	美国	加利福尼亚大学伯克利分校（美国）；霍华德・休斯医学研究所（美国）	
	托马斯・苏德霍夫（Thomas S ü dhof）	德国	斯坦福大学（美国）；霍华德・休斯医学研究所（美国）	
2014 年	约翰・奥基夫（John O'Keefe）	美国	伦敦大学学院（英国）	发现构成大脑定位系统的细胞
	梅・布莱特・莫索尔（May–Britt Moser）	挪威	挪威科技大学（挪威）	
	爱德华・莫索尔（Edvard Moser）	挪威	挪威科技大学（挪威）	
2015 年	威廉・坎贝尔（William Campbell）	爱尔兰	德鲁大学（美国）	发现针对丝虫寄生虫新疗法
	大村智（Satoshi Ōmura）	日本	北里大学（日本）	
	屠呦呦（Tu Youyou）	中国	中国中医科学院（中国）	发现治疗疟疾的新方法
2016 年	大隅良典（Yoshinori Ohsumi）	日本	东京工业大学（日本）	发现细胞自噬机制
2017 年	杰弗里・霍尔（Jeffrey Hall）	美国	缅因大学（美国）	发现控制昼夜节律的分子机制（即生物钟）
	迈克尔・罗斯巴什（Michael Rosbash）	美国	布兰迪斯大学（美国）；霍华德・休斯医学研究所（美国）	
	迈克尔・杨（Michael Young）	美国	洛克菲勒大学（美国）	

获奖时间	获奖者	国家	获奖时所属机构	获奖原因
2018 年	詹姆斯・艾利森（James Allison）	美国	得克萨斯大学安德森癌症中心（美国）；帕克癌症免疫疗法研究所（美国）	发现负性免疫调节治疗癌症的方法
	本庶佑（Tasuku Honjo）	日本	京都大学（日本）	
2019 年	小威廉・凯林（William Kaelin Jr）	美国	霍华德・休斯医学研究所（美国）；哈佛大学医学院教学附属丹娜法伯癌症研究院、哈佛大学医学院教学附属布列根和妇女医院（美国）	发现细胞是如何感知和适应供氧的
	彼得・拉特克利夫爵士（Sir Peter Ratcliffe）	英国	牛津大学（英国）；弗朗西斯・克里克研究所（英国）	
	格雷格・塞门扎（Gregg Semenza）	美国	约翰斯・霍普金斯大学（美国）	
2020 年	哈维・阿尔特（Harvey Alter）	美国	美国国立卫生研究院（美国）	发现丙型肝炎病毒
	迈克尔・霍顿（Michael Houghton）	英国	阿尔伯塔大学（加拿大）	
	查尔斯・赖斯（Charles Rice）	美国	洛克菲勒大学（美国）	
2021 年	戴维・朱利叶斯（David Julius）	美国	加利福尼亚大学旧金山分校（美国）	发现温度和触觉感受器
	雅顿・帕塔普蒂安（Ardem Patapoutian）	美国	霍华德・休斯医学研究所（美国）；斯克利普斯研究所（美国）	